光尘
LUXOPUS

癌症密码

The Cancer Code

Jason Fung

〔加拿大〕杰森·冯 著

杨诚 译

北京联合出版公司
Beijing United Publishing Co.,Ltd.

献给我美丽的妻子米娜，还有我的儿子乔纳森和马修，感谢你们所有的爱、支持和耐心。没有你们，我不可能完成这本书。

推荐序

作为一名肿瘤临床从业者和科普作者，我一直深知癌症科普并不简单，因为很大程度上我们需要避免去传递一种情绪——恐惧。而这种情绪就像是给信息传播的最好"妆容"，一旦信息以恐惧情绪打底，往往能够获得更多传播。我们曾经和数学系团队一起对网络上传播的流言进行了语义及情绪分析，发现转发量、阅读量最多的往往都带着恐惧的情绪。如果想做"营销"而不是"科普"，可能这就是流量密码了。

针对癌症的恐惧"妆容"不难理解，毕竟很长时间以来，我们一直将它与绝症画上了等号。但如果真的是肿瘤专业从业者，特别是肿瘤临床医生，大概都不会同意这样的观点。目前我们整体的肿瘤治疗效果在近 30 年来取得了非常大的进步，生存率也大致以每年 1% 的速度稳步提升。像乳腺癌、甲状腺癌等不少恶性肿瘤的疗效已经非常好了。而近些年来出现的免疫治疗等新型治疗方式，在肿瘤治疗历程中掀起了新一轮的大变革。作为肿瘤临床医生，我非常庆幸自己有幸目睹、亲历肿瘤生存率得到巨大提升的这一变革时代。

但要给癌症卸下恐惧的"妆容"是非常难的，因为癌症和绝症的关联，对大多数人而言还是根深蒂固的。对我们父母辈而言，在他们第一次接触到癌症，看到、听到周围的人罹患癌症的那个时代，癌症确实都是不治之症。20 世纪 70 年代，西方国家肿瘤生存率也不过四分之一。尽管在数千年前癌症已经被人类记录，但一直到 70 多年前法伯教授发现甲氨蝶呤在白血病中的惊人疗效，癌症才真正变成有药可控的疾病。而在此之前，肿瘤的治疗只能靠医生进行器官损毁性的肿瘤切除手术。

身为外科医生，我知道，如果一种病主要依赖大范围的器官损毁性的手术切除，那很大概率是因为医生实在找不到更好的办法了。例如胃肠外科医生，原来做胃切除手术的主要原因一直都是溃疡穿孔。现如今，因为有质子泵抑制剂等药物已经能够在早期就控制住溃疡病，也就很难再看到因为良性溃疡需要进行胃切除手术的患者了。尽管现在胃肠外科医生做恶性肿瘤手术的比例还很高，但也能看到，随着药物治疗效果的突飞猛进，原来做不了手术的患者也有了手术机会，原来需要做大手术切除的患者，现在只需要做微创甚至内镜下切除手术就能把病治好了。

类似的例子还有许多。翻看手术历史，早期的手术有很大一部分是截肢，并不是因为那时候外伤多，而是因为那时候没有抗生素。一旦外伤感染，如未能自愈，在感染扩散前，截肢几乎就成了救命的唯一办法。因此，尽管"二战"时武器要比"一战"时更具有破坏性，但青霉素等抗生素的出现却大大降低了战士们的死亡率和截肢率。而在当下，单纯因为感染而导致截肢的病例在国内外都已经非常少见了。也正是在包括药物等众多方面飞速发展的加持下，外科手术才越来越精准，越来越讲究康复的速度和患者术后的生活质量。

所以"绝症"这个词，我们也是需要加上时代的标签的。恐惧的"妆容"对于大多数疾病而言，也终究会被卸下。在抗生素时代出现之前，肺结核（痨病）也几乎是绝症，虽然当时有专门的肺结核医院来治疗相应的患者，但其实主要就是支持治疗，俗称"养着"。在介入时代出现之前，心肌梗死从某种程度上来说也是绝症，溶栓成功率不到三分之一。现在，这些疾病，以及很多其他类似疾病，虽然有些还是很危险，但已经不再是我们所谓的"不治之症"了。

在经济发展水平还不是那么高的地区，感染疾病以及传染病仍然是最重要的死亡原因；而在高度发达地区，这一因素都已经排到十位开外了，排在前面的是老年病、慢性病等。实际上，从患病年龄来看，癌症也是老年病。尽管现在患癌的年轻人越来越多了，但整体而言，患癌概率还是随着年龄的增长而越来越高。很多人都不知道，也无法想象，其实癌症已经是我们现代人的第二大致死病因，排在第一的是心脑血管疾病。

一旦"卸妆"，同样的数据，只要把其中不好的情绪调整一下，情况就会完全不同了。例如，很多数据都提示，实际上当代成年男性一生中罹患癌症的概率大约为30%到40%。如果继续给癌症加上"绝症"的前提，配上恐惧的"妆容"，那这么高的比例显然是能够使其获得大范围的传播的。但如果我们"素颜"以对，一般而言一生中大概率会遇到的病，都是常见病。试想一下，或许没有人会因为一生中有很大概率会罹患高血压而感到恐惧吧。

还是同样的信息，我们继续试着"卸妆"，还是能够获得不一样的感受的。尽管近年来我国整体肿瘤发生率仍呈上升趋势，这其中，一些生活习惯的改变确实带来了更多的高危因素，但是大家可能忽略了一点，那就是，随着筛查比例的提升，有越来越多的肿瘤在早期就被发现了。这么一解读，相信大家对于罹患癌症的忧虑又会减轻不少。

我一直希望找到一本能够让癌症真的"素面朝天"面对大家的科普书，但这并非易事。看看社交媒体上大家发的照片和直播间里的主播们，就不难发现，有勇气坦诚相待的人和事都不多，而在坦诚的基础上要让人觉得有趣就更难了。《癌症密码》正是这么一本抽丝剥茧，最终让癌症与我们"素颜相对"的书，很多原本令人恐惧的癌症密码经过破译后变得并不可怕。而更难能可贵的是，它没有用盲目乐观麻痹读者，例如"早发现早治疗"这样的在我们第一眼看来的好密码也被它破解，阅读起来真是别有一番趣味。

　　我们大概从来不会介意身边陪伴的人卸妆后的模样，疾病或许也是如此。在多年以后，我们的孩子们再回顾癌症这种疾病的时候，会觉得其实这种慢性病很好"控""治"——正如我们现在看待绝大多数细菌感染一样。

吴舟桥

2022 年 9 月 10 日中秋节于北京

目 录

第一部分　癌症是过度增长（癌症范式 1.0）

第 一 章　阵地战　003

第 二 章　癌症的历史　016

第 三 章　什么是癌症　028

第 四 章　致癌物质　041

第 五 章　癌症与病毒　052

第二部分　癌症是基因突变（癌症范式 2.0）

第 六 章　体细胞突变理论　069

第 七 章　癌症的普洛克路斯忒斯之床　083

第 八 章　分母问题　098

第 九 章　虚假的曙光　109

第三部分　癌症的转化（癌症范式 3.0)

第 十 章　种子和土壤　123

第十一章　生命的起源与癌症的起源　134

第十二章　肿瘤进化　151

第十三章　癌　变　169

第四部分　癌症的发展（癌症范式 3.0）

第十四章　营养与癌症　183

第十五章　高胰岛素血症　200

第十六章　生长因子　206

第十七章　营养传感器　214

第五部分　癌症的转移（癌症范式 3.0）

第十八章　瓦氏复兴　227

第十九章　侵袭和转移　237

第二十章　癌症的奇异故事　248

第六部分　对治疗的影响

第二十一章　癌症的预防和筛查　261

第二十二章　癌症的饮食决定因素　282

第二十三章　免疫疗法　290

结束语　308

注　释　311

译后记　353

第一部分

癌症是过度增长

（癌症范式 1.0）

第一章

阵地战

我曾经参加过一次医院的会议，在会上，一个新项目的主任介绍了过去一年所取得的成就。社区为这个新项目筹集了100多万美元，人们对此寄予厚望。会场上，有些人被这些自吹自擂的成果所打动，而我却保持着沉默——因为这事与我无关，也因为我记得妈妈的教导：如果你没有想好什么赞美之词，那么最好免开尊口。实际上，我始终认为，这个项目浪费了宝贵的时间和资源。

我周围的其他与会者大都表示了赞美和支持。祝贺！了不起的成果！干得好！尽管大家都心知肚明，过去一年的工作几乎没有什么值得炫耀的，实在是乏善可陈，但大多数医疗专业人员都随声附和："一切都很好，就是好。"没有人，包括我自己，站起来大声喊出："皇帝没穿衣服！"

这个现象并非我工作的医院所独有，而是普遍存在于整个公共卫生领域。这是官僚机构运作的方式之一。虽然避免发表批评意见在人际关系中通常行之有效，但这无益于科学的发展和进步。要想解决问题，首先要承认问题的存在，只有这样，我们才能认识到当前解决方案中的不足之处，并加以修正、改进。毕竟，医学关乎生命。在医学研究中，若与主流的观点和论述有不同的意见，一般并不受欢迎。这一问题遍及整个学科，例如对肥胖症、2 型糖尿病的研究，当然，也包括对癌症的研究。

肥胖症

我们正在见证世界历史上最严重的肥胖症流行现象。看看全球有关肥胖的统计数据，真令人沮丧。1985 年，美国没有一个州的肥胖率超过 10%。而 2016 年，根据美国疾病控制和预防中心（CDC）的报告，美国没有一个州的肥胖率低于 20%，仅有三个州的肥胖率低于 25%[1]*。这变化太大了！我们无法简单地把这种情况归咎于不良的遗传，因为这些数据变化发生在过去的 31 年中——仅仅一代人而已。显然，我们需要采取一定的干预措施和可持续性的解决方案，以帮助人们减轻体重，并将健康的体重保持下去。

几十年来，我们自欺欺人地相信有治疗肥胖症的妙方：计算卡路里。美国疾病控制和预防中心建议："要减肥，消耗的卡路里必须比摄入的更多。"由于 1 磅人体脂肪含有大约 3500 卡路里，因此你需要每天减少 500 ～ 1000 卡路里的热量摄入，每周才能减掉 1 ～ 2 磅的体重。这是相当标准的建议，你可以从世界上很多医生和营养师那里得到同样的建议。在杂志、教科书和报纸上看到的指南也如出一辙，我从医学院学到的饮食建议同样如此。任何说可以通过其他方法减肥的医生大多会被认为是江湖骗

---

* 全书英文引用详见最后的注释部分，之后不再说明。

子。然而，医学界对卡路里的痴迷并没有转化为抗击肥胖症的硕果。如果不承认目前的减肥方案远未完善，我们就无力遏止日益上升的肥胖浪潮。

很少会有人认为"少吃多动"的建议行不通。可是，解决肥胖症流行的关键第一步是承认我们的不足之处。斤斤计较于卡路里，对于减肥收效甚微。相反，正如我所争辩的那样，我们必须承认肥胖是激素失衡的结果，而不是热量失衡所致。只有接受真相，跨步向前，才能制定出真正行之有效的干预措施。这样，我们才有可能扭转这一公共卫生危机的不良趋势。就像杰出的经济学家约翰·梅纳德·凯恩斯（John Maynard Keynes）所说的，"推出新观念倒不很难，难的是挣脱那些旧观念"。

2 型糖尿病

2 型糖尿病可怕的流行性与肥胖症的情况极为相似。根据美国疾病控制和预防中心的数据，约有十分之一的美国人患有 2 型糖尿病。更为糟糕的是，在过去的几十年中，这个数字一直在稳步上升，至今没有找到解决的办法（见图 1.1）。

服用降低血糖的药物如胰岛素，是 2 型糖尿病的标准治疗方法。随着时间的推移，患者对这些药物剂量的需求通常会越来越高。如果使用了更多的胰岛素，那么显而易见，你的 2 型糖尿病已变得更为严重。然而，我们的医务人员却不以为然，他们认为 2 型糖尿病是一种慢性和渐进性疾病，其病情发展本应如此。

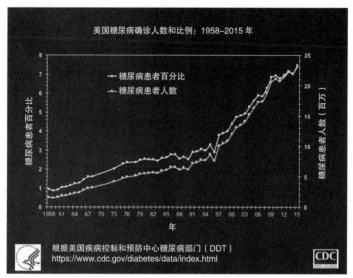

美国糖尿病确诊人数和比例：1958-2015 年

糖尿病患者百分比

糖尿病患者人数（百万）

— 糖尿病患者百分比
— 糖尿病患者人数

年

根据美国疾病控制和预防中心糖尿病部门（DDT）
https://www.cdc.gov/diabetes/data/index.html

CDC

图 1.1

事实上并非如此。当患者的体重减轻时，他们的 2 型糖尿病几乎总会得到缓解。我们要做的不是为糖尿病患者开更大剂量的药物，而是调整他们的饮食结构。但我们一直不愿面对现实，不愿承认所采用的治疗方法有严重的不足，因为那将意味着偏离业界广泛认同的说法，即研究人员和医生在应对这种可怕疾病上已取得了显著进展。承认有问题？没门儿。其结果就是 2 型糖尿病持续流行，有增无减。肥胖问题也是如此，如果不能承认现行的治疗方案还有很多不足之处，即远未达到可以接受的治疗效果，那么，我们仍将无力帮助那些正在遭受病痛折磨的患者。

癌　症

终于，可以讲到癌症了。你会说我们肯定在抗击癌症方面取得了重大进展，对吧？几乎每天我们都会听到这样的报道：先驱科学家们在癌症的某些方面取得了突破，或创造了医学奇迹。不幸的是，如果对现有的可用数据做清醒的观察，就会发现：癌症研究的进展落后于医学界几乎所有其他领域。

在 20 世纪初期，癌症尚未引起太多关注。那时公众健康的最大威胁是传染性疾病，如肺炎、胃肠道感染和肺结核等。1928 年，英国研究员亚历山大·弗莱明（Alexander Fleming）因发现青霉素而改变了世界。青霉素运用于医学后，公共卫生状况获得了很大改善。美国人的预期寿命也开始攀升，随之对健康造成威胁的重要原因转移到了心脏病和癌症等慢性病上。

20 世纪 40 年代，美国癌症控制协会（ASCC，后来成为美国癌症协会）开始强调癌症早期发现和积极治疗的重要性。该协会提倡推广宫颈巴氏涂片检测，这是一种预防宫颈癌的妇科例行筛查。这一举措取得了惊人的成绩：随着对宫颈癌的较早发现，该病导致的死亡率急剧下降。这无疑是癌症诊疗上的一个良好开端，可惜其他类型癌症的死亡率仍在继续攀升。

到 1971 年，情况发展到了令人无法容忍的程度，时任美国总统的理查德·尼克松在年度国情咨文中向癌症正式宣战，提出"进行一场深入的抗癌运动，寻找治愈癌症的方法"。他签署了《美国国家癌症法案》，并为癌症研究注入了近 16 亿美元的资金。于是群情振奋，社会普遍乐观。当时美国凭借曼哈顿计划开启了原子时代，又刚刚通过阿波罗计划把人送上了月球。那么面对癌症，无疑也可以战而胜之。一些科学家热情地预言，在1976年庆祝美国建国200周年之前，一定可以找到治愈癌症的方法。

美国建国200周年大庆如期而至，又一晃而过，但治愈癌症这一目标却远远没有实现。1981年，也就是"抗癌战争"10周年之际，《纽约时报》对这场被大张旗鼓地宣传了10年之久的战争提出了质疑："是为抗击这一可怕疾病带来了真正的进展呢，还是一场耗资75亿美元的奢侈的败局？"[2] 癌症死亡率继续无情地攀升，过去10年的努力甚至未能减缓其上升的速度。到目前为止，抗癌战争已经彻底溃败。

对业内知情人士来说，这算不上什么新闻。比如像约翰·拜拉尔三世（John Bailar Ⅲ）博士，他在美国国家癌症研究所（NCI）工作，同时也是《新英格兰医学杂志》的顾问和哈佛公共卫生学院的讲师。1986年，在《新英格兰医学杂志》的一篇文章中，拜拉尔博士对整个癌症研究项目的有效性提出了质疑[3]。他指出，从1962年到1982年，美国死于癌症的人数增加了56%（见图1.2）。根据人口增长情况进行调整后，癌症死亡率仍然上升了25%，而同期其他疾病的死亡率几乎都在迅速下降；癌症以外的其他原因造成的粗死亡率下降了24%。拜拉尔博士表示："35年来，为改善癌症治疗而进行的持续不懈的努力，对癌症死亡率——临床使用的最基本的衡量数据，并未产生很大的整体影响。事实上，就抗癌整体而言，我们已经慢慢丧失了阵地。"他大声问道，"哪怕去除年龄因素，癌症仍是导致持续上升的死亡率的主要病因，这是为什么？"

作为一名在世界最著名的医学杂志上发表文章的高级研究人员，作为了解抗癌战争内情的人士，拜拉尔博士大声疾呼："皇

美国癌症死亡率

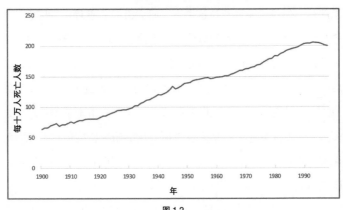

图 1.2

帝没穿衣服！"他认识到，只有激发新的思维，才能走出阻碍发展的泥沼，而一味重复已被证明失败的治疗模式，只会使癌症研究进一步僵化，停滞不前。既然认识到抗癌战役的失败，拜拉尔博士就重整旗鼓，勇敢地对癌症发起了新的冲锋。

不幸的是，癌症研究机构的其他成员并不打算承认问题的存在。拜拉尔博士的文章受到了严厉批评，轻者称之为"错误"，重者称他"应该受到谴责"。在一般习惯于彬彬有礼的学术界，这种评价被视为最严重的亵渎[4]。在他曾经领导过的医学领域里，拜拉尔博士受到普遍的斥责，甚至连他的动机和智商也经常遭到质疑。

当时担任美国国家癌症研究所主任的小文森特·德维塔（Vincent DeVita Jr.）指责拜拉尔博士的文章不负责任、误导大众，同时暗示博士本人"脱离了现实"[5]。美国临床肿瘤学会主席称拜拉尔博士为"我们时代的大反对派"。对拜拉尔博士的人身攻击也源源不断。然而，统计数据是无法否认的。癌症越来越严重，但没人愿意承认这件事。研究机构的应对之法是把信使杀掉，然后说，一切都很好，哪怕癌症患者的尸体堆积如山。

11 年之后，当拜拉尔博士发表了一篇题为《癌症不败》[6] 的后续论文时，情况依然如故，几乎没有什么改变。从 1982 年到 1994 年，癌症死亡率又增加了 2.7%。抗癌战争不仅仅是溃败，简直可以说无异于一场屠杀。然而，癌症研究机构仍然不能面对现实，不肯承认存在的问题。事实上，在癌症研究的某些方面，确实取得了一些显著的成绩。自 20 世纪 70 年代以来，儿童癌症死亡率下降了大约 50%。但癌症是典型的老年疾病，儿童癌症死亡率的下降不过是一局小胜而已。在 1993 年因癌症死亡的529904 人中，只有 1699 名儿童，仅占 0.3%。癌症将惩罚性的一拳挥到了我们的脸上，而我们只是弄乱了它漂亮的发型。

从 20 世纪 80 年代到 90 年代，遗传学研究上不断的创新发现，使抗癌战争重新焕发了生机。我们认为癌症是一种遗传病。在抗癌战争中，我们开启了新的战线，把工作重点集中在寻找癌症的遗传弱点上。一项耗资数百万美元的大规模国际合作，促使人类基因组计划于 2003 年完成。这一计划绘制出了人类基因组图谱，并且辨识其载有的基因及其序列。研究界确信，这张完整的人类基因组图谱提供了一条战胜癌症的成功之路。但出乎意料的是，它并没有引导我们更加接近击败癌症这个目标。2005 年，另一个更加雄心勃勃的项目被发起，即癌症基因组图谱（TCGA）。为了找出癌症的弱点，成百上千个人类基因组被绘图定位。这项大规模的研究工作，也是来而复去，可是癌症患者的人数却继续不受干扰地增长，波澜不惊。

我们发挥聪明才智,投入大量的研究预算,进行各种各样的筹款努力,以期创造出新的武器来穿透癌症那坚固的外壳。我们相信,抗击癌症应该是一场使用智能武器的高科技战争。然而相反,它更像是第一次世界大战中的阵地战。战线并未向前推移,战争没有明显进展地拉锯着,尸体却越堆越高。

抗癌战争的僵局与医学领域中其他令人眼花缭乱的进展形成了鲜明对比。从 1969 年到 2014 年,尽管人口不断增加,但美国死于心脏病的总人数下降了约 17%。然而癌症呢?在同一时期,癌症死亡人数上升了 84%,令人不寒而栗(见图 1.3)。

心脏病和癌症的年死亡数对比

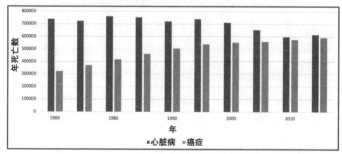

图 1.3

2009 年,《纽约时报》刊登了一篇题为《治愈癌症的进展遥遥无期》[7] 的文章,反映了这一现实。文章指出,从 1950 年到 2005 年,调整后的癌症死亡率仅下降了 5%,而心脏病死亡率下降了 64%,流感和肺炎死亡率下降了 58%。又一位美国总统,这次是巴拉克·奥巴马(Barack Obama),再次做出承诺:"将做出新的努力,在我们这个时代,找出一种治愈癌症的方法,战胜这一触及包括我在内的几乎每个美国人生活的疾病。"[8] 诺贝尔生理学或医学奖获得者詹姆斯·沃森（James Watson），DNA 双螺旋结构的共同发现者之一，2009 年在《纽约时报》上发表的评论文章中遗憾地指出，2006 年癌症夺去了 56 万美国人的生命，比"抗癌战争"开始的前一年（1970 年）多了 20 万人[9]。

抗癌战争停滞不前，并不是由于资金缺乏。美国国家癌症研究所 2019 年的预算为 57.4 亿美元，全部来自纳税人[10]。非营利组织的各类癌症机构如雨后春笋般激增。一项统计显示，致力于癌症治疗的非营利组织，比心脏病、艾滋病、阿尔茨海默病和脑卒中的同类组织加起来的总和还要多。美国癌症协会每年得到的捐款超过 8 亿美元，用于资助"这一事业"。

说到这里，也许你会想，那我们在新闻中不时听到的癌症研究有所突破是怎么回事呢？所有那些花掉的资金肯定挽救了一些生命吧？的确，癌症治疗方面已经取得了一些进展，有些治疗方法确实卓有成效。然而，它们拯救的生命远不如你想象的那样多。

如果处于试验阶段的抗癌药物显示出一定的疗效，其副作用又在可接受的范围内，就会获得美国食品药品监督管理局（FDA）的批准。但是，疗效可以用许多不同的方式来定义，并非所有这些定义都包括拯救生命。不幸的是，从 1990 年到 2002 年[11]，美国食品药品监督管理局批准的抗癌药物中，68% 都不一定具有延长预期寿命的疗效。如果这些药物不能延长生存期，那它们有何作用呢？最常见的批准理由被称为"部分肿瘤反应率"，这意味着药物可将原发肿瘤体积缩小 50% 以上。这听起来相当不错，但如果考虑到这种测量几乎与生存期限完全无关，就另当别论了。

癌症之所以致命，是因为它具有扩散或转移的习性。癌症的扩散和转移夺去了无数人的生命，这和肿瘤的大小并没有直接关系。不转移的肿瘤被称为"良性"，因为它们很少引起重大疾病。而转移的肿瘤被称为"恶性"，因为它们的倾向是杀人夺命。

例如，脂肪瘤是一种很常见的良性脂肪细胞癌，在50多岁的人群中大约有2%的人患有此病，它可能会长到50磅重。尽管体积巨大，但是这种良性肿瘤不会危及生命。然而，恶性黑色素瘤（一种皮肤癌）哪怕只有0.1磅重，致死率却可能高于前者数千倍，就是由于它易扩散。许多癌症一旦失去控制，就会变得肆无忌惮。

由于这个原因，许多癌症一旦开始转移，局部治疗如手术或放射疗法的效果就很有限了。外科医生不遗余力地"搞掉一切"，不惜从癌症患者身上切除大量的正常组织，其目的就是消除癌细胞哪怕是丝毫扩散的可能性。手术的实施并不是由于癌组织太大，而是为了防止癌细胞转移。因此，癌症药物缩小肿瘤的功效对患者的总体生存状况并不那么紧要。一种能摧毁一半肿瘤的药物，并不比切除一半还留一半肿瘤的手术更好。换句话说，去除肿瘤的一半并没有比不去除好到哪儿去。

然而，大多数新的癌症药物仅仅是基于这种可疑的"疗效"而被批准的。从1990年到2002年，有71种癌症新药的申请获得了批准，其中45种是真正的新药。在这45种真正的癌症新药中，只有12种药物被证明能够挽救生命。而在这12种药物中，大多数药物只能延长几个星期或几个月的寿命。与此同时，"癌症研究突破"一词出现在691篇公开发表的文章中。这是一种奇怪的数学等式：691个突破=71项癌症药物批准=45种新药=12种可以勉强延长患者生命的药物。

在抗癌战争中，所有这些闪亮的"新式武器"，不过相当于一把镶有宝石的断剑手柄，华而不实。在21世纪第一个10年的中期，眼看着抗癌战争取胜的希望正在迅速消退，一件奇异的事情发生了，我们看到了转机和新的希望。

新的曙光

在厄运和阴郁中终于出现了希望的迹象。根据年龄和人口增长进行调整后的癌症死亡人数，在20世纪90年代初达到顶峰后，现在一直在稳步下降。是什么引起了这一变化呢？自20世纪60年代以来，公共卫生部门一直积极倡导戒烟，癌症死亡率的下降在一定程度上应归功于戒烟运动。另外，我们对癌症的认识模式也正在缓慢地经历着一场革命，这促进了新疗法的产生，新疗法推动了近期的研究进展并有望继续下去。

癌症研究中最紧迫也最难以捉摸的问题是：什么是癌症？在长达数十年的抗癌战争中，我们根本不了解我们的宿敌。曼哈顿计划有一个明确的目标：核裂变。第二次世界大战有一个公开的敌人：阿道夫·希特勒。阿波罗计划有一个具体的任务：送人登上月球，再把他活着带回来，当然这要靠点运气。但什么是癌症呢？它是一个模糊的对手，需要辨别数百种不同的变体。通常，概念模糊的战争，诸如对贫困、毒品和恐怖主义的战争，往往以挫败而告终。

如果你从错误的角度切入一个问题，那么你能解决它的机会就很渺茫。正如你没有朝着正确的方向奔跑的话，无论你跑得有多快，都永远不会到达目的地。这本书记述了人类探索癌症的历程和故事，而不是要提供治愈癌症的具体方法。到目前为止，治愈癌症在很大程度上仍然是不大可能的。癌症是人类疾病史上最大的奥秘，我的目标是记录下我们探索这一奥秘的充满惊奇的旅程：什么是癌症？它是如何发展而来的？

在过去的一百多年里，我们对癌症的认识经历了三个重大的范式转变。最初，我们认为癌症是一种过度生长的疾病。这当然是正确的，但这并不能解释为什么癌细胞会过度生长。接下来，我们认为癌症是一种累积的基因突变导致的过度生长的疾病。当然，这也是正确的，但这并不能解释为什么这些基因突变会不断积累。最近，人们对癌症有了全新的认识。

有些令人难以置信，癌症是一种不同于我们曾经面对过的其他任何病症的疾病。它不是感染，不是自身免疫性疾病，不是血管疾病，也不是中毒性疾病。癌症最初来源于我们自身的细胞，而后逐渐发展成为异体。基于这种理解模式，新的癌症治疗药物已经被研发出来，人类首次有可能将对抗癌症的战争结束于战壕之中。

第二章

癌症的历史

　　癌症是一种史前疾病，自古埃及时代以来，人们对它就有所认识。《埃德温·史密斯莎草纸文献》（*The Edwin Smith Papyrus*）在1930年被翻译出来，其中记载了大约生活在公元前2625年的古埃及医生伊姆霍特普（Imhotep）的医术。文献中描述了一个病例："乳房上有个肿块，摸上去又凉又硬。"

　　感染和脓肿通常会发炎，触摸时患者会感到温热和疼痛。与此相反，如果前述肿块触摸起来又硬又凉，患者并不感到疼痛——这种情况要糟得多。病例中，没有记录任何治疗建议。古希腊历史学家希罗多德（Herodotus）于公元前440年左右撰文，描述了波斯女王阿托萨（Atossa）可能患有炎性乳腺癌。在秘鲁一个有着千年历史的墓地里，一具在干燥的沙漠气候中形成木乃伊状的尸骨残骸上，显示出骨骼肿瘤。由考古学家路易斯·利基（Louis Leakey）挖掘出土的200万年前的人类颌骨显示出淋巴瘤的证据，而淋巴瘤是一种罕见的血液癌症[1]。可见，癌症至少可以追溯到人类发展的早期阶段。

　　癌症作为我们的宿敌，在地球上存在的时间至少和人类一样长。它的长生不死使它在各种疾病中独树一帜。很多疾病是来而复去，譬如天花和黑死病曾经摧残了整个世界，但到现代，它们在很大程度上已经从威胁我们健康的名单中销声匿迹了。但是癌症呢？却是初始即有，中间不断，至今犹存，而且比以往更糟。

尽管医学在几千年间不断进步，癌症却仍在危害着我们。癌症在古代可能很少见，因为它是一种老年病，而人类那时的寿命普遍很短。如果人们年轻时就死于饥荒、瘟疫和战争，那么癌症就不足为虑了。

希腊医生希波克拉底（Hippocrates），经常被称为"医学之父"。他恰当地将我们古代的敌人命名为 karkinos，意为"螃蟹"。这是对癌症的一个惊人而准确的描述。在显微镜下观察，癌细胞从主体伸出多个针状突起物（一个尖刺状的卷须），以顽强地抓住邻近组织。癌症与其他致命疾病的区别在于，它能够在人体内从一个部位很快转移到另一个部位，就像缩微版的螃蟹一样。你大腿上的伤口不会转移到头上去，但是你的肺癌很容易转变成肝癌。

公元 2 世纪，希腊医生盖伦（Galen）用 oncos 这个词来形容癌症，词的原意是"肿块"，因为它经常被发现是一个硬结节。从这个词根开始，oncology 是"肿瘤学"，即癌症的科学；oncologist 是"肿瘤学家"，即癌症专家；oncologic 是"有关肿瘤学的"，即与癌症相关的，都一一派生出来。盖伦还用后缀 oma 来表示癌症。例如，hepatoma 是肝癌，肝脏中的癌症；sarcoma 是肉瘤，软组织的癌症；melanoma 是黑色素瘤，一种含有黑色素的皮肤细胞癌。塞尔苏斯（Celsus），罗马百科全书的编撰者，撰写了《论医学》（De Medicina），把希腊术语 karkinos 翻译成了英语单词 cancer（癌症）。Tumor（肿瘤）这个词用来描述任何局部的异常细胞生长，可以是良性的，也可以是恶性的。

癌症最初被理解为一种旺盛的、无规则的、不受控制的组织生长。正常组织有明确的生长模式。例如，一个正常的肾脏从出生长到成年，然后就不再生长。除非其他疾病介入，否则它只是维持正常大小。正常的肾脏在整个生命周期中不会持续生长，大到占据整个腹部空间为止。然而，癌细胞却会持续生长，直到它们本身死亡或者它们的宿主死亡。

肿瘤通常分为良性和恶性两种。良性肿瘤会生长，但不会转移。例如，脂肪瘤和皮肤基底细胞癌，这些肿瘤可能会变得巨大，但我们不必过分担心它们，因为它们很少会致命。大多数癌症患者的死亡是恶性肿瘤移动、扩散或转移所致。

恶性肿瘤就是我们通常所说的癌症，在这本书中，我们只讨论恶性肿瘤。许多类型的癌症（乳腺癌、结直肠癌、前列腺癌、肺癌、骨髓瘤等）通常是以其起源细胞命名的。癌症的种类可能和体内细胞的种类一样多。这些癌细胞都可以无限制地持续生长，并且可以离开起源部位，在远处重建它们的基地。

所有的癌症都起源于人体正常细胞。乳腺癌起源于正常乳腺细胞，前列腺癌起源于正常前列腺细胞，皮肤癌起源于正常皮肤细胞。这是癌症特别令人恼火和反常的地方——它最初来自我们自身。癌症不是外敌入侵，而是一场内部叛乱。抗癌战争实为一场与我们自己的战争。

所有类型的癌症各不相同，本书试图从整体上讨论癌症的起源，着眼于癌症之间的相似性而不是差异性。本书要回答的基本问题是：是什么使正常细胞转化为癌细胞？为什么细胞的癌变会在某些人身上发生？是什么情况诱发了这种转化？换句话说，到底是什么导致了癌症？

古希腊人相信体液学说，认为所有疾病都是由血液、黏液、黄胆汁和黑胆汁这四种体液失衡引起的。炎症是由血液过多引起的；脓疱是由太多的黏液引起的；黄疸是由于胆汁过多引起的；癌症被认为是体内黑胆汁过剩引起的。局部黑胆汁堆积，表现为肿瘤，诊断时可触摸到结节，这种疾病累及整个身体系统。

因此，古希腊人治疗癌症的宗旨是去除这些多余的黑色胆汁，具体的疗法包括那些古老而被认为有益的方式：放血、清洗和通便。肿瘤的局部切除是不可行的，因为当时癌症被认为是一种全身的系统性疾病。古代医生这一令人惊讶的精明观察，使许多癌症患者免于手术，而手术在古代是一件相当恐怖的事情。在缺乏消毒剂、麻醉剂和止痛药的条件下进行手术，患者因手术而死的可能性要远大于癌症。

癌症的体液学说持续了几个世纪，但它本身存在着的一个大问题一直没有答案。四种体液中有三种得到了验证，即血液、淋巴液和黄色胆汁，但黑胆汁在哪里？医生们找来找去，找不到黑色的胆汁。肿瘤被认为是黑色胆汁的局部聚集，经检查，却没有发现任何黑胆汁。如果说黑胆汁导致癌症，那么它究竟在哪儿？

到了18世纪初，淋巴理论已经取代了体液学说。癌症被认为是由没有正常循环而滞留的淋巴液发酵变质引起的。尽管这个理论仍然不正确，却包含了一些对癌症本质的惊人的敏锐观察。首先，它认识到癌细胞来源于人体自身的正常细胞，而这些细胞由于某种原因发生了变异。其次，它认识到癌症的自然趋向，是沿着淋巴分布途径和淋巴结而扩散的。

显微镜的发明和用于组织样品染色的可靠染料的问世，使科学又有了一次重大飞跃。到 1838 年，根据胚基理论（blastema），癌症研究的焦点已经从体液转移到了细胞上。德国病理学家约翰内斯·穆勒（Johannes Müller）指出，癌症不是由淋巴引起的，而是由细胞引起的。他认为，癌症源于这些细胞间的萌芽元素，或称"芽干细胞"。在同一年，病理学家罗伯特·卡斯韦尔（Robert Carswell）研究了几种普遍存在的癌症，最早提出了癌细胞可能是通过血流扩散的观点。

癌症是由细胞组成的，这种细胞奇形怪状，生长不受控制。癌症是一种过度生长的疾病。对癌症的这一认识，形成了第一个伟大的现代癌症范式。我将其称为"癌症范式 1.0"。如果癌症的问题是过度生长，那么直截了当的解决办法就是扼制生长。这种认识和逻辑为我们带来了外科手术、放射线疗法和化学疗法，这些至今仍是许多癌症治疗方案的基础。

外科手术

癌症的外科手术治疗可以追溯到公元 2 世纪，当时亚历山大的莱昂尼德斯（Leonidas of Alexandria）描述了一种合理的、分步的乳腺癌手术，切除所有癌变组织和周边少量的健康组织。即使用烧灼止住了预期的出血，手术还是充满了危险，因为手术器械未经消毒。如果术后感染，也没有抗生素。对于我们大多数现代人来说，连剪头发也不会让这些古代外科医生动手，更不用说用刀来切割我们的身体部位了。1653 年有一项特别恐怖的发明——乳房"断头台"，它是用于切除患者的乳房的。

现代麻醉剂和消毒剂的问世，使外科手术从野蛮的祭祀方式转变为相当合理的医疗程序。古希腊人将癌症视为一种全身性疾病，但是19世纪的医生越来越多地将癌症视为一种局部疾病，可以采用手术治疗。显而易见的解决办法就是把肿瘤全部切除，他们也正是这样做的。随着外科技术和知识的增长，局部肿瘤切除几乎成为所有病案的首选。至于这种程序是否真正恰当有效，那完全是另外一回事。

癌症不可避免地会复发，通常复发在手术切口处。同样，癌症就像一只螃蟹，把看不见的细微钳爪插入邻近的组织。这些细微的残留不可避免地会导致癌症复发。因此，医生们开始认同一种新的理论：如果小范围的手术有效，那么大范围的手术效果可能会更好。

20世纪初，威廉·哈尔斯特德（William Halsted）博士倡导更具根治性的手术，以清除乳腺癌的"根和茎"。radical（根治性）这个词——如"根治性乳房切除术"或"根治性前列腺切除术"——来源于拉丁语，意思是"根"。除了患病的乳房外，哈尔斯特德还要切除大量的正常组织，包括几乎整个胸壁、胸肌，以及可能含有癌症种子的相关淋巴结。手术可能引起可怕的并发症，但被认为是值得的。根治性乳房切除术很可能毁坏身材，并使患者痛苦不堪，但是一旦癌症复发，其结果就只有死路一条，两害相权取其轻。哈尔斯特德认为，侵入性较小的手术是一种误导性的仁慈。在接下来的50年中，这种根治性乳房切除术成为乳腺癌的标准手术治疗方案。相比之下，乳房"断头台"看起来似乎更人性化了。

哈尔斯特德的手术结果是好、坏兼而有之，局部性癌症患者的情况非常好，而转移性癌症患者的情况非常糟。癌症转移后，手术范围的大小基本上无关紧要，因为这是一种对全身性疾病的局部治疗。1948年，研究人员证明，侵入性较小的手术可以取得与哈尔斯特德方法相似的局部控制疾病的效果，并且手术并发症的比例要小得多。

到20世纪70年代，术前X光和CT扫描有助于医生检验癌症是否已经转移，从而避免不必要的手术。此外，在医生动刀之前，肿瘤的位置可以确定，手术切除的范围也可以精准地确定下来。今天我们知道，如果癌症被早期发现，那么这种针对性的手术是有可能治愈它的。现代科学技术的进步使手术并发症不断减少，手术死亡人数自20世纪70年代以来下降了90%以上[2]。外科手术依然是抵抗癌症的重要武器，但只有在适当的时机和适当的情况下才能达到理想的结果。

放 疗

1895年，德国物理学家威廉·伦琴（Wilhelm Röntgen）发现了X射线，这是一种电磁辐射的高能形式，他因此获得了1901年的诺贝尔物理学奖。这些看不见的X射线会损伤和杀死活组织。仅仅1年之后，美国医学院的学生埃米尔·格鲁布（Emil Grubbe）通过对一位晚期乳腺癌患者进行放射治疗，开创了放射肿瘤学专业[3]。格鲁布也是一个真空管制造商，他曾将自己的手暴露在这种新的X光下，引发了炎性皮疹。他让一位资深医生诊视他的皮疹，这位医生注意到了皮肤组织的损伤，建议使用这种新奇的 X 光做其他的治疗用途，比如狼疮或癌症的备选疗法。巧合的是，格鲁布当时正在照料一个同时患有狼疮和乳腺癌的患者。1896 年 1 月 29 日，他把患者的乳腺癌组织暴露在 X 射线下 1 小时。1 小时之久！现代的 X 光治疗仅需要几秒钟时间。格鲁布记得自己的手所受的伤害，所以找来一个中国茶箱里的铅片衬里，精心地保护乳腺癌周围的区域。不敢想象，如果他不是一个饮茶爱好者，那后果将会如何！

同年在法国，物理学家亨利·贝克勒尔（Henri Becquerel）与传奇科学家玛丽和皮埃尔·居里夫妇一起发现了放射性物质的自发辐射。三人因为此项工作而分享 1903 年的诺贝尔物理学奖。1901 年，贝克勒尔有一次在背心口袋里放了一管纯镭，他发现管子下面的皮肤严重烧伤。巴黎圣路易斯医院的研究人员利用他的镭，研发了更强大、更精确的 X 光治疗方法。到 1903 年，研究人员声称已经通过镭疗法治愈了一例宫颈癌 [4]。在 1913 年，"热阴极管"被用来控制放射的强度和数量，这是人类首次控制 X 光照射剂量，代替了对可疑病灶随意的照射。

从 1900 年到 1920 年，早期的放射肿瘤学是由高效的德国人引领的，他们倾向于用大剂量、严苛的放射方法进行治疗。这种治疗方法的副作用和缓解效果同样显著，而且缺乏持久的疗效。烧伤和对身体的其他损伤是无法避免的。到 1927 年，法国科学家意识到，一次性大剂量的照射伤害了表面的皮肤，但对其下面的癌症病灶却没有多大影响。相反，在数天内进行较小剂量的放射治疗（即分割放射疗法），却可以击中被覆盖的目标，而且不会造成太大的表层组织的附带损害。这是因为癌细胞受 X 射线损伤比周围正常细胞更为敏感。

分割放射疗法正是利用了这种敏感性的差异，优先杀死癌细胞。正常细胞虽有损伤，但受损细胞可以逐渐恢复正常。这仍然是当今放射治疗的首选方法。20 世纪 70 年代，尼克松总统的抗癌战争为这项高科技疗法的发展提供了急需的资金。

手术和放疗最大的问题是它们本质上都是局部治疗。如果癌症仍旧局限于局部，那么这些治疗是有效的，但是如果癌症已经转移，这些局部治疗几乎不会为患者带来康复的希望。幸运的是，一种使用化学药物的全身系统性治疗方法也在同时发展。

化学疗法

对于已经扩散了的癌症，合理的解决方案是进行"化学疗法"。这种疗法使用特殊的化学药物来摧毁癌细胞，而对正常细胞相对无损。它作用于全身，可以杀死藏匿在身体不同部位的癌细胞。1935 年，美国癌症调查办公室（后来并入美国国家癌症研究所）建立了一个系统的癌症化疗药物筛选计划，涉及 3000 多种化合物。只有两种进入临床试验，这两种最终也都因毒性过大而被放弃。找到一种具有特异性的药用毒素并非易事。

最终，突破来自一个不太可能的物质：第一次世界大战中使用的致命毒气。氮芥子气因其淡淡的芥末气味而得名，1917 年在德国首次被使用。这种致命气体是由 1918 年诺贝尔化学奖获得者、杰出的化学家弗里茨·哈伯（Fritz Haber）研发的。该气体通过皮肤吸收，使肺部灼烧起泡。受害者死得很慢，可能要经过长达 6 个星期才会走完这趟死亡之旅。

有趣的是，芥子气有一种奇特的偏好，它只破坏某些部分的骨髓和白细胞[5]。换句话说，它是一种特异性毒素。1929年，以色列研究员伊萨克·贝伦布鲁姆（Isaac Berenblum）在研究焦油的致癌作用时，试图通过使用芥子气增加刺激效应来诱发癌症，结果适得其反，癌症消退了[6]。

耶鲁大学的两名医生设想，这种特异性毒素也许可以用于治疗被称为非霍奇金淋巴瘤的肿瘤，杀死癌症中的异常白细胞。在动物实验成功之后，他们在一名人类志愿者身上继续测试了他们的设想，我们现在只知道志愿者的名字缩写是 J.D.。这位48岁的男性志愿者，患有抗放疗的晚期淋巴瘤，长在下巴和胸部的肿瘤巨大，以至于他无法吞咽，也不能交叉双臂。他没有其他的选择，便同意了秘密进行实验治疗。

1942年8月，J.D. 接受了第一剂芥子气，当时只被称为"物质X"[7]。到第4天，他开始出现好转的迹象。到了第10天，癌症几乎完全消失了[8]。这次康复仿佛是个奇迹。但1个月后，淋巴瘤复发了，在 J.D.1942年12月1日的病历中只有一条记录：死亡。尽管如此，这是一个良好的开端，证明了这个概念行之有效。这种被称为化学疗法的治疗就这样诞生了，尽管由于战争的限制，研究结果直到1946年才公布于世，但芥子气的衍生物，如苯丁酸氮芥和环磷酰胺，至今仍被用作化疗药物。

另一种化疗方法利用了叶酸代谢。叶酸是一种人体必需的维生素B，是新细胞产生所必不可少的。当人体缺乏这种物质时，就不能产生新的细胞，这会影响像癌症这样快速生长的细胞。1948年，哈佛医学院的病理学家西德尼·法伯（Sidney Farber）率先使用叶酸阻断药物治疗某些类型的儿童白血病[9]。

效果非常明显，癌症逐渐消退。可惜，白血病总会回来。

化学疗法的发展继续向前推进，在 20 世纪 50 年代，针对一些罕见的癌症，化疗取得了显著成功。美国国家癌症研究所研究员李敏求（Min Chiu Li）博士在 1958 年的报告中说，一种化疗方案治愈了数例绒毛膜癌和一例胎盘肿瘤 [10]。几乎没有科学家相信他。当他坚持使用这种"疯狂的"新奇疗法时，他被要求离开研究所的职位。他回到纽约的斯隆 - 凯特琳纪念医院，后来在那里，他对化疗的见解在绒毛膜癌和转移性睾丸癌的治疗中得到了证实。

多种化疗药物的研发提供了更多的化疗选择。如果一种毒素效果不尽如人意，为什么不把多种毒素混合成化学鸡尾酒，使癌细胞无法抵御呢？20 世纪 60 年代中期，埃米尔·弗赖里希（Emil Freirich）博士和埃米尔·弗赖伊（Emil Frei）博士将四种药物混合在一起，应用于白血病患儿的治疗，最终将缓解率提高到了前所未有的 60% [11]。晚期霍奇金病的缓解率从近乎为零提高到接近 80% [12]。到 1970 年，霍奇金淋巴瘤基本被认为是一种可以治愈的疾病。形势开始好转。化疗的进展将过去人们观念中的"毒药"转变为"治疗药物"。

大多数化疗药物是特异性毒素，可以优先杀死快速生长的细胞。因为癌细胞生长很快，它们对化疗特别敏感。如果幸运的话，化疗可以在杀死患者之前杀死癌细胞。在化疗中，快速生长的正常细胞，如毛囊和肠胃内壁，也会持续受到附带的损害，导致脱发、恶心和呕吐等众所周知的化疗副作用。由于传统药物带来的负面影响，对一些较新的药物，如许多靶向抗体，人们不太愿意称其为化学疗法。

癌症范式 1.0

第一个伟大的癌症范式——我称之为"癌症范式1.0"——认为癌症是一种不受控制的细胞生长。既然癌症的问题是生长过度，那么解决办法就是大开杀戒。为了杀死癌细胞，需要大规模杀伤性武器对它们进行切除（手术）、烧灼（放疗）和毒杀（化疗）。对于局部癌症，可以使用局部破坏性的方法（手术或放疗）。对于转移性癌症，需要全身性毒杀（化疗）。

癌症范式1.0是一个了不起的医学进步，但它没有回答最根本的问题：是什么导致了这种失控的细胞生长？癌症的根本原因是什么？为了解答这一问题，我们首先需要弄清楚：什么是癌症？

第三章

什么是癌症

传奇生物学家查尔斯·罗伯特·达尔文（Charles Robert Darwin）被认为是第一个讨论所谓"统合派与分割派"的科学家[1]。在 19 世纪早期，分类是自然科学研究的一个基础部分。生物学家环游地球寻找新的动植物标本，经过仔细观察，这些标本被分为不同科学类别，如物种、科、门和界。

在分门别类时，统合论者和分割论者是对立的两个派别。某些动物应该被归为同一类别，还是应该分成不同的呢？例如，人类、熊和鲸鱼可以被统归为哺乳动物，但也可以根据是生活在陆地上还是水中而分成不同类别。统合减少了类别的数量，而分割则增加了类别的数量。两者都提供了不同但重要的信息。分割凸显个体差异，统合则突出相似性。

"癌症"一词不是指单一疾病，而是指某些性质相似的许多不同疾病的共同体。根据所用的定义，我们可以识别至少 100 种不同类型的癌症。传统上，癌症生物学家一直是分割派，把每一种癌症视为一种基于其起源细胞的独立疾病。癌细胞来源于正常的人类细胞，因此保留了原始细胞的许多特征。例如，乳腺癌细胞可能有激素受体，如雌激素和孕酮，就像健康的乳腺细胞一样。前列腺癌细胞产生前列腺特异性抗原（PSA），就像健康的前列腺细胞一样，可以在血液中检测到。

　　人体内几乎每种类型的细胞都有潜在癌变的可能。有实体器官和组织的癌症中，肺癌、乳腺癌、结肠癌、前列腺癌和皮肤癌是最常见的。血液也有癌症，有时被称为"液体"癌，因为它们不表现为单个大肿瘤（大量的癌细胞聚集）。这类疾病包括白血病、骨髓瘤和淋巴瘤。每种类型的细胞都会导致不同类型的癌症，并具有各自的自然病史和预后。乳腺癌的表现和治疗方法与急性白血病完全不同。因此，将癌症分为不同的疾病在治疗上是有用的，但这样做会突出它们的差异性，而不是它们的相似性。当我们专注于不同类型癌症各自的独特特征时，就无法更深入地揭开作为整体疾病的癌症之谜。

　　著名癌症研究人员道格拉斯·哈纳汉（Douglas Hanahan）和罗伯特·温伯格（Robert Weinberg）认识到，癌症是由某些性质结合起来的不同疾病的集合。但这些性质是什么呢？在关于癌症的大量文献中，还没有人能用简单几条分类原则来解释癌症的相似性。2000年，他们决定编纂恶性肿瘤转化的原理，在《细胞》杂志上发表了一篇题为《癌症的特征》[2]的开创性论文。作者对此并没有很高的期待，以为这篇论文很快就会湮没无闻。

　　然而该论文有引人注目的地方，所以它很快成为癌症研究史上最具影响力的论文。它奠定了将癌症理解为单一一种疾病，而不是许多特定疾病的基础。在一片分割派的海洋中，哈纳汉和温伯格成为两个统合论者。他们问了一个至关重要的问题：是什么使癌症成为癌症？

癌症的特征

哈纳汉和温伯格在 2000 年的最初论证中，列出了大多数癌症共有的六个特征。2011 年，又发现并增加了两个[3]。尽管有数百种不同类型的癌症，但所有癌症都具有这八个共同点中的大部分，这些共同点都是癌细胞生存的关键。如果不具备这八个特征中的大部分，则不能称其为癌症。

癌症的八个特征：

1. 维持增殖信号；

2. 逃避生长抑制因子；

3. 抵抗细胞死亡；

4. 实现复制永生；

5. 诱导血管生成；

6. 激活肿瘤的侵袭性和转移性；

7. 解除对细胞能量的管控；

8. 避免免疫摧毁。

特征 1：维持增殖信号

第一个特征，可以说是最基本的，就是癌细胞会持续复制和生长，而正常细胞则不会。人体含有数十万亿个细胞，因此其生长必须受到严格的控制和协调。在儿童和青少年时期，新细胞的出生速度超过了老细胞的死亡速度，所以孩子会长大。成年后，新细胞的生成数与老细胞的死亡数趋于相等，因此整体生长停止。

这种微妙的平衡在不断发展的癌症中失去了，导致被称为肿瘤的癌细胞异常聚集。正常的细胞生长受到激素信号通路的严格调控，而激素信号通路是由基因控制的。有促进生长的基因，即原癌基因，也有抑制生长的基因，即肿瘤抑制基因。这两种基因的作用就像汽车的油门和刹车。原癌基因加速生长，肿瘤抑制基因减缓生长。在正常情况下，这些基因相互平衡运作。

如果原癌基因被过度激活（就如踩下油门）或者肿瘤抑制基因被抑制（就如同把脚从刹车踏板上松开），就可能出现异常生长。在某些正常情况下，如伤口愈合，生长通路会被激活一段短暂的时间。一旦伤口愈合，生长应再次放缓，恢复常态。但是癌细胞保持着这种增殖信号，在对身体不再有益的情况下继续生长。当基因突变导致原癌基因过度激活时，它们就被称为癌基因。第一个被证实的癌基因被称为"src"——因为它导致了一种叫作肉瘤的软组织癌——于20世纪70年代被发现。

癌症不仅仅是一大团不断生长的细胞在吸收所到之处的所有东西，一如经典科幻电影《变形怪体》中的角色那样。癌细胞在成长为大肿瘤的过程中面临着许多挑战，当它们转移时，甚至要面临更多挑战。在癌症发展的不同时期，癌细胞必须增殖，长出新的血管，从原位分离并转移。而单独的基因突变通常不能够完成所有这些事情，因此需要其他的特征。

特征2：逃避生长抑制因子

我们身体中的许多正常基因积极抑制细胞生长。第一个肿瘤抑制基因（Rb）是在视网膜母细胞瘤中发现的，视网膜母细胞瘤是一种罕见的儿童眼癌。一种使肿瘤抑制基因失活的基因突变松开了细胞生长的刹车，放纵了细胞的生长，从而导致癌症的发生。

　　癌症中最常见的一些受影响的基因是肿瘤抑制基因，包括 p53。据估计，p53 在多达 50% 的人类癌症中发生变异。肿瘤抑制基因中广为人知的基因是乳腺癌 1 号基因和乳腺癌 2 号基因，通常缩写为 BRCA1 和 BRCA2，它们估计占乳腺癌总数的 5%。

特征 3：抵抗细胞死亡

　　全盘的组织生长仅仅是产生多少细胞和死亡多少细胞之间的差额。当正常细胞变老或受到无法修复的损伤时，它们会经历一个程式化的细胞死亡过程，即"凋亡"。这个正常的细胞存活期允许细胞的自然更替，来保持我们身体的平稳运转。例如，红细胞平均只存活 3 个月就会死去，然后被新的红细胞取代。皮肤细胞每隔几天更换一次，就像给汽车引擎换机油，在灌入新油之前，你必须先把旧油排出。在人体内，衰老的或受损的细胞必须被剔除，以便腾出空间给代替它们的新细胞。细胞凋亡是对细胞在超过其有效寿命后的有序处置。

　　细胞死亡要么通过坏死，要么通过凋亡而发生。坏死是一种无意的、不受控制的细胞死亡。如果你不小心用锤子砸到自己的手指，你的细胞就被偶然无序的方式杀死了。细胞内的物质会像鸡蛋撞到人行道上一样飞溅。这造成了特大混乱，导致严重的炎症，身体必须对其进行认真的清理。坏死是一种有害的过程，应当尽可能避免。

　　细胞凋亡是一个需要能量的活跃过程。这种受控制的细胞清除对生存至关重要，因此细胞凋亡在生物进化过程中得到保留，从果蝇到蠕虫，从老鼠到人类，在活的生物体内均会发生 [4]。

细胞凋亡和坏死的区别，相当于前者是举办一个精心策划的晚宴（凋亡），后者是你的伴侣未通知你就带20个吵闹的同事回家（坏死）。虽然都是大型晚餐，但一种是精心控制的、令人愉快的，而另一种是混乱的、吵闹的，最终的结果是可能有人睡在沙发上过夜。

细胞凋亡是一种控制细胞清除的机制，在所有多细胞生物中都很常见。允许老细胞（如皮肤细胞）死亡并用新细胞代替它们，尽管牺牲的是个体细胞，但换来的却是整个机体活力的恢复。为了避免过度生长，移除的老细胞数量必须与更新的替代细胞数量达到精准的平衡。可是癌细胞能抵抗凋亡，改变细胞分裂和细胞死亡的平衡，允许过度生长[5]。如果濒临死亡的细胞较少，则整个组织可能会生长，这就有利于癌症的形成发展。

特征4：实现复制永生

人类细胞可以在科学实验室里永生，因为它们可以无限地自我复制，这是1958年科学界所接受的一个观念。毕竟，真菌或细菌在营养液中可以自我复制无数次。但是，宾夕法尼亚大学维斯塔研究所的科学家列奥纳多·海佛烈克（Leonard Hayflick）无论怎么做，都无法诱导人类细胞活过一定的生命期限。起初他担心自己犯了某些低级错误，比如他没有提供正确的营养成分或者没有适当地清理废弃物，但他所做的一切都不能使细胞存活的期限延长。

经过3年令人精疲力竭的实验，他提出了一个激进的新观点，即细胞只能分裂有限的次数，然后就会停止分裂[6]。这一发现对于认识衰老和癌症都极其重要，却并未立即被科学界接受。根据海佛烈克的说法，该发现"花了10到15年的痛苦岁月"才被普遍接受。他遗憾地回忆说："要推翻半个世纪之久的成见是多么不容易，即使在科学上也是如此。"[7]我们现在知道人类细胞的寿命确实有限，并不能无限繁殖。细胞寿命的这个极限现在被称为海佛烈克极限。

细胞通常复制40到70次以后就会停止。海佛烈克正确地感觉到这是细胞老化的一种形式，这种老化发生在细胞核中，细胞核中包含染色体。2009年诺贝尔生理学或医学奖得主伊丽莎白·布莱克本（Elizabeth Blackburn）和卡罗尔·格雷德（Carol Greider）后来证明，细胞在向海佛烈克极限方向进展时，用端粒，即染色体末端的帽，"计数"复制的次数。端粒帽在细胞分裂过程中保护DNA，细胞分裂一次，染色体的端粒就会变短一点。当端粒过短时，细胞就不再分裂，这时它会启动细胞凋亡，即程式化的细胞死亡。这一过程为防止癌症不受控制的扩散提供了自然保护。细胞年龄不以年计，而是以细胞复制的次数来计算。

正常细胞寿命有限，而癌细胞却长生不死；它们和细菌一样，不受海佛烈克极限的限制，可以无限地复制。癌细胞产生一种叫作端粒酶的酶，该酶可以增加染色体末端端粒的长度。因为端粒帽永不变短，癌细胞就可以肆意继续分裂。这阻断了细胞的自然年龄进程（衰老）和定期的细胞死亡（凋亡）。在细胞培养中，你可以永远保持癌细胞的生长。

我们对癌症的理解要归功于一个名叫海瑞塔·拉克斯（Henrietta Lacks）的女人，这个故事如今已经广为人知。1951年10月4日，拉克斯在约翰·霍普金斯医院因宫颈癌去世，终年31岁。在未经她同意的情况下，她的癌细胞从她体内被取出，由此掀起了医学界的一场革命。科学家首次在人体外无限地繁殖细胞系。这些以拉克斯命名的海拉细胞，已被用于疫苗、遗传基因、癌症的研究和药物研发上。已经有超过5000万吨的海拉细胞被培育出来，它们已经成为超过6万篇科学论文的主角[8]。

正常细胞在达到海佛烈克极限后不能进一步分裂，癌细胞却像数字文件一样可以无限复制。你能够以100%的保真度传送或复制它们。从一个有机体的角度来看，杀死有缺陷或老化的细胞系可以保持生命顺利运行。天长日久，当你的衣服出现破洞时，你需要扔掉它们买新的，这比继续穿你那件陈旧、褪色、破损的20世纪70年代的喇叭裤要好得多。当细胞寿命超过其有效期限时，它们就会被杀死并被替换。癌细胞却绕过这一凋亡过程，实现了复制永生。

特征5：诱导血管生成

血管的生成是建立新血管的过程，它带来新鲜的氧和营养，并带走废物。随着肿瘤的生长，新细胞离血管越来越远，就像郊区的新房子离主要道路更远一样。新房子需要修建新的道路，新的癌细胞需要建造新的血管。

血管生成需要多种不同类型细胞的生长信号的密切协调。例如，乳腺肿瘤不能简单地在远离现存血管的地方不断制造新的乳腺癌细胞。肿瘤必须用某种办法诱导现有的血管生长出分支，就像新房子必须把废水与现有的下水道系统连接起来一样。这包括生长新的平滑肌细胞、结缔组织和内皮细胞层。肿瘤要想生长，必须完成这些令人难以置信的复杂任务。

特征 6: 激活肿瘤的侵袭性和转移性

侵袭其他组织和拥有转移的能力是癌症致命的原因, 这占癌症死亡数中的大约 90%。一旦癌症转移, 原发肿瘤的状况如何就无关紧要了。不能转移的肿瘤被称为良性肿瘤, 因为它们很容易治疗, 几乎不会致命。良性肿瘤也具有以上列出的五个特征。如果没有转移的特征, 癌症与其说是严重的健康问题, 不如说是一种讨人嫌的小麻烦。

转移可能是最难达到的特征, 需要完成多个复杂的相关步骤。转移性癌细胞必须首先挣脱它周围的组织结构, 在那里它通常被黏附分子紧紧地固定在一起。这就是为什么你通常不会发现乳腺细胞漂浮在血液中或肺部。挣脱出的癌细胞必须在血流中存活下来, 然后定居在转移部位——一个完全不同于其家乡的外来环境。转移过程需要对现有的途径进行多种基因突变。在转移途径的每一步, 癌细胞都会获得一套异常复杂的全新技能。这就好比人类不穿宇航服在火星表面行走, 还期待成功一样。

新增特征

2011 年, 哈纳汉和温伯格更新了他们的论述, 增加了癌症的两个使能特征, 即会使癌细胞更容易达到其特征的特征。第一个使能特征是基因组不稳定和突变。癌症通过使正常基因突变来实现它们的特征, 而不稳定的遗传物质使这一点更容易实现。第二个使能特征是促进肿瘤发炎。炎症反应是对组织损伤或刺激的自然反应, 这通常是一种保护性反应, 但在某些情况下, 它可能会促进癌症的发展。

传统上，我们认为转移发生在癌症自然发展过程的晚期，即在原发肿瘤长时间生长之后。长期以来，我们认为肿瘤一直保持相对的局部性和完整性，直到它开始脱落一些癌细胞到血液中。然而，新的证据表明，微转移可能从原发癌细胞早期脱落就开始了，但这些脱落的细胞通常无法存活。

特征7：解除对细胞能量的管控

细胞需要一个可靠的能源来完成每天数百项日常的家务工作。细胞能量储存在一种叫作三磷酸腺苷（ATP）的分子中。有两种方法将葡萄糖代谢为能量：有氧（有氧呼吸）和无氧（厌氧发酵）。一种被称为氧化磷酸化（OxPhos）的化学过程是最有效的能量提取方法。这一过程将葡萄糖和氧一起燃烧，生成36个三磷酸腺苷分子，以及呼出的废物二氧化碳。氧化磷酸化在被称作线粒体的细胞中进行，线粒体通常被喻为细胞的"发电厂"。

当没有氧时，细胞通过一种叫作糖酵解的化学过程燃烧葡萄糖，这个过程仅产生2个三磷酸腺苷分子，同时产生乳酸形式的废物。在适当情况下，这是一个合理的权衡办法，即产生三磷酸腺苷分子效率降低很多，但不需要氧。例如，像短跑这样的高强度运动需要大量的能量。血流不足以提供所需的氧时，肌肉改用无氧糖酵解。产生的乳酸是造成大量体力消耗时常见的肌肉灼热感的原因。这是在缺氧的情况下产生能量，但是每个葡萄糖分子只产生2个三磷酸腺苷分子，而不是36个。因此，你不能在肌肉疲劳时冲刺得很远，必须停下来休息。当血流量足够清除乳酸积聚时，你的体力便开始恢复。

对于每个葡萄糖分子，线粒体氧化磷酸化产生的能量是糖酵解的 18 倍。由于这种效率的提高，正常细胞在有足够氧的情况下几乎总是使用氧化磷酸化。但奇怪的是，癌细胞却并不如此。癌细胞即使在有足够氧的情况下，也使用效率较低的糖酵解途径[9]。这种情况极为普遍。这并不是一个新发现，1927 年，历史上最伟大的生物化学家之一奥托·瓦尔堡（Otto Warburg）首次描述了这一发现。这种能量代谢异常发生在大约 80% 的癌症当中，被称为瓦氏效应。

由于瓦氏效应（有氧糖酵解）的能量效率较低，肿瘤需要不计其数的葡萄糖来维持它的新陈代谢。作为补偿，癌细胞在细胞表面出现同样不计其数的葡萄糖转运蛋白（GLUT1），这增加了癌细胞从血液中转移葡萄糖的速度。正电子发射断层显像（PET），正是利用了癌细胞对葡萄糖的亲和力来进行癌症的诊断。带放射性标记的葡萄糖被注入人体内，给细胞一定的时间吸收这些葡萄糖，然后进行扫描。扫描显示出那些吸收葡萄糖速度更快的区域。这些"热点"就是癌症活动的证据。

这是一个非常有趣的悖论。正在迅速增长的癌症应该需要更多的能量，那么它为什么会故意选择低效的能量生成途径呢？这是一个令人困惑的反常现象。

特征 8：避免免疫摧毁

免疫系统主动寻找并摧毁癌细胞。例如，正常情况下，我们免疫系统中的自然杀手细胞不断地在血液中巡逻，警惕外来入侵物，如细菌、病毒和癌细胞。因此，免疫系统受损的患者，如 HIV 阳性或服用免疫抑制药物（如器官移植接受者）的患者更有可能患上癌症。

为了生存，癌细胞必须以某种方式逃避免疫系统的攻击，因为免疫系统的作用就是要杀死它们。当肿瘤在组织内部生长时，它可能屏蔽掉了必须穿透该组织的免疫细胞。然而，当癌细胞在血液中扩散时，它会直接暴露，并不断地被敌对的免疫细胞团团包围。

定义癌症

这八个特征代表了对癌症研究最佳的科学共识，列出了界定癌症所需的表现特征，划分出什么是癌症，什么不是。把不同的癌症归纳为一种单一的疾病，会忽略细节，但更容易统观全局。例如，这八个特征可以进一步简化为四个（见图3.1）。

癌症范式 1.0

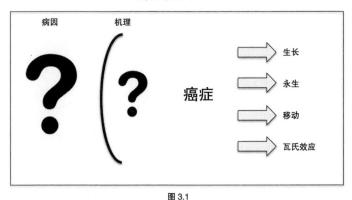

图3.1

当下列现象发生，可以被认为是癌症：

· 不断生长——维持增殖信号（特征 1），逃避生长抑制因子（特征 2），抵抗细胞死亡（特征 3），诱导血管生成（特征 5）；

· 长生不死——实现复制永生（特征 4）；

· 四处移动——激活肿瘤的侵袭性和转移性（特征 6）并避免免疫摧毁（特征 8）；

· 使用瓦氏效应——解除对细胞能量的管控（特征 7）。

在某些情况下，一个细胞需要几十个甚至几百个基因突变来形成这四个特征。识别这些特征是一个良好的开端，但仅仅描述癌症的主要特征，并不能告诉我们癌症是为何（病因）及如何（机理）发展的。

很多人认为我们还不知道是什么导致了癌症，但实际上，我们对此已经了解甚多。

第四章

致癌物质

　　是什么导致了癌症？这是一个价值百万美元（也许我应该说亿万美元？）的问题。大多数人，包括许多医学专家们，都会回应说癌症是由基因突变引起的。梅奥诊所在其网站上直言不讳地指出："癌症是由细胞内 DNA 的变化（突变）引起的。"[1]严格来说，并非如此。除极少数情况外，基因突变是疾病的机制，而不是原因。细胞产生一些基因突变就成了癌症，这说的只是癌症如何形成。但为什么会出现这些突变呢？这才是致癌的根本问题。例如，是什么导致了肺癌？你若回答吸烟导致肺癌，这比说 X、Y 和 Z 细胞的基因突变导致癌症要更为准确和易懂。

　　导致癌症形成的因素被称为致癌物，我们对它们的了解已有几个世纪了。1761 年，伦敦的约翰·希尔（John Hill）博士，一位医生、植物学家和医学作家，描述了第一种外部致癌物：一种无烟烟草[2]。烟草首先被美洲原住民使用。欧洲探险家把天花带到了新大陆，把烟草带回了旧大陆。我不确定随着时间的推移，这两者中到底哪个杀死的人更多。到 1614 年，烟草在欧洲广泛销售，仅在伦敦就有大约 7000 家烟草商店。燃吸烟草在当时被认为是既不雅观又不卫生的行为，故而在上流社会中以嗅闻鼻烟取而代之：通常是把一小撮磨碎的烟草放在手背上的大拇指和食指之间，然后吸入鼻孔（正因如此，在医学上，这个区域有时被称为"鼻烟窝"）。希尔博士描述了两个鼻息肉的病例，他认为这是癌症。

这是已知的对致癌物的首次描述，一种导致癌症的化学物质。如今，很少有人再使用鼻烟，这种做法就像单片眼镜一样大为过时，因此其临床意义不大。

鼻烟和癌症之间的联系还只是暗示性的，更确切的致癌化学物质的证据是由波希瓦·波特（Percivall Pott）爵士提供的。波特被认为是他那个时代最伟大的外科医生之一，他出生于伦敦，在圣巴多罗买医院当学徒，并获得由理发师和外科医生公司（the Company of Barbers and Surgeons）的审核法庭授予的高级文凭[3]。1756年，他的脚踝发生了复合性骨折，在被迫疗养期间，他在多种医学课题上开创了突破性的视角。他是一位敏锐的疾病观察者，他因脚踝的"波特骨折"、肺结核引起的"波特病"以及发现阴囊癌的病因，而被人们纪念。

1775年，波特描述了阴囊癌迅速流行的情况，它的祸根来源于伦敦的烟囱清扫。1666年的伦敦大火迫使新的消防法规出台，要求烟囱更窄小、更曲折。这降低了再次发生大火灾的可能性，但也使得用以前长而直的刷子清洁这些新烟囱变得更加困难。此外，这种曲折的烟道设计积累了更多的烟灰和杂酚油，需要更频繁地清理。这样一来，烟囱更小、更脏、更难清理了。那如何解决呢？答案是派小孩子去打扫！

清扫烟囱的学徒最小为3岁半，但大多数都超过6岁，主要因为6岁以下的孩子身体太弱，无法长时间工作，太容易死亡。学徒协议规定每周洗一次澡，但大多数人遵循伦敦清扫烟囱的传统，每年只洗 3 次澡。毕竟，如果你明天又要爬进一个尘土飞扬、肮脏、危险的烟囱里，为什么今天要麻烦地洗澡呢？

与此同时，在 1773 年，一位有影响力的英国人乔纳斯·汉威(Jonas Hanway)得知，只有 7% 的孤儿在 1 年后能存活下来，他为此感到不安。孩子们经常被送到条件恶劣的济贫院。汉威说服立法者限制使用童工，这迫使数千名饥饿的儿童没有了工作，无家可归。对许多孩子来说，除了饿死，他们唯一的选择就是冒着生命危险爬上一个冒着热气的烟囱去扫烟灰。扫烟囱的师傅通常会雇用几十个儿童学徒，只要师傅负担得起这些孩子的饭费。

伦敦的儿童烟囱清洁工有无数可怕、痛苦的死亡方式：被卡在烟囱里，从高处摔下来，在烟灰中窒息，或者被烧死。如果他们能活到青春期，通常还有最后一个恐惧在等待着他们：癌症。一些年仅 8 岁的儿童就被诊断为阴囊癌。一开始，会出现所谓的烟尘疣。如果发现得早，烟尘疣可以用剃须刀割下来，但如果没有及时割掉，癌细胞就会侵入皮肤，进入阴囊和睾丸，然后进入腹部。到了这一步，患儿会痛苦不堪，损伤严重，通常以殒命告终。

这显然是一种职业危害，因为阴囊癌在其他任何情况下都极为罕见。在英格兰以外的地方也很少见，因为其他地方有更好的防护服。波特意识到，烟灰通过沉积在阴囊皮肤的皱褶处并引起慢性刺激而导致阴囊癌。当人们了解到烟囱清洁工的遭遇时，便通过了保护儿童的法律，这一疾病才逐渐减少、消失。

烟灰的主要化学成分煤焦油中的苯并芘可能是主要的致癌物。在化学致癌物的研究中，烟灰是研究得最好的案例之一，也是众多案例中的第一个。

石　棉

在某种意义上来说，石棉是工业时代的完美材料。它是一种丰富的天然矿物，石棉纤维可以织成轻质编织物。它既防火，又是很好的绝缘体。随着世界从马车时代跳跃到蒸汽机、汽车和大型机器的时代，人们对防火、绝缘材料的需求呈指数级增长。不幸的是，它也会导致癌症。

石棉是一种用于制作防护服、绝缘材料和其他家用产品的理想化合物。石棉纤维柔韧绵软，易于制成衣服或墙壁和管道的保温材料。第二次世界大战对防火材料提出了巨大需求，特别是在海军舰艇上。在北美，石棉经常被掺入混凝土和其他建筑材料中，以提高防火安全性。它最终进入了北美的民居建筑，用于保温隔热、供暖和冷气系统，这使数以百万计的人暴露在石棉环境中。

石棉从古埃及时代就开始使用了。正如古希腊历史学家希罗多德的书面记录所述，石棉裹尸布保护着法老们经防腐处理的尸体。古罗马人用石棉织成桌布和餐巾布，使用后直接扔进火里就可以清理干净。这真是筹办聚会的妙招。

即便如此，人们还是意识到了石棉的毒性。希腊地理学家斯特拉博（Strabo）写道，来自石棉矿场的奴隶矿工们经常患"肺部疾病"[4]。在罗马，石棉工人曾尝试用山羊膀胱的薄膜遮盖鼻子和嘴来保护自己。

石棉的用途广泛，价格昂贵，而人类的生命却卑微廉价。因此，每当需要阻燃材料时，石棉都是首选，例如，防火货币。从19世纪起，意大利政府就在银行票据中加入石棉。再如防火服装，巴黎消防队在19世纪50年代穿着石棉制服。

20 世纪初，工业革命的来临使石棉成为一项世界性的产业。在过去的 100 年里，世界范围内开采了超过 3000 万吨的石棉。也是在这段时间里，它成了最普遍的环境危害物之一。

石棉的流行呈抛物线上升，而肺部疾病紧随其后。1906 年记载了石棉致死的第一个病例。验尸时，在这名 33 岁的石棉纺织工人的肺部发现了大量的石棉纤维，实际上体内积累的石棉纤维使他窒息而死。美国的石棉消耗量直到 1973 年才达到顶峰，而此前几十年，人们已经知道石棉有害健康。石棉纤维看不见、尝不到、闻不着，由于并不直接引发急性健康问题，导致很多人在几十年里持续暴露于石棉环境中。人体不能降解或排出石棉，一旦吸入，它会稳定地积聚在肺部，造成渐进性疤痕。

会导致癌症？不错，正是这个问题。到 1938 年，有报告显示，石棉导致了一种罕见的肺癌——胸膜间皮瘤[5]。认识到石棉是一种致癌物质与承认这一事实，是两个完全不同的问题。石棉公司顽强地驳斥有关石棉致癌的确凿事实，因为石棉产品给他们带来了丰厚的利润。

在 20 世纪 40 年代，研究员勒罗伊·加德纳（Leroy Gardner）博士证明了石棉的致癌可能，他发现吸入石棉的实验鼠中有82% 患上了癌症。这事非同小可。加德纳博士忧心忡忡，急于公布他的科研新发现，但他的赞助商杰斯曼公司（Johns-Manville Corporation）提醒他有保持沉默的义务。根据他们的研究协议，公司有审查权。这项研究的初衷是为了证明石棉的安全性，但获得的结果却恰恰相反。在之后的 40 多年中，这些本来可以拯救生命的科学成果却被封锁，不见天日[6]。

对这些重要信息的掩盖使石棉公司继续获利丰厚。又一次，就像古罗马时期一样，石棉被视如珍宝，而人的生命却被弃之不顾。到1973年，第一次针对石棉制造商的诉讼获胜，才为其他诉讼打开了闸门，并很快迫使所有的石棉生产商破产。针对石棉生产商的索赔仍在继续，这构成了美国历史上规模最大的民事侵权诉讼案之一。直到20世纪80年代，在一场激烈的诉讼案中，才最终公开了加德纳博士和他的赞助公司之间令人痛心的信件。

到20世纪50年代，在广泛采用石棉作为家庭建筑材料之前，间皮瘤的基准发病率大约为100万人中有1至2例[7]。到1976年，发病率已跃升到100万人中有1.5万人患此病，这万倍以上的增长令人震惊[8]。据预测，出生于20世纪40年代的男性，其一生中患间皮瘤的风险为1%。这种病是致命的。从一种极为罕见、几乎闻所未闻的疾病，发展到一种影响很大一部分人口的癌症，间皮瘤的流行只能归因于一种外界环境原因：石棉。直到1986年，世界卫生组织（WHO）才第一次发布有关石棉的警告，这已经是在石棉的危害被证明多年之后[9]。亡羊补牢，未免晚矣。

石棉和烟草是最先被发现的化学致癌物，但它们不会是最后的。世界卫生组织下属的国际癌症研究机构（IARC）制定了一份已知和可疑的人类致癌物清单，分为以下几类：

· 第1类：对人体有明确致癌性；

· 第2A类：对人体致癌的可能性较高；

· 第2B类：对人体致癌的可能性较低；

· 第3类：对人体致癌性尚未归类；

· 第4类：对人类可能没有致癌性。

第 1 类致癌物包括各种人造化学物质，从乙醛、砷，到氯乙烯。许多天然物质也出现在名单上，比如黄曲霉毒素（存在于发霉的蘑菇中）和木屑。某些药物也是致癌物，如化疗药物环磷酰胺。可笑的是，一种用来治疗癌症的药物同时也能引发癌症。还有放射线，虽然有时用来治疗癌症，但它本身也是致癌物。这真是很具讽刺性。

截至 2018 年，共有 120 种物质被列入第 1 类致癌物[10]。相比之下，只有一种物质单独列在第 4 类中（己内酰胺，用于制造尼龙、纤维和塑料）。这很奇怪，有那么多东西肯定会导致癌症，而只有一种大概不会。

放射线

玛丽·居里（Marie Curie）是 X 射线和放射领域中最伟大的科学家之一，也是最早为此献出生命的科学家之一。她出生于波兰，是家里 5 个孩子中最小的一个，是个神童。1891 年，玛丽来到巴黎，遇到了她未来的丈夫皮埃尔·居里（Pierre Curie），从此他们一起工作、学习，成为非凡的合作伙伴，直到死亡的突然降临。

1898 年 2 月，居里夫妇在研究含铀的沥青矿物时，发现沥青铀矿物发出的辐射远远超过他们的预期。居里夫妇推断这是一种当时未知的放射性物质，他们把这一新的元素命名为钋（polonium），以纪念玛丽的祖国波兰（Poland）。钋的放射性比铀高 330 倍。

即使提取出钋之后，剩余的沥青铀矿物仍然具有放射性。因此，居里夫妇对剩余的材料进行处理，提取出了微量的另一种新元素。1898 年，在发现钋仅几个月之后，居里夫妇分离出纯镭。皮埃尔·居里在笔记本上潦草地写了一个单词 radium（镭），这个单词是由拉丁语中的 ray（射线）创造出来的，他的这个笔记本至今仍然具有很高的放射性。镭是迄今为止人类发现的最具放射性的物质。

玛丽·居里因在放射性研究上取得的辉煌成就荣获 1903 年诺贝尔物理学奖。1906 年，她的丈夫皮埃尔在巴黎的一次街头事故中突然去世，但这并没有阻碍居里夫人继续取得巨大的科学成就。1911 年，她被授予诺贝尔化学奖，成为历史上唯一一位同时获得诺贝尔物理学奖和化学奖的科学家。

新发现的元素镭能在黑暗中发光，这很快引起了大众的兴趣。不久，添加镭元素的消费品，如夜光手表开始投入生产。成千上万的年轻女工吃力地用手给几百万块手表的表盘涂抹含镭材料。为了达到精细的效果，这些"镭女郎"会用嘴润湿毛笔的笔尖，以求理顺它，从而无意间摄入了含镭的油漆。

到 1922 年，"镭女郎"们的身体开始出现实际意义上的"解体"。一部分人的牙齿毫无理由地掉落了。一位牙医指出，当他轻轻触动一位"镭女郎"的下颌时，其中一整块颌骨都断了。到 1923 年，这种严重的颌骨损伤已经众所周知，被称为"镭颌"。摄入的镭已经沉积在颌骨中，并不断发出辐射，进而基本上烧掉了骨头和周围组织。一名"镭女郎"死于喉咙组织损伤，她的颈静脉大出血。另一名"镭女郎"在漆黑的家里走着，发现自己的骨头在镜子里发光。由于吸收了太多镭，她的整个身体都在发光，活像个"女鬼"。那些身体没有碎裂成尘的人，常常会长出巨大而吓人的软组织恶性肿瘤——肉瘤。到 20 世纪 30 年代，暴露于慢性辐射环境中会致癌，已经成为一个公认的事实。

如今，凡和放射打交道的工作人员通常要穿铅防护服，当年玛丽·居里和她的同事们置身于一个散发超强辐射的环境中，日复一日地工作着，却完全没有任何防护措施。他们也没能躲过恐怖的放射线疾病，一个接一个地神秘死去。几十年的辐射暴露使玛丽·居里长期患病，镭破坏了她的骨髓，使她患上了再生障碍性贫血。1995 年，居里夫妇的遗体被移入巴黎的先贤祠（Panthéon），作为法国最重要的历史人物来接受人们的瞻仰和祭奠。他们的棺材里安装了铅内衬来保护参观者不受遗骸放射性的伤害。遗骸还将在这个保护箱里停留至少 1500 年。玛丽·居里公开展出的私人笔记和文物，也具有高度的放射性。

居里夫妇的女儿伊雷娜·约里奥 - 居里（Irène Joliot-Curie）和女婿让·弗雷德里克·约里奥 - 居里（Jean Frédéric Joliot-Curie）从父母手中接棒，继续开展这个家族在放射领域的开拓性工作。两人共同发现了人工放射性物质，并因此于 1935 年获得诺贝尔化学奖。不幸的是，伊雷娜也没能逃脱辐射病的诅咒。她在巴黎居里学院医院死于白血病，终年 57 岁。

癌症的患病风险随着辐射剂量的增加而线性增加。辐射分为电离辐射和非电离辐射。电离辐射携带足够的能量破坏分子键，使它们分裂成离子，破坏细胞的 DNA。存活的细胞留下不稳定的染色体，当细胞复制时更容易发生突变[11]。几十年来，辐射被列为第 1 类致癌物。非电离辐射强度较小，通常可以消散，因而不会造成持久的组织损伤。

慢性辐射会致癌，然而急性辐射可能不像最初担心的那样致癌。第二次世界大战末期，美国"埃诺拉·盖伊号"（Enola Gay）轰炸机于 1945 年 8 月 6 日在日本广岛投下第一颗原子弹。据估计，这个"炽烈之吻"造成了 8 万人瞬间死亡，后来更多人因暴露于辐射中而烧伤并死亡[12]。但对幸存者们来说，压在他们心头最大的担忧是这种大规模的辐射引起的癌症风险。1950 年，原子弹伤亡委员会（ABCC）和寿命研究所（LSS）对原子弹爆炸幸存者及其子女开始了为期 65 年的追踪监测。虽然幸存者及其子女患癌的数量确实很多，但其严重程度并没有人们担心的那么可怕。下图中（见图 4.1），条形阴影区域显示了癌症的基线风险，条形图中的空白显示了可归于原子弹爆炸的癌症超出基线的部分[13]。

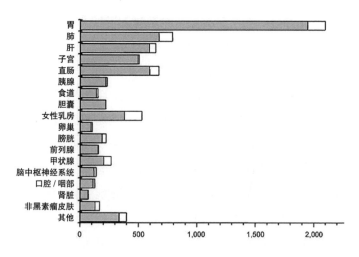

B. R. Jordan，"广岛 / 长崎幸存者研究：结果与一般感知之间的差异"，遗传学 203，第 4 期（2016）：1505–2。

图 4.1

人们普遍认为原子弹爆炸幸存者均受到了癌症的严重威胁，有着可怕的畸形孩子，庆幸的是，现实情况并非如此。癌症的发病率确实增加了，但幅度很小（通常不到5%），预期寿命缩短了几个月。风险真实存在，但其严重程度只是出于恐惧和想象。

地球上所有的生命都持续地暴露在来自外太空的自然电离辐射中。细胞通过增强抗氧化防御和辐射诱导细胞凋亡来保护自己[14]。当细胞受到不可逆的辐射损伤时，它们会自我牺牲，并从身体中被移除。那么，让我们回到最初的问题：是什么导致了癌症?

我们知道了某些化学物质会致癌。我们也知道了有的物理因素诸如辐射会致癌（见图4.2）。但是很快，出现了一个奇怪的理论：如果癌症是由病毒引起的呢?

癌症范式 1.0

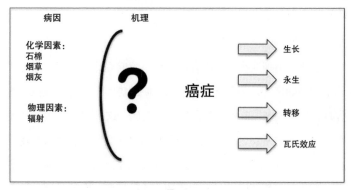

图 4.2

第五章

癌症与病毒

爱尔兰外科医生丹尼斯·帕森斯·伯基特（Denis Parsons Burkitt）年仅 11 岁就因一只眼睛受伤而视力受损。他全身心投入学习，完成外科训练后加入了爱尔兰陆军医疗队，并驻扎在非洲，在那里他完成了一生中最重要的发现。他以超强的洞察力弥补了视力上的不足，成为那个时代最具影响力的医生之一。

1957 年，伯基特治疗了一个患有多发性颌骨肿瘤的 5 岁男孩。他感到震惊，多年的医学生涯中从未见过这样的病例，而这只是许多这种奇怪肿瘤患者中的第一例。不久之后，他又见到了第二个孩子，患者的下巴有 4 个肿瘤，腹部有多个。活组织检查显示是"小而圆的细胞肉瘤"，是癌症。

短期内出现两个对他而言患有极不寻常癌症的孩子，激起了伯基特的好奇心。在查阅当地一家医院的癌症记录时，他惊奇地发现，还有另外 29 名儿童患有类似癌症。这种癌症显然在非洲很常见，而伯基特之前对此一无所知，医学文献中也没有提及。1958 年，他在《英国外科杂志》上发表了自己的这一发现[1]。

并非所有非洲国家都受到这种疾病的折磨。在他的论文发表后不久，当地的癌症专家告诉伯基特，这种在非洲某些地区很常见的癌症，在南非根本看不到。出于好奇，伯基特开始追踪非洲的"淋巴瘤带"，它贯穿非洲大陆中部[2]（见图 5.1）。果然，这种癌症有明确的地理分布。在研究了疾病的地区分布和分布区的地理特征后，他明确指出海拔高度和离赤道的距离是影响癌症发病率的主要因素。这说明温度是决定人群对该病易感性的关键因素。在非洲，疾病的区域性分布并不罕见。例如，由蚊子传播的传染病遵循相同的分布模式。但这是癌症，不是传染病啊。

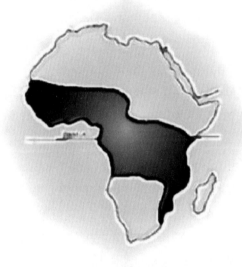

玛格拉斯（Magrath），"丹尼斯·伯基特（Denis Burkitt）和非洲淋巴瘤"，*Ecancermedicalscience* 3，第 1 期。
159（2009）：doi：10.3332 / ecancer.2009.159。
图 5.1

难道存在一种致癌病毒？这个想法初看起来很荒诞，但实际上并非如此。1910 年，洛克菲勒研究所（Rockefeller Institute）的一位家禽病毒学家佩顿·劳斯（peyton Rous）将一种肉瘤从一只鸡身上传播到另一只鸡身上。这种致癌物质被命名为劳斯肉瘤病毒（RSV），劳斯因此获得了 1966 年诺贝尔生理学或医学奖。1935 年，一种乳头瘤病毒被发现可以在兔子身上引发肿瘤。20 世纪 40 年代，在老鼠和猫身上分离出来能引起白血病的病毒。病毒会导致人类患上癌症吗？在一些前沿的医学实验室里，病毒性癌症对一些鸡来说可能是真实的，但这在临床医学中几乎闻所未闻。然而数据是客观存在的，它不在乎你怎么想。

发生在非洲儿童中的癌症在气温不低于华氏 60 度（摄氏 15.5 度）、年降雨量至少 20 英寸（508 毫米）的地区很普遍，而这些恰恰是蚊子滋生所需的条件。非洲的淋巴瘤带与疟疾、黄热病、锥虫病（嗜睡病）的流行区域基本重合，这些疾病都是由蚊子传播的。伯基特怀疑这种癌症（现在已改名为伯基特淋巴瘤）与传染病有关。1961 年，伯基特把一些肿瘤样本送到伦敦，病理学家迈克尔·安东尼·爱泼斯坦（Michael Anthony Epstein）使用现代电子显微镜进行了检查。

爱泼斯坦把伯基特送来的淋巴瘤样本精心地进行体外组织培养，鉴别出一种疱疹样病毒颗粒[3]。这种前所未知的病毒是被发现的第一种人类致癌病毒，现在被称为爱泼斯坦－巴尔病毒（EBV）。它是世界上最常见的病毒之一，据估计，90% 的成人都接触过这种病毒[4]。在发达国家，最初的 EBV 感染通常发生在青春期，有时伴有传染性单核细胞增多症（mono）的症状。由于 EBV 经由唾液传染，有时被称为"接吻病"。然而在非洲，最初的感染通常发生在出生时。例如，在乌干达，估计 80% 的 1 岁以下儿童接触过 EBV，而在美国这一比例不到 50%。既然几乎全世界都感染了 EBV，为什么只有一些儿童罹患癌症呢？为什么淋巴瘤的分布局限于"淋巴瘤带"？这些都是很好的问题，目前还没有确切的答案。

伯基特淋巴瘤可能是 EBV 与疟疾共同感染所致[5]。20 世纪 60 年代，非洲桑给巴尔岛和彭巴岛喷洒有毒杀虫剂滴滴涕（DDT）来消灭蚊子。此后，疟疾发病率从 70% 下降到 5%，淋巴瘤发病率也随之急剧下降。然而，当含有剧毒的滴滴涕被禁止使用后，疟疾的发病率逐渐回升，患有淋巴瘤的人数亦随之增长，它们的关系就像盐与海水一样密不可分。

在坦桑尼亚，曾经用氯喹预防疟疾，这使伯基特淋巴瘤发病率减少了 82%。当不断增强的耐药性迫使这一计划停止后，疟疾发病率又大幅回升，淋巴瘤发病率上升了 273%[6]。发病的确切机制仍不确定，有可能疟疾刺激了 B 淋巴细胞（淋巴瘤中的恶性细胞）的过度产生。然后这些细胞被 EBV 感染，在某种触发条件下，它们转化为癌细胞。

在世界其他地方，EBV 引起了一种完全不同的癌症——鼻咽癌。它在世界众多地区都是较为罕见的癌症，但在中国香港、中国台湾，以及阿拉斯加和格陵兰岛的因纽特人中却很常见。2012年，它只占全世界癌症的 0.71%，其中 71% 的病例发生在东南亚[7]。尽管几乎是同样的 EBV 接触，但为什么会在不同人群中引起不同的疾病，这一点尚不得而知。在中国南方，它是第三常见的癌症[8]，比欧洲和美国常见 10 倍以上。

与伯基特淋巴瘤一样，鼻咽癌与儿童早期 EBV 感染有关。在中国香港，将近 100% 的 10 岁儿童曾接触过 EBV。而移居到其他国家的亚洲移民患鼻咽癌的数量要少得多，这一事实与纯粹的遗传倾向背道而驰。在美国的中国移民中，患鼻咽癌的风险降低了大约 50%[9]。有人猜测，曾经在中国流行的一种主要食品——

腌鱼，可能是当中缺失的一个环节。在中国，腌制过程效率低下，导致了严重的腐烂和化学物质 N- 亚硝胺的产生，而 N- 亚硝胺是一种已知的致癌物质。

特别病毒癌症计划

癌症可能由感染引起，这一发现令人兴奋不已。虽然它揭示了癌症可能具有可怕的传染性，但同时，就像藏在潘多拉魔盒中的希望一样，它也提供了癌症可以被治愈的可能性。众所周知，细菌可以用抗生素杀死。虽然抗病毒药物还没有研发出来，但是疫苗已经存在多年。这些疫苗一旦被广泛应用，就会在根除病毒和防止病毒传播方面极为有效。像麻疹、流行性腮腺炎、小儿麻痹症和水痘这样的病毒感染，它们曾经是儿童成长过程中必定要闯过的关卡，现在已经基本销声匿迹了。

美国国家癌症研究所对这些令人兴奋的新可能性加大步伐开展研究。1964 年，他们启动了特殊病毒癌症计划（SVCP），其目的是查明更多的致癌性病毒。在接下来的 10 年里，特殊病毒癌症计划获得了癌症研究经费 10% 以上的专项拨款——将近 5 亿美元。相比之下，专门研究饮食在癌症中扮演的角色的经费，不到这一数额的二十分之一。

SVCP 是一个雄心勃勃的项目，它是尼克松总统抗癌战争的核心部署。数百只猴子被接种了人类的肿瘤组织，以观察这些肿瘤是否可以传染。最终，该项目几乎没有产生什么有用的数据。SVCP 项目本身在科学圈里的评价就很差，被视为是为政治目的而非真正科学目标来推进的[10]。科学家们怀疑其真正的目的是想制造出癌症研究已取得进展的表面现象，而不是真正获得实质性的成果。一位著名的研究人员指出："一直没有成效，甚至可能产生了负面影响。"其他研究人员则冷嘲热讽地说，SVCP不成文的座右铭应该是"愚不可测"。

由于缺乏监督管理，承包商将数百万美元的订单给了自己，《纽约时报》报道说，SVCP的管理者"往往也是他们分配的大笔资金的接受者"。1974年，美国国家癌症咨询委员会对SVCP涉及的利益冲突给予了尖锐批评，SVCP因此进行了重组[11]。当我们现在回顾这个项目时，能想到的词就是"费时，烧钱，无果"。

这项计划于1980年正式终止，惨败的结局让当时科学界的大多数人深信，感染和病毒与癌症之间，几乎没有或根本没有任何关系。然而，仅仅几年之后，新的证据浮出水面，再次表明感染是某些癌症的主要原因。

乙型和丙型肝炎

几千年来，医学文献中多次出现对病毒性肝炎的描述和记载。最明显的症状是黄疸，眼睛和皮肤明显发黄。第一种被发现的病毒是甲型肝炎，通常在拥挤的城市和军营中出现，并通过粪便污染传播。甲肝是一种急性病，而不是慢性病。其他的慢性肝炎是通过体液污染传播的，如血液和性接触。

在20世纪早期，注射器的普遍使用无意中增加了病毒性肝炎的传播。注射器和针头当时价格不菲，所以经常被重复使用，而且没有经过充分的消毒。1885 年，德国不来梅造船厂工人在大规模接种疫苗之后，黄疸在接种者中暴发。同样的情况也发生在德国梅尔齐希的精神病院，那里 25% 的疫苗接种者患上了黄疸。在第二次世界大战期间，迅速激增的输血也是病毒性肝炎传播的一个危险途径。到 1947 年，"乙型肝炎"被认为是另一种肝炎，但其病毒本身没有被确认。接着，巴里·布隆伯格（Barry Blumberg）博士出现了，他最终因传染病起源及传播的研究成果，获得了 1976 年诺贝尔生理学或医学奖。

布隆伯格是美国的一位内科医生和遗传学家，他的主要研究兴趣是人群的多样性，而不是肝炎或病毒。在研究人类血液中的各种蛋白质时，他突然想到输血可能会导致新的蛋白质形成。1961 年，他发现了一种新的蛋白质，他称之为澳大利亚抗原，因为它是在一个澳大利亚原住民的血清中被发现的[12]。随着对澳大利亚抗原的追踪，布隆伯格最终取得了重大发现，即乙型肝炎病毒——折磨人类的最小的 DNA 病毒之一。乙型肝炎病毒在亚洲广泛流行，常常经母婴途径传播，导致许多儿童感染无症状慢性肝病，这大大增加了他们之后患肝癌的风险。

1981 年，研究发现，感染慢性乙型肝炎会使患肝癌的风险激增 200 倍[13]。在 2008 年，肝癌是全世界男性第五大常见癌症，在女性癌症患者中排名第七。中国的肝癌患者约占这些病例和死亡人数的 50%[14]。

到了 20 世纪 80 年代初，乙型肝炎疫苗开始普及，亚洲的全国性疫苗接种计划基本上根除了儿童中的肝癌发病。目前，全球至少有 177 个国家已将乙型肝炎疫苗接种纳入国家婴儿免疫计划。慢性感染和肝病已经大大减少，这对控制肝癌的前景有很大的正面影响。

20 世纪 60 年代发现乙肝病毒后，因输血感染的肝炎有所减少，但并没有完全消失，这意味着可能有另一种通过血液传播的病毒可以引起慢性肝病[15]。这种疾病被称为"非甲非乙型肝炎"，因为它既不是甲型肝炎也不是乙型肝炎。（科学家们有时很有趣。我不清楚为什么没有人马上说："这既不是甲肝，也不是乙肝。那么，我们何不称它为丙肝呢？"）

丙型肝炎病毒的鉴定一直持续到 1989 年才完成，因为其血液中的病毒含量比乙型肝炎低几千倍。乙型和丙型肝炎病毒都会导致慢性肝病。在最高峰时期，全球约有 1.6 亿人感染丙型肝炎，其中很多人最终患上肝癌。它的主要传染途径是污染的注射针头。在第二次世界大战及战后时期，重复使用针头接种疫苗，特别是在意大利，导致了早期丙型肝炎的暴发。此后，主要被感染的是共用针头的非法吸毒者。今天，前沿的抗病毒药物可以治愈 90% 的病毒感染者，为未来提供了巨大的希望。

肝癌是经过几十年的慢性感染和炎症才发展起来的。大约 80% 的肝癌与乙型肝炎病毒和丙型肝炎病毒有关。据估计，50% 至 55% 的肝癌由乙肝病毒引起，25% 至 30% 由丙肝病毒引起。

人类乳头瘤病毒

20 世纪 70 年代，德国海德堡癌症研究中心的哈拉尔德·楚尔·豪森*博士注意到了大量关于女性生殖器疣"转化"为癌症的科学报告。人类乳头瘤病毒（HPV）有数百种不同的亚型，已被证明能引起生殖器疣。基于这一观察结果，他合理地提出HPV 会导致生殖器疣和宫颈癌。癌症研究人员对不久前特殊病毒癌症项目的惨败还心有余悸，并不太愿意接受他的理论。后来，在接受诺贝尔奖委员会的采访时，楚尔·豪森回忆说："我的提议当时不受欢迎。"[16]

楚尔·豪森为自己的观察兴奋不已，他把研究重点放在HPV 上。1979 年，他首次从生殖器疣中分离出 HPV-6 亚型，但这种亚型与宫颈癌没有任何联系。接下来，他顽强地分离出HPV-11 亚型，但这也与宫颈癌基本无关。1983 年，他分离出HPV-16 亚型。这次成功了！在约半数宫颈癌患者身上找到了HPV-16 亚型病毒的 DNA。楚尔·豪森发现了无可争议的证据，表明 HPV-16 亚型感染在宫颈癌中起主要作用。仅 1 年之后，他克隆出了 HPV-16 亚型和 HPV-18 亚型，目前我们已经知道，这两种类型的人类乳头瘤病毒导致了大多数宫颈癌。

到 1999 年，研究人员在 99.7% 的浸润性宫颈癌中发现了HPV[17]。HPV 有 100 多种类型，其中 13 种是致癌的。HPV-16亚型和 HPV-18 亚型在北美最常见，70% 至 80% 的宫颈癌都是由它们造成的。楚尔·豪森花了 10 多年的时间积累了大量科学证据，这为他赢得了 2008 年诺贝尔医学奖。

从识别和分离病毒，到癌细胞内的检测，再到研发有高达95% 保护作用的对抗人类乳头瘤病毒的疫苗，这一革命性的循

---

* 哈拉尔德·楚尔·豪森（Harald zur Hausen, 1936— ），德国著名科学家、医学家，现任职于德国癌症研究中心。因发现了导致宫颈癌的病毒，于 2008 年获得诺贝尔生理学或医学奖。——如无特殊说明，本书脚注均为译者注

环已经走过了一个完整的周期。即使在今天，宫颈癌仍然是一个重大的世界性医疗负担。2012年，全世界估计有50万个新病例和26.6万例死亡[18]，但是从2007年开始，针对HPV-16亚型和HPV-18亚型的疫苗接种计划，已经将感染和患恶性疣的风险降低了50%以上[19]。癌症疫苗接种的长期梦想正在迅速实现。

幽门螺杆菌

在与癌症的战争中，最令人困惑的成功是全球范围内对胃癌研究的惊人进展。令人费解的是，几十年来，研究人员完全不知道胃癌为什么会退缩。这就像是不会打网球而赢得温布尔登网球锦标赛。由于缺乏早期预警症状，胃癌尤其致命。等到确诊的时候，往往为时已晚。

这可不是一个微不足道的成功。在20世纪30年代，胃癌是美国和欧洲最常见的癌症死亡原因[20]。然而到了2019年，在美国，胃癌仅排在与癌症相关的死亡因素第七位。世界上最致命的癌症之一正在逐渐失势，但我们几乎不明白胜利因何而至。

胃癌的发病率在世界各地差别很大。日本人患胃癌的概率是美国人的10倍，但当他们移居美国后，他们患胃癌的风险大大降低，这一事实表明日本的胃癌高发率是一个环境问题，而不是遗传问题。在日本的日本人患胃癌的风险比在美国的日本人高得多。怎样解释胃癌的巨大地区差异，以及其发病率持续下降的原因呢？答案来自一个看起来不太可能的地方：正在研究胃溃疡的两位名不见经传的澳大利亚内科医生。

1981 年，巴里·马歇尔（Barry Marshall）和罗宾·沃伦（Robin Warren）医生从患者胃部提取的病理切片上观察到了一些形状奇怪的细菌。这种细菌在过去一个多世纪以来一直被观察到，只是被不经意地当作切片处理过程中产生的随机污染物而忽略掉了。当时，大家都认为胃是完全无菌的环境。人们认为胃酸会产生一种恶劣、敌对、高酸性的环境，任何细菌都不可能在这样的环境中存活。在 20 世纪 80 年代，除了马歇尔和沃伦，任何科学家都认为细菌在胃里能存活是违背常理的笑话。当时的情况就是这样。而马歇尔确信细菌是存在的，于是想方设法将其从活检标本中培养出来。最初的 33 次尝试都失败了，到了第 34 和第 35 位患者身上时，实验室技术人员犯了一个偶然却极为幸运的错误。

通常按规定，细菌培养物在 2 天之后应被丢弃，这么做是基于当时的共识：细菌在 2 天之后不可能成活。而因为大意，第 34 和第 35 位患者的细菌培养物被留在培养箱中时间过长，结果转为阳性。细菌培养出来了，但比平常需要的时间长得多。马歇尔认为，生长缓慢的幽门螺杆菌（H.pylori）是消化性溃疡病的致病细菌。

值得注意的是，幽门螺杆菌可以在胃里持续生存数十年。并且，它利用蛋白质尿素酶中和高酸性环境，奇迹般地生长。遗传学研究表明，幽门螺杆菌已经在人类胃中定居了 58000 年以上 [21]，却一直隐藏在人们的视线之外，不为人所知。

马歇尔当时面临着一个严峻的局面：没有人相信他。在绝望中，他培养了一个胃炎患者的细菌，他"把这些微生物搅在浑浊的肉汤里，然后把它喝了"[22]。这令人作呕，却非常奏效。5 天后，马歇尔患上了胃部感染，这证明幽门螺杆菌引发了炎症，炎症又导致溃疡。

这是一个了不起的惊人发现。20 世纪 80 年代以前，世界上几乎所有的医生和研究人员都认为，胃溃疡是由过度的精神压力引起的。对胃溃疡的治疗，主要是放松精神、减轻压力。可以预见，长时间的林中漫步和静坐冥想对身体保健不无好处，但对这种胃部感染并不具有特别的疗效。

一旦认识到大多数胃溃疡是由细菌引起的，就意味着抗生素可以用来治愈此病。现在标准的胃溃疡治疗方案就是服用 1 到 2 周的三种药物的混合剂，其中包括两种不同的抗生素。这一药方可以治愈大约 80% 的幽门螺杆菌感染病例[23]。基于马歇尔和沃伦发现了幽门螺杆菌，以及这种细菌在胃炎和胃溃疡等疾病中的作用，他们获得了 2005 年的诺贝尔医学奖。

世界上大约有一半的人都感染了幽门螺杆菌，然而绝大多数带菌者并没有任何症状。在亚洲许多地区，城市过度拥挤和卫生条件低劣，为感染幽门螺杆菌提供了基础。20 世纪 90 年代中期，研究发现，在世界范围内，幽门螺杆菌感染率与胃癌发病率的地区分布惊人地重合。以韩国为例，20 岁以上的成年人 90% 感染了幽门螺杆菌，韩国是世界上胃癌发病率最高的国家之一[24]。很快就真相大白了，幽门螺杆菌不仅可以引起慢性感染和溃疡，而且还会导致胃癌。

幽门螺杆菌感染可使胃癌的患病风险增加高达 16 倍[25]。幽门螺杆菌感染始于慢性胃炎，然后演化为萎缩、化生、生长异常，最后发展为癌症。1994 年，国际癌症研究机构将幽门螺杆菌列为人类的第 1 类致癌物。据估计，光是幽门螺杆菌就会导致全球 5.5% 的癌症病例 [26]。

近几十年来，由于环境卫生和住房条件的改善，幽门螺杆菌的感染率已经逐步降低，胃癌发病率也随之减少了。这可能是我们在减少胃癌发病率方面取得惊人成就的关键。我们取得了这场战役的胜利，当时却不清楚是如何战胜对手的。用抗生素根除幽门螺杆菌，减少了导致癌前病变的慢性炎症 [27]。在感染幽门螺杆菌的患者中，还有可能发生另外一种更为罕见的胃癌，即黏膜相关淋巴样组织（MALT 淋巴瘤）。若发现较早，这种淋巴瘤可以通过根除幽门螺杆菌而完全治愈 [28]。在幽门螺杆菌感染者中，只有 10% 的人会患上消化性溃疡病，1% 到 3% 的人会患上胃癌，不到 1% 的人会患上 MALT 淋巴瘤 [29]。虽然看起来占比不大，但如果将其乘以世界人口的一半，数量就变得非常可观了。

癌症范式

让我们回到最初的问题：是什么导致了癌症？化学因素如石棉、烟草和烟灰会致癌。物理因素如辐射等会致癌。感染，无论是病毒感染，还是细菌感染，也会致癌，而且并不罕见，估计有 18% 的癌症是由传染病引起的 [30]。传染的主要病原体是幽门螺杆菌、人类乳头瘤病毒、乙型和丙型肝炎病毒、爱泼斯坦 – 巴尔病毒、艾滋病毒，以及其他少部分病原体。

到 20 世纪 60 年代，所有的拼图碎片似乎都已复位，我们知道了很多致癌的潜在因素。但是把癌症作为一个整体来考虑，这些不同的因素有什么共同特点呢？其统一机制是什么呢？对于这个重要的问题，癌症范式 1.0 没有做出解答（见图 5.2）。到 20 世纪 70 年代，一种新的理解范式建构起来了。

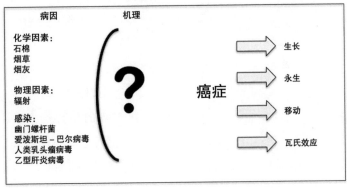

图 5.2

第二部分

癌症是基因突变

（癌症范式 2.0）

第六章

体细胞突变理论

基因革命

1866 年，格雷戈尔·孟德尔（Gregor Mendel）发表了他的植物杂交论文，其中论述了关于皱粒豌豆与圆粒豌豆的研究，从而开创了遗传学，流传后世。"遗传学"（genetics）一词由生物学家威廉·贝特森（William Bateson）于 1906 年创造出来，用以表示新兴的"遗传与变异科学"[1]。诸如眼睛和头发颜色等代代相传的特征，这些遗传信息的编码储存在被称为基因的脱氧核糖核酸（DNA）片段中，基因则包含在染色体中。

德国生物学家西奥多·博韦里（Theodor Boveri）在 1902 年指出，一些染色体数目异常的海胆卵生长相当旺盛，很像癌细胞。他猜测染色体中的某些基因会刺激生长，而这些基因的突变会导致过度生长[2]。博韦里还假设有其他负责停止生长的基因存在。如果你割破了自己的皮肤，你的身体必须激活基因，发出信号使细胞增殖并愈合伤口。一旦伤口愈合，其他基因必须告诉细胞停止生长。博韦里在 1914 年出版的《恶性肿瘤的起源》一书中阐述了他的这些基本假设[3]。

后来，这些基因的发现证明了博韦里的基本假设是正确的，这些基因现在被称为癌基因（促进细胞生长的基因）和肿瘤抑制基因（抑制细胞生长的基因）。第一个人类癌基因是在 20 世纪 70 年代发现的，当时人们发现劳斯肉瘤病毒的某些毒株引发鸡患上了癌症，但其他菌株却没有。通过比较两种病毒的基因组，研究人员分离出了导致癌症转化的肉瘤基因（sarcoma gene），这是世界上第一个癌基因。1976 年，诺贝尔生理学或医学奖获得者哈罗德·瓦尔姆斯（Harold Varmus）和迈克·毕肖普（Mike Bishop）发现了人类等效肉瘤基因，这改变了癌症遗传学，使肉瘤基因从本来在鸡身上的一种病毒怪胎，立即转变为大多数人类和动物癌症遗传学中的关键角色。

在大多数癌症中，都能发现癌基因和肿瘤抑制基因的一些变化。肉瘤基因通常会加快细胞生长，就像汽车的加速器能加快速度一样。劳斯肉瘤病毒导致肉瘤基因突变，不适当地激活肉瘤基因，会导致细胞不受控制地生长。到 20 世纪 70 年代末，研究人员发现了另外两种传播率较高的人类癌基因——myc 基因和 egfr 基因[4]。

肿瘤抑制基因通常会阻止细胞生长，就像刹车能减慢、停止汽车的运行一样。使这些基因失活的突变将促进细胞生长，就像松开刹车可以使汽车增速一样。1979 年发现的 p53 肿瘤抑制基因，是人类癌症中突变频率最高的一个基因[5]。

这些新发现似乎完美解释了细胞失控生长的原因。无论是癌基因的激活突变还是抑癌基因的失活突变，都加速了细胞的异常生长，导致癌症的形成。这就是被普遍接受的体细胞突变理论的核心，该理论认为癌症主要是由累积的基因突变引起的疾病。体细胞是指除生殖细胞外的人体细胞。生殖细胞是负责人类繁衍的细胞，例如精子和卵子。这些体细胞（如乳腺、肺或前列腺）的突变累积，以及突变的随机聚集足以导致癌症。这种关于癌症的认识，我称之为"癌症范式2.0"（见图6.1）。它主导了20世纪70年代的癌症研究，至今仍受到美国癌症协会的支持。该协会明确指出，癌症是由"细胞的遗传设计图"DNA的改变引起的[6]。

癌症范式 2.0

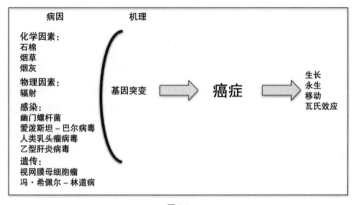

图 6.1

从这一观点出发，研究人员假设特定的遗传基因突变导致癌症的发生，并不需要外部的诱因。而事实上，家族性或遗传性癌症相对来说并不常见，仅占癌症总数的5%，绝大多数（95%）的癌症是偶发突变。不管怎么说，体细胞突变理论认为癌症可能就是基因突变疾病。

例如，视网膜母细胞瘤抑癌基因中的单个遗传基因突变，导致儿童患有罕见的眼癌。冯·希佩尔－林道病（von Hippel-

Lindau）肿瘤抑制基因的遗传基因突变，导致患肾癌的风险增加。在乳腺癌中，乳腺癌1号基因（BRCA1）和乳腺癌2号基因（BRCA2）是最著名的易感基因，具有较高的导致患乳腺癌的风险。但据估计，这两种基因只造成了5%的乳腺癌病例。总体而言，遗传性基因缺陷对癌症的作用很小，但这些罕见的病例证实了致癌的潜在统一机制。

遗传性的基因突变会导致癌症。化学物质、辐射和病毒也可能导致基因突变，或引起遗传密码的其他改变，从而导致细胞生长失调，形成癌症。看起来，答案找到了！拼图的各个碎片完美地拼合在了一起。

单一突变的力量极少能把正常细胞变成癌细胞。一个正常的细胞包含多种修复受损DNA的机制，如果损伤很小，通常可以自行修复。但是如果DNA修复速度跟不上所遭受的损伤速度，那么突变就会累积。当几个关键的突变聚合在一起时，结果就是癌症。大多数常见的癌症需要多重突变才能形成。

但是突变是如何累积的呢？石棉、吸烟或辐射能引发基因改变，但这些都不针对任何特定的基因或染色体。体细胞突变理论的隐含答案是，这些突变不是计划好的，而是或多或少随机产生，并累积起来的。当所有的关键突变一起发生时，那只是运气不佳所致。

20世纪70年代研发的新基因工具证明，癌细胞确实充满了基因突变。到80年代，动物模型证实了化学物质、辐射和病毒这些已知的致癌物可以使癌基因和抑癌基因发生突变，从而导致癌症。当老鼠接触化学致癌物时，它们会患上皮肤癌，而这些癌症的癌基因均发生了突变[7]。

尽管化学物质、辐射、病毒和遗传性基因缺陷有着截然不同的生理效应，但都会导致癌症。它们的共同之处是都造成了DNA损伤和基因突变。致癌物之所以致癌，是因为它诱发基因发生突变，也就是说，它增加了基因突变率。鉴于突变累积的随机性，更多的突变会增加患癌症的风险，就像买更多的彩票会增加中奖的概率一样。

体细胞突变理论提出了以下事件链，如图6.2所示：

1. 正常体细胞（如肺、乳腺或前列腺）DNA持续受到损伤。

2. 如果DNA损伤率超过修复率，那么基因就会随机发生突变。

3. 控制生长的基因（癌基因或肿瘤抑制基因）的偶然突变会导致细胞持续地旺盛生长。这是迈向癌变重要的第一步，但不是唯一的一步，因为生长只是癌细胞的众多特征之一。

4. 其他基因突变随着时间的推移随机地积累。当某些关键特征结合在一起时，细胞就会完全转化成癌细胞。

获得基因突变

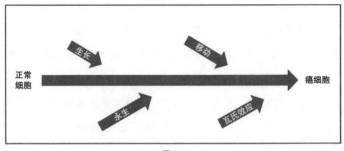

图6.2

大多数常见的癌症需要多重突变。这就像棒球比赛，一个像本垒打那样的猛击，可以一举得分。一个可怕的单一突变，如视网膜母细胞瘤，也可能导致癌症。但在棒球比赛中，你也可以通过多次击球得分。也就是说，多个基因突变可以合力转换为癌细胞。增加突变率，如长期吸烟，会增加突变的风险。如果基因突变积累到一定的数量，细胞最终会偶发性地产生癌变，就像无数的猴子随机敲击打字机的键盘一样，最终竟写就了小说《战争与和平》。

　　这些随机突变赋予了癌细胞疯狂生长所需的所有"超能力"：不断增生、长生不老、四处移动和使用瓦氏效应的能力，这一切都远远超出了正常细胞的能力范围。在积累了所有这些癌细胞才会拥有的行为特征之后，这些细胞开始复制增殖。由此产生的大量癌细胞，即肿瘤，是这种原始癌细胞的基因克隆。

　　体细胞突变理论的基本假设包括：

　　1. 癌症是由多个 DNA 突变引起的；
　　2. 这些突变随机累积；
　　3. 肿瘤中的细胞全部来自一个原始细胞的克隆。

　　大多数基因突变是致命的，但有一小部分是无害甚至是有益的。随机获得所有必要的突变，再将正常细胞转化为癌细胞的概率很小，但是如果突变率足够高，那么癌变将会发生。基因突变成功导致癌症的概率极小，这解释了为什么癌症通常需要几十年的演变过程，为什么 45 岁以上的人患癌症的风险会急剧上升[8]（见图 6.3）。

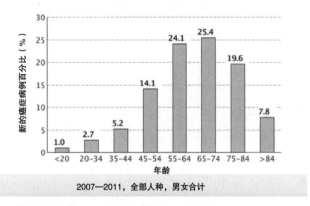

不同年龄组中新的癌症病例

2007—2011，全部人种，男女合计

美国国家癌症研究所，"年龄与癌症风险"，2015 年 4 月 29 日。

图 6.3

　　体细胞突变理论对癌变过程的诠释，将所有截然不同的已知致癌因素，拼合成一个连贯、统一的体系。这种范式将研究重点从外在因素（化学物质、辐射和病毒）转向内在缺陷（基因突变）。所有这些致癌物的侵袭，通过引起基因突变而产生了癌症的"种子"。虽然"种子"和"土壤"对生长都不可或缺，但根据体细胞突变理论，"种子"似乎是最关键的部分。癌细胞与正常细胞相似，因为它们源自正常细胞。癌细胞不是外来入侵者，而是我们自身细胞的变异形态。我们已经看到了敌人，那就是我们自身。

　　体细胞突变理论是一项突破，有望为癌症研究和找到新疗法提供新的方向。癌症现在已被视为以细胞为中心的基因突变问题。如果我们能及早发现并治疗这些突变，那么自然，我们就能治愈癌症。体细胞突变理论带来了一些惊人的预测和一些显著的成绩。与其简单地使用传统的癌症医学工具来切割、烧灼或毒化，不如使用精确得难以置信的分子工具来研发治疗癌症的全新药物。到 20 世纪 80 年代，体细胞突变理论兑现了这一承诺，提供了迄今为止在抗癌战争中最强大的武器之一。

费城染色体

1960 年，费城的宾夕法尼亚大学研究人员彼得·诺威尔（Peter Nowell）和大卫·亨格福德（David Hungerford）在研究白血病中的人类染色体时发现，两个患有慢性粒细胞白血病（CML）——一种罕见的血癌——的患者，遇到了相同的染色体异常情况。怪异的是，其中一条染色体总是比正常染色体小得多[9]。这条染色体以它的发现之地而被命名为"费城染色体"。当健康细胞正常分裂时，它们为每个新的子细胞提供完全相同的染色体。而在费城染色体上，9 号染色体的一部分最终出现在 12 号染色体上，12 号染色体的一部分出现在 9 号染色体上。这种异常几乎发生在所有的慢性粒细胞白血病患者中，并且仅限于慢性粒细胞白血病，其他类型的癌症都没有表现出这种特征。

正常的酪氨酸激酶应该根据情况准确地掌控"开关"，启动或停止细胞的生长。而费城染色体产生了一种被称为 bcr/abl 激酶的异常蛋白质，它只"启动"细胞生长而不再停止。这种不受抑制的生长最终导致癌症。研究人员试图寻找一种抑制这种激酶的药物。1993 年，汽巴精化（Ciba Geigy）制药公司（现为瑞士诺华公司）选择了最有希望的候选药物伊马替尼（Imatinib）进行人体试验。

药物人体临床试验通常包括三个阶段。第一阶段的研究仅用于评估药物的毒性。研究人员在这一阶段能够确定一个安全的剂量范围，下一步就是确定药物的有效性。在这些早期试验中，54名慢性粒细胞白血病患者每天服用超过300毫克的伊马替尼，出乎意料的是，其中53名患者的病情有所改善。这真是个奇迹。往往在这一阶段没有人死亡，研究人员就很满意了，而他们居然在这一阶段就找到了一种有效的治疗方法。更好的是，在这个剂量下没有显示出明显的药物毒性。

规模更大的Ⅱ期临床试验是测试疗效，大约三分之二的研究药物就到此为止了。如果药物能杀死一些癌细胞，而没有杀死任何患者，药物研究者通常会很高兴。伊马替尼像奥运跨栏运动员一样轻松地通过了Ⅱ期临床试验。接受用药的95%的早期慢性粒细胞白血病患者完全清除了白血病细胞，这真是前所未有的成功。更令人震惊的是，在60%接受治疗的患者身上，费城染色体已经无法被检测到。这种药物不仅杀死了慢性粒细胞白血病的癌细胞，而且基本上治愈了癌症。

这是一种神奇的药物，但更令人兴奋不已的是，它证明了癌症的新范式理论是正确的。在即将到来的对癌症发动猛攻的新靶向药物中，伊马替尼将成为急先锋，这些药物比化疗等标准疗法具有更高的疗效和更低的毒性。正如我们已经讨论过的，化疗药物是特异性毒药，它杀死癌细胞的速度只是比杀死正常细胞稍快而已。如果把化疗比作一种地毯式轰炸，那么这种新一代药物将成为癌症武器库中的"智能炸弹"，瞄准特定目标，摧毁癌细胞，而不会造成太多的附带损害。

伊马替尼在美国被叫作格列卫（Gleevec），是以遗传为中心的癌症治疗方法中无可置疑的超级明星。在伊马替尼问世之前，慢性粒细胞白血病每年导致大约 2300 名美国人死亡；2009 年，伊马替尼被投入使用后，这一数字减少到每年 470 人。这种几乎没有什么副作用的口服药物非常成功，预示着一个全新的精准靶向化疗时代的到来。

随着伊马替尼的引入，在科学上标志着癌症基因"治愈"新时代的到来。《时代》杂志在 2001 年 5 月 28 日一期的封面上宣称："抗癌战争有了新的弹药，这些就是子弹。"——旁边是伊马替尼的照片。这是一种全新而且效果更佳的治疗癌症的方法，此时恰逢新世纪的开端。

这种癌症的基因范式已经表现出了它在这场严酷战斗中的能力：从开始寻找确切的基因异常，到识别异常蛋白质，再到研发一种中和这种蛋白质的药物，最终达到治愈这种特定癌症的目标。是的，慢性粒细胞白血病是一种相对罕见的癌症，但这仅仅是开始。很快，随着药物曲妥珠单抗（Trastuzumab）的研发，对抗乳腺癌的另一个重大胜利即将到来。与慢性粒细胞白血病不同，乳腺癌是一种主要的癌症，它引起的女性死亡数仅次于肺癌。

人类表皮生长因子受体 2（HER2/NEU）

1979 年，致力于癌基因研究的麻省理工学院研究员罗伯特·温伯格，从老鼠的神经系统肿瘤中发现了致癌的 DNA 片段，并将其命名为 neu。1987 年，研究人员发现了人类表皮生长因子受体 2（HER2），由于它是在人体上相当于 neu 的基因，因此被称为 HER2/neu。它是一种强大的癌基因，在所有乳腺癌病例中，有多达 30％ 的人 HER2/neu 基因过度表达，其表达量是正常人的 100 倍。与其他类型的乳腺癌相比，这些过度表达的癌症更具侵袭性，而且往往更致命。

当时新成立，后来成为制药巨头的基因泰克（Genentech），使用 DNA 探针定位了 HER2/neu 基因，继而面对的问题是如何阻断它。标准药物是可以在化工厂合成的小分子药物，但这些药物都不能像伊马替尼成功阻断 bcr/abl 激酶那样阻断 HER2 蛋白。到 20 世纪 80 年代，基因革命的技术取得了重大进步，基因泰克开创了一种全新的治疗方法，为癌症治疗带来又一次重大飞跃。

健康的免疫系统通常会产生被称为抗体的蛋白来协助抵御外来入侵。抗体的靶标非常具体明确。例如，感染麻疹病毒会刺激人体产生识别麻疹的抗体。当你成功地抵抗感染后，身体会保留这些抗体。如果再次接触到麻疹病毒，你原有的抗体会立即识别出病毒并激活免疫系统来消灭它。这就是人的一生中很少会再次感染麻疹的原因。抗体通过识别特定的 DNA 序列发挥作用，基因泰克公司颇有远见地认识到：HER2/neu 也是一个 DNA 序列。

基因泰克的科学家们创造了一种能够结合并阻断 HER2/neu 蛋白的小鼠抗体，这是基因工程的一项非凡成就。这种小鼠抗体注射到人体后，立即被识别为外来物，并被人体免疫系统摧毁。基因泰克解决方案的巧妙之处在于，他们创造了一种鼠 - 人杂交抗体，以高特异性阻断 HER2/neu 基因。这种药物被称为曲妥珠单抗，商品名称是赫赛汀（Herceptin）。

还有另外一个问题亟待解决。大约只有30%的乳腺癌患者携带异常的HER2/neu基因，因此给每个乳腺癌患者都服用这种非常昂贵的药物是极大的浪费。于是在另一个创新性飞跃中，科学家们研发了一种简单的基因测试方法。现在可以只对那些HER2/neu过度表达的癌症患者进行曲妥珠单抗治疗了。

这一激动人心的进展，开创了癌症治疗的新时代。药品不仅是精确制导武器，而且还可以个性化使用。一种药物并不需要对每一个患有同种疾病的人具有同样的效果，只要它对其中一部分患者有效即可。我们要做的是识别和治疗那些可能受益的人。这种方法既节省费用，又使患者免于承受不必要的副作用。这简直堪称神奇，医学终于找到了基因治疗的妙方。如果我们能为每位患者识别出导致癌症的那几个突变，我们就可以选择合适的药物或抗体来对症施治。通过基因检测，治疗方法可以因人而异，从而可以逆转并有可能治愈疾病。

在美国食品药品监督管理局批准之前，乳腺癌患者就以人道同情的理由恳求基因泰克公司允许使用这种药物。当时还没有人知道它是否真正有效，但是对转移性乳腺癌患者来说，她们没有其他选择，曲妥珠单抗是一座闪烁着希望之光的灯塔。1995年，基因泰克制订了第一个美国食品药品监督管理局批准的抗癌药物扩大获取计划。基因泰克对曲妥珠单抗的预感是正确的。1998年，曲妥珠单抗被美国食品药品监督管理局批准用于治疗HER2阳性乳腺癌，从此进入了它的辉煌时期。2005年的临床调查表明，曲妥珠单抗将乳腺癌死亡风险降低了约三分之一[10]。一个精准的、个性化的癌症药物治疗的基因时代，已经在充满胜利和希望的号角声中开始了。从此，就应是一片光明，对吧？

癌症范式 2.0

到 21 世纪初，基因革命已经把我们带到了一个重要的阶段。我们抗癌战争的武器库中，包括了对付癌症的各种兵器：切割（手术）、灼烧（放疗）和毒杀（化疗）。与使用高特异性的基因靶向抗体来传递致命的毒剂相比，将肿瘤炸得面目全非似乎太过原始粗暴了。杀死"敌人"，避免传统疗法常见的附带损害，是我们的新战略战术。胜利看来是毫无疑问的，因为我们对癌症进行了一次又一次的猛烈打击。我们有了可以穿透癌症坚硬外壳的新武器，我们也对癌症的致命魔爪有了新的防御措施。下一步就是为每种癌症找出那一到两个基因突变，就如同我们对慢性粒细胞白血病和乳腺癌 HER2/neu 阳性亚群所做的那样。

伊马替尼证明了这个设想在血液的"液体"肿瘤中起作用，如慢性粒细胞白血病；曲妥珠单抗证明了这个设想对实体肿瘤也有效。我们需要做的只是找到各种癌症中的基因突变，然后设计对症的药物来将它们各个击破。

基因组革命势不可当，丝毫没有放缓的迹象。同时，技术发展和医学认识提高的步伐正在加快。这些新药虽然研发不易，但定价可观，前几种药物获得的利润非常丰厚。无数的初创企业、大型制药公司和大学研究机构都加入了这股新的淘金热潮。有了人类基因组图谱，找到那些阻碍研究人员治愈癌症的突变，就如同瓮中捉鳖一样容易。

我们对癌症的了解已经有了长足的进步，从"过度生长的疾病"到"导致过度生长的基因突变疾病"（见图 6.4）。我们揭开了癌症起源的一层真相：致癌物通过引起基因突变而导致癌症。既然我们已经找到了引起癌症的根本原因，那下一步应该就可以研发治病救命的药物了。

跨进 21 世纪之时，在许多人看来，我们已经站在将要攻克癌症的高地上，前途光明美好。伊马替尼和曲妥珠单抗的巨大成功属于一击命中，就像许多一举奏效的其他奇迹一样，第一击终归是最好的一击。

治疗 – 癌症范式 2.0

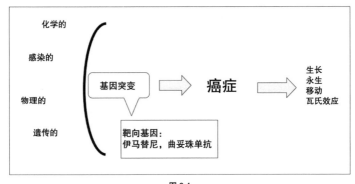

图 6.4

第七章

癌症的普洛克路斯忒斯之床

　　2013 年，奥斯卡金像奖得主安吉丽娜·朱莉（Angelina Jolie）得知自己的 BRCA1 基因突变检测呈阳性，这无疑大大增加了她患乳腺癌和卵巢癌的风险，于是她选择手术切除双乳。朱莉的母亲在 56 岁时死于卵巢癌，她的外祖母和姨妈也是癌症的受害者。38 岁的朱莉是 6 个孩子的母亲，为了避免同样的命运，她做了预防性双乳切除手术；2 年后，她又接受了卵巢切除手术，迫使自己的身体提前进入了更年期。

　　自发现 DNA 双螺旋结构以来，已经过去了半个多世纪，那些充满希望的基因突变的治疗新方法现在都在哪里呢？为什么到头来，即使是非常富有和有影响力的名人，还是需要通过手术切除乳房和卵巢来预防癌症的发生？我们用基因魔法治癌的进展，似乎并没有从"乳房断头台"走出多远。癌症的基因范式 2.0 出了什么问题？

双胞胎研究

　　双胞胎一直是研究与遗传相关疾病的主要对象，因为他们可以为我们提供最明确的证据。同卵双胞胎拥有相同的基因，而异卵双胞胎平均共享50%的遗传物质，与任何两个兄弟姐妹一样。在同一个家庭中长大的双胞胎也有相似的环境影响。比较同卵双胞胎和异卵双胞胎，可以让我们了解基因对癌症发病率的影响[1]。

瑞典、丹麦和芬兰对登记注册的双胞胎进行了一项大型调查。研究得出的结论是，导致癌症的主要风险并非遗传因素。事实上，遗传因素只占整个风险的27%。绝大多数风险（73%）是环境风险。作者的结论是：遗传因素对大多数类型肿瘤的易感性影响很小，环境在癌症的发展中起主要作用。

这一统计数据甚至对那些携带 BRCA1 基因的人也适用，该基因通常被称为"乳腺癌死亡判决"。1940 年以前出生的携带 BRCA1 和 BRCA2 基因的人，到 50 岁时患乳腺癌的风险是24%，而在 1940 年以后出生的携带者，他们到同样年龄时患病的风险则是 67%。

最主要的问题并不是遗传基因本身，而是让这些癌变倾向显露出来的环境[2]。换句话说，癌症的生长不仅取决于"种子"，更重要的是取决于"土壤"。即使是在已知的高遗传风险的癌症中，一个人所处的环境也在癌症的发展中起着主导作用。在大多数常见的癌症中，遗传因素只占风险的 20% 到 40%（见图 7.1）。

一项持续 32 年的双胞胎登记追踪显示，异卵双胞胎患癌症的风险只增加 5%，同卵双胞胎的风险则增加了 14%[3]。当然，癌症与遗传相关，但这并不像人们通常认为的那样确定无疑。癌症主要是由环境因素而不是遗传因素引起的。当我们观察一个群体，看环境的突然改变给他们带来的癌症风险变化时，这一点就更加清楚明了。

癌症的致病因素

乳腺癌

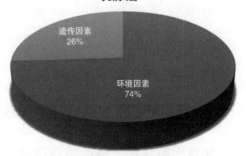

遗传因素
26%

环境因素
74%

结直肠癌

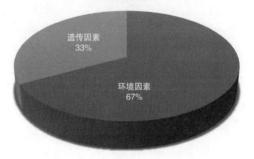

遗传因素
33%

环境因素
67%

P. Lichtenstein 等，"环境和遗传因素与癌症的成因"，
《新英格兰医学杂志》343（2000）：78–85.

图 7.1

原住民

　　癌症在古代就早已存在了，这在古埃及的木乃伊遗骸中已得到确认，但与今天不同的是，那时癌症的发病率极为罕见[4]。分析化石和木乃伊并没有什么特别的现实意义，因为古人的预期寿命通常比我们现在短得多，而我们知道癌症的风险是随着年龄的增长而增加的。然而，有一些社会群体的生活方式在相对较短的时

间内发生了很大变化，例如北美洲的原住民。

20 世纪初的原住民社会，如美国和加拿大的原住民，在很大程度上被认为对癌症有天生的免疫力。在所有民族中，美洲原住民的癌症发病率最低[5]。到 20 世纪中叶，这一疾病在当地已为人所知，但仍属罕见。在 20 世纪 60 年代和 70 年代，加拿大安大略省西北部的奥吉布瓦（Ojibwa）部落经年龄调整后的癌症发病率，只有非原住民人口的一半到三分之一[6]（见图 7.2）。

加拿大原住民上升的癌症风险

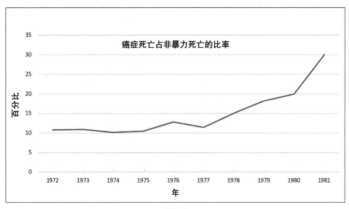

图 7.2

20 世纪 80 年代，当地奥吉布瓦人的癌症发病率急剧上升，这与西方生活方式对他们的影响日益增大相吻合。他们的基因库在几十年内不可能发生显著变化，这再次表明环境，主要是生活方式和饮食习惯对癌症发病率有巨大影响。换言之，遗传"种子"可能是一样的，但不断变化的环境"土壤"会显著改变患癌的风险。

自 20 世纪 70 年代初以来，尽管原住民的吸烟率稳步下降——这本应降低癌症发病率——但癌症发病率反而急剧上升了。1981 年癌症死亡人数在非暴力死亡人数中的比率大约是 1975 年的 3 倍，从 10% 增加到了 30%。如果癌症主要是由基因突变引起的，那么是什么导致了这些突变呢？饮食习惯和生活方式不是突变的直接原因，但这些因素显然对癌症发病率有重要影响，这给体细胞突变理论带来了很大的挑战。

北极地区加拿大因纽特人患癌症的经历与其他原住民的经历很相似。1923 年的早期资料表明，因纽特人基本上没有癌症病例[7]；1949 年的一份报告说，在 10 年时间里只发现了 14 例癌症病例[8]。

然而，第二次世界大战后，因纽特人被迫离开自己的土地，开始在大城市里生活，他们的生活方式也从一种自食其力的狩猎，转变为以服务和贸易为支柱的更加西方化的生活方式。他们从以鱼类和海洋哺乳动物为主的传统饮食（碳水化合物和蔬菜含量很低，蛋白质和脂肪含量很高），转变为以加工食品为主，其中大部分含有精制谷物和糖类。随着因纽特人的生活方式在 20 世纪 50 年代的转变，年龄调整后的癌症发病率增加了一倍多（见图 7.3）。

因纽特人所患癌症的类型也在改变[9]。传统上，因纽特人所患的癌症是由爱泼斯坦 – 巴尔病毒引起的，包括鼻咽癌和唾液腺癌。那时和现在一样，白人中最常见的癌症是肺癌、乳腺癌和结肠癌。从 1950 年到 1997 年，因纽特人中与爱泼斯坦 – 巴尔病毒相关的传统癌症的发病率并没有增加，但与生活方式相关的癌症，即典型的白人群体癌症的发病率却急剧上升[10]。

由于原住民的遗传构成实际上并未改变，而且生活方式也不能使基因改变，体细胞突变理论不能解释环境变化是如何导致癌症

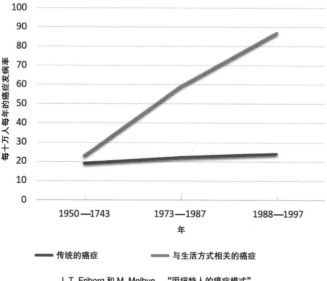

癌症发病率

J. T. Friborg 和 M. Melbye，"因纽特人的癌症模式"，
《柳叶刀 – 肿瘤学》no. 9 (2008): 892—900.

图 7.3

发病率急剧上升的。遗传的"种子"是一样的，但是环境的"土壤"
发生了变化，包括饮食和生活方式，这大大改变了患癌症的风险。

移民研究

体细胞突变理论假设致癌物质通过增加基因突变的发生率而起
作用，并且它预测从一个国家迁移到另一个国家不应该实质性地改
变癌症发病率。例如，一个日本妇女移居到美国，不应大幅度改变
其患乳腺癌的风险；一个日本男人移居美国，不应大幅度改变他的

前列腺癌发病率。然而事实上，它们确实改变了，而且改变幅度非常大。

美国的乳腺癌发病率比中国或日本高 2 至 4 倍，即使移民也是如此。与中国上海的妇女相比，一个移居旧金山的华人妇女患乳腺癌的风险倍增。在几代人的时间里，这个中国移民家庭妇女的患癌风险，变得与旧金山的白人妇女旗鼓相当（见图 7.4）。日本移民到美国的数据也大致如此。

移民影响乳腺癌（1983—1987 年）

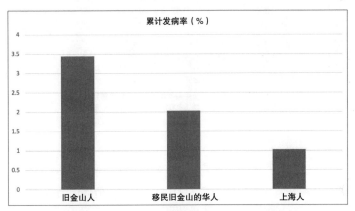

R. G.Ziegler 等，"移民模式和亚裔美国妇女的乳腺癌风险"，《国立癌症研究所杂志》85，第 22 号 (1993 年 11 月 17 日)：1819–27.

图 7.4

癌症发病率的高低取决于环境——主要是饮食和生活方式。

亚洲妇女的乳腺癌发病率最低，移民美国的亚裔女性的乳腺癌患病率处于中等，在美国出生和长大的亚裔妇女的乳腺癌发病率最高[11]。

同样的现象也可以在其他癌症中观察到。一名移居夏威夷的日本人患前列腺癌的风险是住在日本大阪的日本人的 7 倍。对于胃癌，我们看到了相反的情况：一个日本人在日本的胃癌发病率几乎是移民到夏威夷的日本人的5倍。至于胃癌这个案例，我们知道其风险的降低，很可能是由于减少接触幽门螺杆菌感染的结果[12]（见图7.5）。

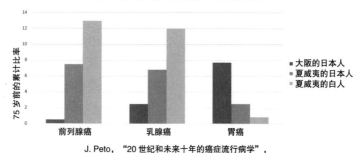

移民对癌症发病率的影响

J. Peto，"20世纪和未来十年的癌症流行病学"，
《自然》411，第6835期（2001年5月17日）：390-95.

图7.5

这些常见的移民癌症发病的规律和特点，显然与认为癌症主要是一种基因突变疾病的范式2.0相矛盾。遗传倾向最多占癌症风险根本原因的30%。是我们所处的环境，尤其是饮食和生活方式，在癌症的风险方面起着最重要的作用。癌症的遗传范式一直把目光集中在"种子"上，但决定癌症风险的不单是"种子"，还有"土壤"以及两者间的相互作用。

人类基因组计划及其他

从20世纪70年代到21世纪第二个十年，体细胞突变理论

像一个无情的独裁者独霸于癌症研究领域，不遵循体细胞突变理论的研究人员会受到排挤和打压。抗癌战争在体细胞突变理论统治时期进展缓慢，最常见癌症的生存率几乎没有变化，人们没有活得更长，癌症发病率也没有下降。癌症研究的停滞不前，与20世纪末几乎所有其他人类努力所取得的成就形成了鲜明对比。

从生物技术和遗传学到计算机和半导体，技术的发展速度是人类历史上前所未有的。互联网、社交媒体以惊人的速度发展。电子计算能力大约每18个月就翻一番。太空旅行成为现实。在医学领域，随着药物、监测、治疗及手术的发展和进步，心脏病死亡人数迅速下降，几乎减少了一半。

但是癌症呢？它就像个屡教不改的坏孩子。我们当然并没有掉以轻心，我们也并不缺少资金。癌症研究每年花费数以几十亿美元，仅美国国家癌症研究所2019年的预算就高达57.4亿美元。如果加上慈善机构和其他资金，包括药品，每年用于癌症研究项目的金额可能超过200亿美元。我们也并不缺乏致力于癌症的研究人员。在本书出版时，属于美国国家医学图书馆（U.S. National Library of Medicine）的PubMed.gov网站上列出了383万篇以癌症为主题的文章。那可是383万篇啊！尽管年复一年地开展各种研究项目计划，投入大量的资金和时间，但到21世纪初，那些常见的癌症仍然如1971年时一样凶狠地置人于死地。很明显，尼克松的抗癌战争失败了。失败的根本原因不是缺乏资金，也不是缺少研究人员，而是缺乏创新开放的思维。

在那样一个良好的开端之后，21世纪初的癌症治疗研究几乎没有多少进展。那些曾经给予人们希望，声称可以彻底战胜癌症的神药，现在看来越来越像是一些例外，它们仅对一些患者有效，而对大多数癌症患者并无作用。

　　于 2000 年完成的人类基因组计划，绘制了一个完整的人类基因组图谱，它也未能给攻克癌症带来更多的光明和希望。2005 年又提出了一个新的、全面的基因项目，这个专门针对癌症的基因组图谱项目（TCGA），在规模上甚至比人类基因组计划更加雄心勃勃。它不是对单个人类基因组进行测序，而是对癌症患者身上数以百计的基因组进行测序。这个项目预计成本是 13.5 亿美元，历时 9 年[13]。许多研究人员相信，癌症基因组图谱将是人们期待已久的癌症"登月计划"，它将使我们了解敌人，使战斗按我们的意愿进行，并取得最后的胜利。在人类基因组计划对单个人类基因组进行测序的基础之上，癌症基因组图谱将对一万多个完整基因组进行测序。

　　并非所有人都相信这个癌症基因组图谱是个好主意，花费数十亿美元研究经费是否值得？毕竟，我们刚刚完成了一项大的基因工程，却并无多少成果可言。克雷格·文特（Craig Venter）博士最近刚刚结束了他在人类基因组计划的工作，他说："当我们不清楚会得到什么答案时，就从其他研究领域转移 10 亿到 20 亿美元用于癌症基因组图谱上，我们也许有其他更好的方法来推动癌症研究向前发展。"[14] 他的这一说法很具预言性，不过却没能引起足够的关注。

　　其他一些研究人员也有相同的看法："我们应该系好安全带，准备接受类似结局。"[15] 迄今为止，在这场战争中，我们虽获几场小胜，但全局上显然失败了。这个新的巨额项目很可能是前一徒劳研究路线的延续和终极高潮。这一观点在当时没有得到应有的重视和支持。

如果体细胞突变理论不是战胜癌症的正确指导路线，那么将更多的资金投入到死胡同的研究中，那就是榨取其他更具潜力的研究途径的资源。推迟那些更可能有效的研究的代价，将是以人命来计算的。但是，体细胞突变理论当时是主流思想，不同意见未能得到应有的尊重和响应。尽管癌症基因突变范式并没有揭示出多少癌症的秘密，但是最终，医药科学界继续在这一失败的策略上投入了数十亿美元。

这就是 2006 年我们所处的形势，在体细胞突变理论的权威性日益衰弱的情况下，仍准备花费巨资进行另一个癌症研究的"登月计划"。2009 年，这个癌症基因组图谱项目又从美国国立卫生研究院（National Institutes of Health）获得 1 亿美元拨款，并从美国政府获得 1.75 亿美元的刺激资金。癌症基因组图谱最终扩展到更大的国际癌症基因组联盟，涉及 16 个国家，包括北美数十个研究机构的 150 多名研究人员。

到 2018 年，泛癌症图谱（PanCancer Atlas）[16] 宣告完成，这是癌症基因组图谱和后续研究工作的高潮。一项对 33 种不同癌症的一万多种肿瘤的详细基因组分析已经成功地绘制出来。几乎每一种折磨人类的癌症的基因密码现在都公布于天下。

这项成果几乎没有引起人们的兴奋，科研领域之外几乎没有人知道这一消息。癌症研究界内部也很少有人关心。《纽约时报》没有头条文章，《时代》杂志没有封面故事。这就如同我们把人送上火星，却无人理睬。这是怎么回事？癌症基因组图谱这一大型项目与之前的人类基因组计划一样，都未能对癌症产生更多有用的深刻见解，更糟糕的是，它没有带来任何实际有效的治疗方法。

最初，体细胞突变理论看起来合理、严谨、合乎逻辑。究竟是哪里错了呢？问题不在于我们没有找到基因突变，恰恰相反，我们发现了太多的突变，实在太多了。

普洛克路斯忒斯之床

在古希腊神话中，普洛克路斯忒斯是海神波塞冬的儿子。他会邀请过路人到他家过夜。他为客人准备了睡觉的床。如果客人太高，他会砍断其双腿，以适合床的长度。如果客人太矮，他就用架子把他们拉伸，直到与床同长。当代伟大的思想家和哲学家纳西姆·尼古拉斯·塔勒布（Nassim Nicholas Taleb）经常用普洛克路斯忒斯之床的神话来描述事实是如何被改头换面以符合某种说辞的。要让事实去适应理论，那种广泛且经常被盲目遵循的体细胞突变理论，就需要一张普洛克路斯忒斯之床了。

体细胞突变理论认为，癌症是一种随机累积的基因突变疾病。但是要累积多少才会突变？正如我们所说的，有些癌症是由单一突变引起的，但对于大多数常见的癌症来说，这显然过于简单化了。为了让这些事实去适应既有的普洛克路斯忒斯之床，癌症研究人员现在提出了"二次突变假说"。也就是说，并不是单一的突变，而是需要两个突变结合在一起才产生癌症。当这又被认为是过于简单化的归纳时，体细胞突变理论再次加以扩展，可能得三四个突变协同作用，才可以产生细胞癌变所需的过度生长和其他特征。每一次累积的突变都会使正常细胞越来越接近成为癌症。那么，按这一逻辑，现在问题的关键就变成：癌变到底需要多少基因突变？2个？3个？4个？

到 2006 年，一些新的令人不安的迹象表明，基因突变比最初想象的要更为复杂，甚至复杂得多。约翰·霍普金斯大学的癌症研究者伯特·沃格尔斯坦（Bert Vogelstein）博士发现，在两种最常见的癌症，即乳腺癌和结肠癌中，有 189 个基因发生了显著的突变。不是 2 个，3 个或 4 个基因突变，而是数百个。更糟糕的是，这些基因突变在不同的癌症之间是不同的。每个肿瘤平均有 11 个突变。例如，1 号乳腺癌有 11 个基因突变，而 2 号乳腺癌有 11 个完全不同的突变。两种临床上看起来一样的乳腺癌在基因上可能完全不同，彼此之间几乎没有相似之处[17]。

这些发现与费城染色体带来的希望形成了鲜明对比，费城染色体引起的特定癌症的所有病例都有一个相同的突变。如果我们随机选择 100 例慢性粒细胞白血病，几乎所有病例都有相同的费城染色体。但是对于大多数常见癌症，100 个随机病例就有100 个不同的基因突变特征，每一个都完全不同于其他。

结果发现，癌症比我们以前知道的要复杂得多，不仅有更多的突变，而且这些突变因人而异。这意味着对结直肠癌患者甲有效的药物可能对结直肠癌患者乙没有什么作用。使用像伊马替尼那样的"个性化、靶向性药物"原则，就意味着每个患者将需要 10 到 20种不同的"智能炸弹"组合。这种组合可以说是无限量地多。

当来自癌症基因组图谱强大的科研团队的第一批数据开始逐步公布时，这一挑战的严峻性开始显现。大多数癌症都有 50 到80 个突变，而不是少量突变。这简直可以被看作是基因大暴乱。

到 2015 年，研究人员已经识别出 1000 万种不同的突变。整整 1000 万啊[18]！基因突变不仅因人而异，甚至在同一个患者的同一个该死的肿瘤内也不一样！这比在大海里捞针还难，他们试图在大海里找到一根特殊的针，这是一种极为痛苦无望的研究路径。

这需要对体细胞突变理论进行特别的修正。多个个体突变被归为突变"途径"，那些被认为对致癌起重要作用的突变被称为"驱动"突变。其他没有什么影响力的突变被称为"搭乘"突变，可以忽略不计。其他研究人员试图将这些突变分为"大山"和"小丘"，"大山"是大多数癌症所携带的突变，"小丘"只有被少数癌症所携带。研究人员竭尽全力地试图搞清楚这些被分辨出的大量的基因突变。

即使进行了所有这些普洛克路斯忒斯的改动，估计每个乳腺癌或结肠癌还有 13 个驱动突变[19]。在转移性胰腺癌中，发现 49 个驱动突变[20]。2013 年，贝尔特·福格尔斯泰因（Bert Vogelstein）估算出超过 140 个不同的基因突变可以驱动癌症的生长，每一个驱动突变只会使细胞的选择性生长优势增加细微的 0.4 个百分点[21]。单个基因突变并没有驱动癌症。大多数癌症都有几十个或更多的突变，单个突变对癌症的生长影响甚微。2015 年，一项对 2000 多个乳腺癌样本的分析发现有 40 多个驱动突变[22]。

不同的癌症具有不同的突变率。有些癌症有数百种突变，有些一个也没有。一项对 210 种人类癌症的研究发现了 1000 多种不同的突变，但其中有 73 种癌症根本没有发现可识别的突变！这显然对体细胞突变理论提出了很大的挑战和质疑，因为它认为是突变导致了癌症。如果突变导致癌症，那么这项研究中 35% 的癌症怎么可能没有发生任何突变呢？这项研究一共鉴定出 120 个不同的驱动突变[23]。肺癌和皮肤黑色素瘤包含了近 200 个突变，乳腺癌接近 50 个，急性白血病接近 10 个[24]。

体细胞突变理论还有另外一个大问题，它认为所有癌细胞都是由原始癌细胞克隆来的。某特定患者体内的所有癌细胞都应该是原始癌细胞的基因复制品，但这显然也不正确。在同一位患者身上，转移癌与原发肿瘤在基因上是不同的。一个转移部位与另一个转移部位可能有 20 个或更多的基因改变[25]。这种遗传异质性的程度完全出乎意料。即使在同一肿瘤内，不同细胞也携带不同的突变。癌症的基因突变方面存在以下差异：

· 不同类型的癌症有不同的基因突变；
· 同一类型的癌症在不同的患者中有不同的基因突变；
· 同一患者的同一种癌症，其原发肿瘤与转移部位的肿瘤有不同的基因突变；
· 同一患者的同一种癌症，在不同的转移部位有不同的基因突变；
· 同一患者的同一种癌症，在同一肿瘤不同位置上具有不同的基因突变。

这一确凿的事实使科学界无法否认：癌症的基因突变差异远大于它们的相似之处。先前寻找癌症基因突变的探索过于"成功"了[26]。癌症就是由几乎互不相关、各自特异的遗传基因组成的令人困惑的大杂烩。基因突变既可能无处不在，也可能无处存在。有些癌症有数百种突变，而另一些则无踪可寻。发生癌症所需的突变率远远高于人类细胞中已知的突变率。正常细胞的突变率不会接近产生癌症所需的突变速度。现在，遗传范式上出现多道裂缝，突变像野草一样侵入其中。

第八章

分母问题

　　到 21 世纪初，我们已经发现了数百种潜在的癌基因。研究人员到处寻找，发现了更多的癌基因和肿瘤抑制基因。据推测，任何一个正常的生长控制基因的突变都可能导致癌症。那么，为什么不是每个人都得癌症呢？

　　在监测研究中有一个共同的问题叫作分母问题。假设我们分析了 100 个出色的棒球运动员，发现他们每个人都有肝脏。我们是否可以得出结论，肝脏使他成为伟大的棒球运动员呢？这是一个逻辑上的谬误，因为其他许多有肝脏的人都不是出色的棒球运动员。这就是分母问题。在所有有肝脏的人中，有多少人是出色的棒球运动员，而多少人不是呢？

　　如果我们采集 100 个癌组织样本，发现 100 个样本都有基因突变，我们可能会得出结论：基因突变是癌症发展的关键。但这一结论在逻辑上并不能成立，因为我们仍然缺少一个重要的信息：分母。如果另外 100 个非癌组织样本中也含有基因突变，这显然会降低基因突变在癌症形成中的重要性。

　　为了评估基因突变对癌症的重要性，我们需要比较以下几点：如果不知道分母，我们就不可能知道基因突变的重要性。有多少细胞发生了基因突变但不是癌细胞？结果这个数字相当高。一个细胞 4% 的 DNA 可能会发生突变，而这个细胞看起来和运行起来都很正常。这是非常高的耐受性 [1]。如果我们估计一个人体内有 2.5 万个基因，那么他可以有大约 1000 个基因突变而仍不患癌症。

癌组织的基因突变

非癌组织的基因突变

癌症患者体内确实有很多基因突变，但没有癌症的人也是如此。 一些健康的人甚至具有与癌症患者相同的基因突变。2012 年，研究人员在对 31717 个癌症病例进行了详细分析后得出结论："在癌症群体中观察到的绝大多数异常畸变，也出现在健康受试者身上。"[2] 这些发现给体细胞突变理论模型提出了挑战性的质疑。癌症基因组图谱准确描述了大量的突变，却没有回答这样一个重要问题：有多少正常细胞携带着同样的致癌突变，但没有发展成癌细胞？体细胞突变理论预测正常细胞只携带很少或不携带关键突变。这个预言差之远矣。最近对完全没有癌症的整容手术中丢弃的皮肤组织进行基因测序，分析得出了惊人的结果：几乎四分之一的样本中含有已知与癌症有关的突变，但这些皮肤的主人并没有出现癌症病史 [3]。

此外，对没有癌症病史的器官捐赠者的食管标本进行基因测序，得到了更惊人的结果。在没有疾病或癌症迹象的正常细胞中，"20 多岁的人每个细胞至少有几百个突变，到了晚年每个细胞的突变量就超过 2000 个"[4]。例如，NOTCH1 癌基因，它被认为是食管癌的主要诱因，在所有这些癌症患者中，约有 10% 存在这种突变，而在非癌症患者中，高达 80% 的食管细胞也存在这种突变。80%！在中老年人的标本中，仅在一个癌基因中就发现 2055 个突变，但没有一个发展成癌症。换句话说，"种子"就在那里，但癌症并没有发生。

这项证据指出了一个简单却令人震惊的事实："癌基因或肿瘤抑制基因中的单一突变是大多数癌症生长的起源"这一假设太过简单化了。体细胞突变理论忽略了分母问题。另外，还有一个问题：基因突变是致癌的直接原因，但不是根源。

致癌的直接原因与根本原因

对于任何疾病，了解其致病的根源，是所有合理治疗的基础。在致病根源和最终结果之间存在着许多中间步骤，被称为直接原因——这些通常是显而易见的。疾病的致病根源是我们通常认为的事件的"真正"原因，它往往需要更高层次的思考才能得以确认。

例如，肝功能衰竭是由被称为肝硬化的纤维化瘢痕引起的。这个信息是正确的，但不是很有用。此外，我们要知道是什么导致肝硬化。如果你知道肝硬化是由丙型肝炎病毒引起的，那么你可以用抗病毒药物来治疗。如果你知道肝硬化是由酒精引起的，那么你可以规劝患者不要酗酒。肝衰竭是由肝硬化引起的，没错，但肝硬化只是直接原因，只是标而不是本。成功的治疗取决于对根本原因的了解（见图 8.1）。

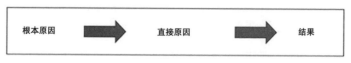

图 8.1

这种方法适用于解决大多数问题，不仅仅限于医学领域。例如，飞机在重力超过升力时会坠毁。你可以从这个简单的分析中得出结论：防止飞机坠毁的关键是通过建造更大的机翼来增加升力，或者通过减少重量来降低重力。这两种解决方案实际上都是无用的，因为它们解决的是直接原因，而不是最根本的原因。

要理解这个问题，你必须在逻辑思维上更上一层楼。为什么重力超过了升力？我们可以把飞机所有出故障的部件都列出来，并说明原因：机翼裂纹、机尾裂纹、发动机故障、电气故障。这都是飞机坠毁的直接原因，但仍不能解决所以然的问题。为什么会出现这些问题？实际上根本原因可能是维护不善、飞行员培训不好、恶劣天气或其他一些根本性问题。

针对根本问题的解决方案可以是更好地进行飞机的维护、更好地培训飞行员的技能、更好地掌控天气预报，这些是防止飞机意外坠毁的有效措施，而更大的机翼、更轻的重量，或者更大的引擎并不是真正解决问题的关键。更高层次的原因分析提供了有效的解决方案。解决根本原因才能取得最后的成功，而仅对付直接原因很可能是事倍功半（见图8.2）。如何将这一原则用于癌症的情况呢？基因突变只是癌症的直接原因，而究竟是什么驱使这些突变发生的？

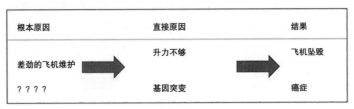

图8.2

在癌症研究中，我们花费了大量的资源对成千上万种不同的突变进行分类。例如，肺癌的癌基因 AKT1、ALK、BFAF、EGFR、HER2、KRAS 和 NRAS 的突变。这说明了癌症是如何发展的，但没有解释为什么产生。这些都是直接原因，但不是根本原因。如果我问："是什么导致了肺癌？"你的回答是"肺癌是由 AKT1 基因突变引起的"，还是"肺癌是由吸烟引起的"？如果我们知道吸烟是根本原因，那么吸烟会导致什么样的基因突变已无关紧要。只要知道吸烟会导致癌症，而无须知道肺癌的各种突变，就能挽救更多的生命。戒烟是我们所掌握的最成功的抗癌措施之一。

一旦我们确定暴露于烟尘、石棉等之中是患癌的根本原因，采取预防措施就会大大降低风险。只要我们确定了癌症的病毒和传染性原因，对症预防，例如接种乙肝疫苗或人类乳头瘤病毒疫苗、改善卫生条件，就能降低风险。但我们必须找到根本原因，而不是肝癌、宫颈癌或胃癌的特定基因突变。在几乎所有人类疾病的预防中，处理根本原因，而不是直接原因，是成功的关键。

癌症包含许多突变，这是毫无疑问的。我们花了几十年的时间把它们都编目就绪了。但是为什么会发生这些突变呢？这些突变背后的驱动力是什么？癌症范式 2.0 认为这些突变纯粹是随机积累的（见图 8.3）。已知的癌症根本原因（化学物质、辐射和病毒）增加了突变率，使一些突变随机聚集导致癌症。再说一次那个比喻，无数的猴子随机敲打着无数个打字机的键盘，最终会写出《战争与和平》*。

---

* 作者使用这个比喻，是为了否定"突变随机积累成癌症"之说，即猴子不可能在键盘上敲出《战争与和平》。

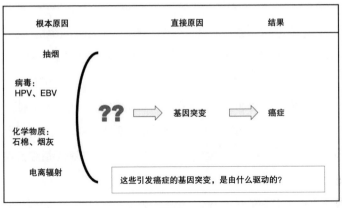

图 8.3

这是体细胞突变理论的致命缺陷之一。突变在不断累积，但它们的发生绝不是随机的。鉴于成百上千个突变的密切合作才导致了癌症，这些突变看起来是有目的而且协调部署的。

细胞就像精致的手表，所有零件都各司其职。随便拆掉一个螺丝不太可能使手表运行更好，反而可能引起故障。在一个细胞中，一个随机突变很可能有害，甚至是致命的。因此，仅仅把 200 个随机突变偶然地组合起来，使其不但无法杀死细胞，反而被赋予强大的新能量，这样的结果恐怕比强力球彩票中奖的概率还小得多。

在普通人群中，基因突变的比率非常低，远远低于导致许多癌症发生所必需的数量。将 50 到 200 个基因突变随机组合成相关联的形式，这一过程异常复杂，这样形成的疾病本该是极其罕见的。但癌症并不是一种罕见的疾病。相反，它相当普遍，是美国人的第二大杀手。据估计，50% 的普通人到 80 岁时会有结肠腺瘤（癌前病变）[5]。大约 80% 的 90 岁以上的男性会出现患前列腺癌的迹象[6]。据估计，九分之一的女性在一生中会有患乳腺癌的风险。

体细胞突变理论还有另一个致命缺陷。如果所有的癌症突变都是随机累积的，那么为什么所有的癌症会有这么多相同的特征呢？要成为癌症，细胞必须获得一些特殊的新本领。我们已经讨论了癌症的四个特征：它不断生长、长生不老、四处游动和使用瓦氏效应。历史上的每一种癌症怎么会从无到有随机地发展出所有这些神奇的特征呢？为什么200个不同的随机突变最终会得出相同的结果？如果那些打字的猴子打出了100本《战争与和平》，而没有其他经典小说，那么它就不是随机的，而是那些猴子在有目的性地写《战争与和平》。也就是说，细胞在目标明确地发展成癌症。

如果一家航空公司每年发生数百起飞机事故，而其他航空公司却没有，那就不是什么随机性问题了。在癌症中，石棉会使DNA损伤，引起某些基因的突变，导致一种叫作间皮瘤的癌症，但不会引起乳腺癌或结直肠癌。世界上几乎没有别的东西能引起间皮瘤。所以，石棉造成的基因损害显然不是随机的。

这些癌症的特征似乎经过了精挑细选。有某种东西在推动这些癌基因和肿瘤抑制基因进行突变，朝着生长、永生、移动和使用瓦氏效应的方向发展。癌症研究范式的下一个飞跃，将揭示是什么驱动了这些变化。

荒谬的还原论

体细胞突变理论简单易懂，优雅迷人，却在很大程度上是错误的。2002 年，癌症研究人员 W.C. 哈恩（W. C. Hahn）和温伯格在《新英格兰医学杂志》上发表了一篇文章，指出："关于癌症分子基础的实际研究过程令人大失所望。对人类癌症的分子分析未能揭示癌细胞内起作用的少量遗传和生化决定因素，而只罗列出了一系列令人困惑的复杂因素。"[7] 下一个癌症范式需要做的是，认识、理解、解释这一复杂因素的数列。

对一个癌症范式有效性的最终检验，是看其能否研发出革命性的治疗方法。体细胞突变理论在开始时大有希望，推出了非凡的药物——伊马替尼和曲妥珠单抗，但这些突破被证明是幸运的特例，而不是可循的常规。从那以后，在癌症范式 2.0 指导下获得的成功治疗方法寥寥无几，有效的基因靶向药物估计最多不超过 5 种。我想你们都会同意，耗费 50 年的基因研究仅得到 5 种药物，这很难说是抗癌战争的胜利。

研发针对癌症的基因靶向药物还有另一个必须要攻克的难题，那就是耐药性。如果基因靶点不断变化，你怎么可能研发出一种有效的治疗方法？一旦你瞄准了一条路径，癌症又会找到另一条途径绕道而行。癌症可以激活不同的基因，绕过我们试图阻断的任何途径。我们攻击的是癌症的强项，而不是它的弱点。癌症通常包含数以百计的突变，阻断 1 个突变不太可能成功地阻止其生长，因为还有 99 个其他突变。无论我们在它的路径上投入什么，癌症都可绕过而产生新的变异，因为这正是癌症胜于他物的优势所在。

基因突变也许能解释癌症持续增长的机制，却不能解释基因变异这一根本问题。体细胞突变理论之所以失败，是因为它完全向内看（面向人类基因），而不是向外看（面向环境）。事实上，有这么多不同的环境属性明显影响患癌风险。"种子"固然重要，但"土壤"的作用更加不容忽视。

癌症范式 2.0 好像把癌症当作一种基因彩票，但患癌与否不仅仅是运气好坏的问题。大多数已知的癌症风险是由于环境因素，而不是基因造成的，如吸烟、辐射、感染，还有饮食习惯。饮食的作用以前很少被重视，现在已成为癌症医学研究的前沿领域。令人宽慰的是，这些因素在很大程度上都在我们可控制的范围之内。

体细胞突变理论是一个典型的见木不见林的例子。当你身处森林之中，它看起来平淡无奇：这是一棵树，那是另一棵，第三棵还是树。有什么了不起的？但如果你从直升机上俯瞰加州优胜美地那样的国家森林公园，壮丽的美景一定会使你惊叹不已。

打另一个比方，如果你要研究《独立宣言》的伟大意义，你仔细地检查每一个字母，就像癌症研究人员非常仔细地研究每一个新的基因突变一样。你创建了一个"完整的字母图谱"，就像癌症研究人员创建了癌症基因组图谱一样。假设字母 A、E、T 出现了几百次，但 Z 和 X 几乎没有出现。这些详尽的研究是否有助于你理解一个独立的美国在世界历史上的作用呢？答案是毫无用处。

在科研上，我们称它为"荒谬的还原论"。把一个问题分解为细小的组成部分，必然意味着忽略了全局。你不可能通过精心分析每个司机是如何刹车和加速的，来理解高峰时段的交通状况。是的，这些单独的刹车和加速动作的整合导致了交通堵塞。但是，了解这一程度的细节是没有意义的。这些不是随机行为。为什么那些司机要刹车和加速呢？

同样，你也不可能通过将肿瘤抑制基因（制动器）和癌基因（加速器）中成千上万的基因突变进行分类来理解癌症的形成。是的，这些个体突变共同导致了癌症。但了解这一层次的细节，无助于找出癌变的根本原因。

使用体细胞突变理论的模式，我们变焦到过近的距离来观察癌症问题了——直达其基因构成，看到的只是一片杂乱无章。我们发现成千上万种不同的突变分布在几百种癌基因和肿瘤抑制基因之间，但这无助于将其拼凑成完整的故事。每一个突变都描述了这个拼图中很小很小的一部分，而不懈地致力于给新突变分类编目，在其中耗尽心血，就无力去做癌症其他专题的深入研究了。

坚持认为癌症是一种基因突变累积而成的疾病，就像坚持《独立宣言》是一系列字母的组合一样。这当然没错，但那又怎样？它如何帮助我们认识癌症呢？

结　论

体细胞突变理论确实促进了我们对癌症的认识，但并不如我们所预期的方式那样。它没有对基因组成分进行解码，而是发掘出相关基因突变的巨大数量，这令人迷惑。一个结直肠癌患者包含大约 100 个不同的基因突变，这些突变模式在不同的患者之间差异很大[8]。其他的研究估算出人类结直肠癌有 11000 个突变[9]。体细胞突变理论试图通过添加一系列临时的修改，来适应这些意外的发现，认为一些"驱动"的突变很重要，而另一些"搭乘"

的突变无关紧要。研究又说并不是单一的基因克隆，而是克隆的进化随着时间发生变化。就这样一次又一次，随着每次的修改和变更，体细胞突变理论变得越来越繁杂，直到它不再是一个简练的理论，而成为一个笨重的、由多重附加物拼凑而成的大杂烩。

最后，整个体细胞突变理论因所有这些修正而不堪重负，走到了崩溃的边缘。它根本无法被修改到足以囊括所有已知的癌症事实和理论。更糟糕的是，除了少数病例，它没能提供更多的有效治疗方法。与此同时，癌症治疗远远落后于几乎所有其他医学领域，患者仍在继续死亡。现在，是时候把削足适履的普洛克路斯忒斯之床彻底抛弃了。

第九章

虚假的曙光

伊马替尼是个性化、精准治疗癌症的首创药，是真正的游戏规则的改变者。随着它的问世，我们可以合理地预期：慢性粒细胞白血病患者将会拥有与普通人一样的寿命和健康[1]。

在伊马替尼出现之前，一个被诊断患有慢性粒细胞白血病的65岁男子预期寿命不超过5年，而同龄的健康人预期寿命是15年。使用了伊马替尼，这个患者的预期寿命几乎与他人相同。

虽然其他一些基因靶向药物也有效，却并不一定能说是革命性的进步。间变性淋巴瘤激酶（ALK）抑制剂克唑替尼（Crizotinib）就是这种情况，它被誉为过去20年基因组医学上最大的突破之一。这种药物已经被证明可以治疗某些类型的肺癌（非小细胞肺癌），但其效果有限。最近一项对克唑替尼的综合分析发现，没有足够的证据表明该药物能提高整体生存率[2]。能说它改变了游戏规则吗？这很值得商榷。在2019年，此药1个月的费用为19589.3美元[3]。

在基因学这棵树上，容易采摘的果实大多已被摘走。近期，药物研发带来的回报日益减少。尽管成果不佳，研究人员却迟迟不愿改变方向。直到2017年，美国顶级癌症医院之一的纪念斯隆·凯特林癌症中心（Memorial Sloan Kettering Cancer

Center）前主任医师何塞·巴塞尔加（José Baselga）还呼吁增加资金，继续推动他所谓的"基因组驱动的肿瘤学"[4]。他公然宣称"癌症就是一种基因组疾病"，并拼命引用已成古董的20世纪90年代伊马替尼的发现。2018年，巴塞尔加被迫下台，当时《纽约时报》的一项调查揭露，他在前一年通过撰写文章获得的87%的财务收益没有被公布[5]。

个性化的精准靶向癌症治疗这一诱人的理念广泛地吸引着患者、医生和资助机构[6]。2015年，时任美国总统的奥巴马也无法抗拒这一诱惑，又为精准医学先遣队项目（Precision Medicine Initiative Cohort Program）投入了数百万美元。尽管那时已有大量证据表明，针对突变基因的精准靶向治疗无法实现其最初的宏大承诺[7]。

个性化的、精准的癌症治疗药物依赖两个关键步骤：检测患者特定的基因突变，并为该突变提供靶向药物。我们已经在第一步取得了成功，鉴定出数千种基因突变，这远远超出了我们的研究能力。但是第二步呢？我们真的可以用药物来对付各种突变吗？2015年，在休斯敦的得克萨斯大学安德森癌症中心（Texas University of Texas MD Anderson Cancer Center）的特殊癌症医院，完成全面基因组检测的2000名患者中，只有83例最终与靶向治疗相匹配，成功率仅为微不足道的4%[8]。

美国国家癌症研究所的"治疗选择的分子分析"项目（NCI-MATCH）也未能取得更好的结果[9]。在绘制了795个癌症基因组图谱之后，美国国家癌症研究所只匹配了其中2%的患者接受靶向治疗，而且并非所有这些匹配都实际有效。即使以高度乐观估计的50%有效率来计算，也只占参加治疗的全部人数的 1%。而预期的生存时间只能以月来计。这就是 2018 年癌症基因组医学领域最先进的治疗方法，情况真的很不妙。

结果不佳并不是因为缺乏可用之药。美国食品药品监督管理局一直忙于以前所未有的速度，批准大量"基因组驱动"的新型抗癌药物。从 2006 年至 2018 年，31 种治疗晚期或转移性癌症的新药获得批准，几乎每年都有 3 种新药被用于最严重的癌症患者，这听起来很神奇。然而，尽管有如此多的新药以及癌症基因组测序技术的快速发展，但 2018 年的一项研究估计，只有 4.9%的少数患者从基因组靶向治疗中获得了一些益处 [10]。即使经过 50 年的深入研究，这种癌症范式对 95% 以上的癌症患者还是失效了。真是乏善可陈，那么多的"新"基因药物怎么会只带来这么少的收益呢？

一个原因是，大多数"新"药物根本不新，而仅仅是对已有药物的模仿。研发一种创新药物是一项艰苦的工作，而且有着巨大的财务风险。即使是非常有效的药物，也可能因为不可接受的副作用而以研发失败告终。模仿已有的药物，而不是创研新药，是更加有利可图的策略。如果 A 制药公司成功地研发出一种阻断基因靶点 A 的抗癌药物，那么不久后至少会有 5 家其他制药公司研发出另外 5 种几乎完全相同的药物。为了规避专利保护，他们会改变远端化学侧链的一些分子，并号称其为新药。这些药几乎没有任何经济风险，因为它们的疗效实际上早已在原始药中被检验过了。

这就好比是售卖儿童读物。你可以写一本原创小说，也可以简单地抄袭整个《哈利·波特》系列，但把主人公改名为"亨利·波特"。这是好的小说吗？是。赚钱吗？赚。是创新吗？当然不是。因此，伊马替尼、尼洛替尼和达沙替尼等药物大量出现，它们基本都是原药相同分子的变种，而非找到了新的基因治疗方法。制药公司所花的那些研究经费，只是带来一些严重的"仿冒者"。抄袭是比创新更快捷的企业战略。社会效益可能微乎其微，但是公司利润却大有保障。

还有一些其他方式可以造成进步显著的假象。要想戏弄医学研究体系还有许多招数，替代指标就是其中最突出的一个。

替代指标

替代指标的结果本身毫无意义，但它们所代替的结局指标却是我们所关心的。相信替代指标的结果，有时候存在潜在的危险，因为替代指标并不总是准确地反映结局指标的真实面目。例如，有两种广泛使用的心脏病药物（恩卡尼和氟卡尼），由于它们可以减少心脏病发作后的额外心跳（心室异位），这项功能就被当成了心脏病突发猝死的替代指标。一项临床调查证明，这两种药物其实显著增加了猝死的风险[11]。它们并没能挽救患者的生命，反而适得其反。

在癌症药物试验中，无进展生存期（PFS）和反应率（RR）是两个常用的替代指标，而总体生存率才是我们最关注的结果。无进展生存期是指从治疗开始到疾病进一步发展的时间内，肿瘤大小的增长低于20%。反应率是在这一情况下，肿瘤缩小超过30%的患者的百分比。为了具有真正的使用价值，这些替代指标必须能够预测临床的最终结果，即总体生存率，但它们并未达到这一目的[12]。绝大多数（82%）研究发现，替代指标和总体生存率之间的相关性很低[13]。无进展生存期和反应率都完全基于肿瘤大小变化这一替代结果，而癌症患者的存活几乎完全取决于癌细胞的扩散和转移，这二者完全不是一回事（见图 9.1）。仅仅因为某个结果易于衡量，并不能使其具有意义。

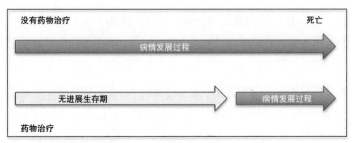

图 9.1

在癌症导致死亡的总体过程中，肿瘤大小只是一个因素，甚至可以说，它是最不重要的一个因素。当癌症发生变异，变得更具攻击性或更可能转移时，癌症就会更加致命。而基于肿瘤大小的替代指标，如无进展生存期和反应率，则很少反映这种致命变化。肿瘤缩小 30% 对生存率几乎没有影响，因为癌症具有不可思议的再生能力。

手术永远不会只切除 30% 的肿瘤，因为那是徒劳的。外科医生会不遗余力地确保他们"全部搞定"，因为即使是遗漏了肿瘤组织的一丝一毫，那也意味着癌症可能会复发。然而，尽管只有 6% 的极少数药物达到了完全缓解的阈值，但从 2006 年到 2018 年，美国食品药品监督管理局仅仅根据反应率就批准了 59 种肿瘤药物。

使用廉价且有缺陷的指标去替代整体生存率，这个严重的问题并不是什么秘密。在 1992 年之前，只有不到 3% 的药物试验使用替代指标。后来情况变了，从 2009 年到 2014 年，美国食品药品监督管理局批准的三分之二的药品来自使用无进展生存期作为替代指标的试验[14]。那些号称"突破"的抗癌药物，其中 96% 依赖于替代性指标[15]。这究竟是怎么回事？

1992 年，美国食品药品监督管理局建立了一个快速通道，允许根据替代指标来批准新药。作为补偿，药品制造商承诺在上市后继续进行追踪调查，以确认药物的效果。制药公司争先恐后地利用这些降低的标准来获得药物批准[16]，但后续的验证性研究表明，实际上只有 16% 的获批药物提高了总体生存率。这意味着 84% 的药物无效。如果是在学校里，百分制只得到 16 分，那既不是 A 也不是 B，甚至连 F 都不是。如同提交学期论文，得到了 H 级的评分，那就是差，差劲透了[17]。

这种对替代指标的依赖已经导致了代价高昂的错误。2008年，美国食品药品监督管理局批准了贝伐单抗作为治疗转移性乳腺癌的药物，基于它提高了 5.9 个月的无进展生存期[18]，尽管其总体生存率并无变化。随后的研究发现，该药的无进展生存期的提高，对整体生存率、生活质量或药物的副作用并无改进。美国食品药品监督管理局于 2011 年撤回了对贝伐单抗治疗转移性乳腺癌的批准[19]。

贝伐单抗提供的警示一次又一次地被忽视。2012 年，另一个主要基于替代指标研究的药品依维莫司，被批准用于治疗转移性乳腺癌[20]。到 2014 年，后续研究明确显示，该药没有实质性的益处[21]。2015 年，药品帕博西利获得批准，用于治疗乳腺癌，但再一次，后续的研究没有发现任何能提高生存率的效果[22]。与此同时，成千上万的患者对奇迹疗法的希望遭受到了毁灭性打击，治愈的期望在他们眼前消失——他们康复的梦想随着他们的银行账户一起，慢慢地枯竭了。

替代指标允许药品提前上市，从而节省了时间。你会认为这对癌症患者是件好事，因为对他们来说时间就是生命。但实际节省了多少时间？现代抗癌药物上市平均需要 7.3 年的时间[23]，其中 38% 根据反应率批准，34% 根据无进展生存期批准。使用替代指标通常可以节省总共 11 个月的时间。这样节省出的时间与 80% 以上的错误率相比真的值得吗？

有 5 种抗癌药物已经通过加速计划获得批准，但在后续研究中最终被证明毫无用处，因而又被撤回。这些药物曾经面向弱势群体推销了 3.4 到 11.5 年[24]。这是可耻的行径。想象一下，你卖掉房子来支付治疗癌症的费用，却不知道被吹捧为最新和最佳的药物实际上毫无用处。更糟糕的是，接受这种药物的治疗，耽误了去接受其他可能有一些效果的治疗。

尽管从 2002 年至 2014 年间美国食品药品监督管理局批准了 72 种"新"癌症药物，但它们平均延长患者的寿命仅有 2.1 个月[25]。这还是一个平均值，而大多数药物根本没有效果。令人清醒的现实是，新型抗癌药物表现不佳[26]，它与公众的看法大相径庭，公众还以为医学界在抗癌战争中正在取得飞跃性的进展[27]。一项研究发现，在媒体上被誉为"改变游戏规则"的药物中，有一半尚未获得美国食品药品监督管理局的批准。这些被过度炒作的药物中，有 14% 甚至还没有进行过人体试验。科学家已经给成千上万的老鼠治愈了癌症，不过，治愈的人类癌症并不多见。癌症研究被大肆宣传，这令人兴奋，但几乎没有实质性进展。突破实属罕见，真相令人心碎。

　　癌症治疗的最终目标是提高整体生存率和患者生活质量。这些以患者为中心的结果很难实现，评估代价高昂。为了显示实际上并不存在的好处，他们就貌似合理地通过使用替代指标改变规则 [28]。对于制药公司来说，积极的研究为的是获得美国食品药品监督管理局的批准，批准意味着生财有道。然而，很多正在使用的药物，其疗效有限，那制药公司还能做什么呢？当然是提高价格啦！

提高价格

　　2001 年伊马替尼推出时，它每年的药费为 26400 美元。这当然价格不菲，但它确实是一种神奇的药物，物有所值。到 2003 年，它在全球的销售额达到 47 亿美元，这是一个巨大的成功，为药品研发商带来了丰厚利润。2005 年，药价（经通货膨胀调整后）开始小幅上涨，每年上涨约 5%。到 2010 年，价格以每年比通货膨胀率高出 10% 的速度飞涨 [29]。再加上越来越多服用此药的患者寿命延长了，这对大型制药公司来说是双倍的赚钱之道。

　　·更多的慢性粒细胞白血病幸存者等于更多的客户；

　　·更多的客户加上每位患者付出更高的价格等于更多的钱进账。

到 2016 年，这种神药 1 年的治疗费用超过了 12 万美元。此时该药已经上市 15 年之久，这在医学史上相当于古代文物了。它不再属于尖端科技的翘楚，而是医学院里的教学常规。它的实际制造成本，即使加上 50% 的利润，估计每年不超过 216 美元。

当伊马替尼的新竞争对手出现时，价格本应下降。但是令人费解的事情发生了：伊马替尼的价格反而上涨了。与其进行价格竞争，不如串通起来操纵价格更为有利可图，因此伊马替尼的价格继续攀升飞涨。达沙替尼是伊马替尼的复制品，其价格竟比原药还高，这相当于山寨苹果手机的价格高于正宗名牌 [30]。这对伊马替尼的价格产生了强大的拉动作用。药品价格仅受付款人（主要是纳税人）承受能力的限制。

上市后提高药品价格已是现在的常规操作。平均来说，在药品推出后 8 年内，不管商业竞争多么激烈，不管治疗效果到底如何，通胀调整后的价格每年上涨 18%[31]。试想一下，如果苹果公司在没有升级的情况下，每年将苹果手机的价格提高 18%，那谁还会买新手机呢？肯定没人买。但是癌症患者就没有这样奢侈的选择。结果是，哄抬价格已在当今的癌症药品领域里司空见惯。

20 世纪 90 年代末，紫杉醇（Paclitaxel）成为首个销售额达到 10 亿美元的抗癌药物 [32]。到 2017 年，一种药物的销售额需要达到 25.1 亿美元，才能跻身十大抗癌药物之列 [33]。这就是抗癌药物在 2017 年最畅销药物排行榜前五名中占据三席的原因 [34]。

2017 年最畅销的药物是沙利度胺（Thalidomide）的衍生物——来那度胺（Revlimid），销售额是 81.9 亿美元。当一种药物每月的费用超过 28000 美元时，这样的销售额很容易实现。在 20 世纪 50 年代末，沙利度胺被用于治疗怀孕期间的恶心、呕吐等反应，这是广为人知的。可悲的是，孕妇使用后引起了胎儿死亡和肢体畸形，该药遂于 1961 年被迫退出市场。然而，沙利度胺在 1998 年卷土重来，当时它被批准用于治疗麻风病，更刺激的是，它后来被用于治疗多发性骨髓瘤——一种血癌[35]。

在 20 世纪 50 年代，这种药只卖几美分。1998 年，重生的沙利度胺每粒售价 6 美元。仅仅 6 年后，这个价格就上涨了近 5 倍，达到每粒 29 美元，而制造这种药的成本微乎其微。在巴西，一家政府实验室以每粒 0.07 美元的价格出售沙利度胺[36]。在 2000 年以前，抗癌药物的年平均费用不到 1 万美元。到 2005 年，这一数字已达到 3 万至 5 万美元。2012 年获得批准的 13 种抗癌新药中，有 12 种的费用在每年 10 万美元以上。12 年内增长了 10 倍，这远远超出了合理水平[37]。

抗癌药物的高价格和低疗效相结合，意味着其性价比非常糟糕。一个质量调整生命年（QALY）的一般可接受的代价为 5 万美元[38]。宫颈癌筛查的每质量调整生命年的代价估计不到 3.5 万美元[39]。伊马替尼将这一数字抬高到 7.1 万美元。用于治疗转移性结直肠癌的雷戈拉非尼[40] 每质量调整生命年的代价高达惊人的 90 万美元。

对大多数消费品来说，价格是一个合理的质量标志。价格高的东西通常质量相对有保障。耐克鞋通常比普通商店的鞋价格更高，质量更好。然而，这种常规认知并不适用于抗癌药物，因为高价位的药并不一定比便宜的药更有效。许多昂贵的药物可能根本不起作用[41]。在美国，药费是导致个人破产的最大原因，这显然是一个很大的社会问题[42]。

抗癌战败

癌症范式 2.0 已经跌入谷底。癌症仍然没有被攻克，癌症仍然是世界第二号杀手，形势看起来一片惨淡。几十年来，数以亿计的癌症研究资金换来了大量的"新药"。有些真的很棒，但大多数疗效甚微，而且价格高昂，副作用很大。这些药效果不好，但利润丰厚。缺乏真正新药的研制，在药物试验中使用不当的替代指标，以及已是天价但仍在上涨的药价，这就是我们在抗癌战争中失败的原因。但是，黎明前总是一天中最黑暗的时刻。

第三部分

癌症的转化

（癌症范式 3.0）

第十章

种子和土壤

英国外科医生斯蒂芬·佩吉特（Stephen Paget）首次将癌症比作种子。1889 年，他写道："种子被到处播撒，但只有落在适宜的土壤上才能成活生长。"[1]只有当种子、土壤和条件适宜时，植物才能生长。如果缺少了其中任何一个要素，植物就不会生长。癌细胞是充满恶性潜能的"种子"，然而如果没有合适的"土壤"，它们也不会开花结果。

没有种子，无论土壤或环境如何，植物都无法生长。把健康的种子种在黏土里，也不会发芽。而如果没有充足的光照和水分，种在合适的土壤中的健康种子依然无法正常生长。你必须有合适的种子、合适的土壤和合适的条件，缺一不可。癌症也是一颗"种子"，它需要在适当的"土壤"中，以及在适当的条件下才能生存发展。不幸的是，到目前为止，癌症研究几乎一直不遗余力地完全集中在"种子"（基因突变）上，而在很大程度上忽略了"土壤"和条件。

再来看另外一个例子。一些世界上最出色的冰球运动员来自加拿大，一些全球最优秀的篮球运动员来自美国。如果只关注这两种环境中的"种子"，我们可能会假设加拿大人和美国人拥有不同属性的基因：一种是"冰球"基因，另一种是"篮球"基因。

这显然是不对的。技能和成就上的差异很大程度上是不同环境和文化的结果。把"土壤"问题单纯地视为"种子"问题是一个严重的错误。

宫颈癌的遗传因素远没有人类乳头瘤病毒的存在那么重要。肺癌的遗传因素远没有暴露在香烟烟雾中那么重要。乳腺癌的遗传因素远没有日本和美国的生活方式差异那么重要。间皮瘤的遗传因素远不如环境中存在石棉那么重要。胃癌的遗传因素远没有幽门螺杆菌阳性检测那么重要。当然,这个名单还可以拉更长。简而言之,关于癌症的病因,我们知道的很多都是来自"土壤"问题,并非"种子"问题。

然而,体细胞突变理论集中于内因"种子"问题。确实,在某些罕见的情况下,"种子"是癌症中最重要的因素。如费城染色体异常是慢性粒细胞白血病的主要病因,用伊马替尼解决遗传性"种子"问题,在很大程度上治愈了这种疾病。如果你有费城染色体,你很可能会患慢性粒细胞白血病,吸烟、感染病毒,或者从日本移居美国,都无关紧要。不幸的是,这种类型的癌症是特例,并不是一般规律。对于大多数癌症来说,仅仅研究"种子"并不能帮助我们认识它为什么生长。

如果一个日本女性移居美国,那么她患乳腺癌的风险将在两代人内增加2倍。遗传"种子"是一样的,但是"土壤"不同。虽然这些信息令人警醒,但同时也赋予我们力量。这意味着,如果我们能够了解乳腺癌需要什么样的"土壤",我们就可以通过改变环境,主要是改变饮食和生活方式,将患乳腺癌的风险降低三分之一。这是一个令人难以置信的良机,因为它意味着,基因不能决定我们的命运。

表观遗传学

致力于研究环境如何改变生物体而不改变其 DNA 的新兴领域，被称为表观遗传学（epigenetics）。"表观遗传学"一词来源于希腊语前缀 epi-，意为"之上"。genetics 是遗传学。基因调控发生在 DNA 之上，因此得名"表观遗传学"。表观遗传学关注的不是 DNA 中编码的遗传变化或突变，而是这些基因是如何表达或停止表达的。

表观遗传影响基因的包装，而不是基因本身。这个过程的细节超出了本书的范围，简而言之，表观遗传变化的主要机制之一被称为 DNA 甲基化。肿瘤抑制基因的 DNA 甲基化改变可以使这些基因沉寂[2]，从而利于生长和癌变。这种基因表达的改变，以及因此产生的患癌风险，是在没有任何基因突变的情况下发生的。

这就像一首歌的乐谱。这些音符提供了一个蓝图，但是你可以附加渐强、渐弱和其他标记，来进行百般不同的演绎。于是，同样的乐谱可以产生截然不同的歌曲。一首甲壳虫乐队的歌如果由空中铁匠乐队演唱，听起来就完全不同了。就基因而言，基因的 DNA 序列提供了蓝图，但是环境却能以百种方式改变基因的表达，而无须改变根本的蓝图。然而，基因突变是永久性的变化，类似于在乐谱中插入或删除音符。

许多环境因素，如饮食和运动，都会影响基因表达。表观遗传学颠覆了旧的教条，即认为遗传密码是决定细胞基因表达和功能的关键因素。基因包装可能和基因本身一样重要，甚至比基因本身更为重要，这些表观遗传变化主要受环境因素的影响。这一观点显然挑战了那种仅关注基因突变的传统体细胞突变理论。

如果基因本身并未改变，那么以巨大的代价去破译基因密码就徒劳无益了。当癌症基因组图谱的研究开始时，人们已经知道DNA甲基化的变化对某些癌症的发展至关重要[3]。许多已知的致癌物质被认为是通过表观遗传途径发挥作用的。在结肠癌中，高达10%的蛋白质编码基因与正常结肠细胞的甲基化程度不同，这证明了表观遗传的作用[4]。

这代表着对体细胞突变理论模式的巨大偏离。癌症的发生取决于内在突变和肿瘤生长环境的外在选择压力。这并没有降低需要有合适"种子"的重要性，而是增强了我们对癌细胞生长的理解，它的生长离不开"土壤"。环境对那些最适合生存的"种子"施加了自然选择的压力。癌细胞可能会活跃，也可能休眠，这取决于身体的状态。

这一新的范式，对癌细胞如何与其周围环境相互作用，最后引发了我们临床意义上的癌症，提供了一个更深入、更全面的认识。环境会选择让某些"种子"茁壮成长，而使另一些"种子"枯萎[5]。是什么促成了这种选择？这才是关键问题（见图10.1）。

发展新范式

2009年，美国国家癌症研究所采取了一个不同寻常的举动：超出原定的研究人员范围，向其他领域的科学家求助，邀请他们参与抗癌斗争。这一呼吁并不是向癌症生物学家或癌症研究专家

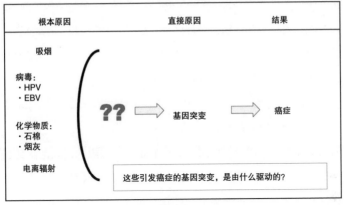

图 10.1

发出，而是面向理论物理学家保罗·戴维斯（Paul Davies）和天体生物学家查理·莱恩威弗（Charley Lineweaver）这样的科研人员发出的。他们没有癌症的先验知识，也没有先入为主的观念，这两位将为我们认识与理解癌症开启新的篇章[6]。

美国国家癌症研究所敏锐地认识到，资助同领域的研究人员只会得到同样乏味、没有多少实际意义的答案。但是，物理学家们却能为癌症问题提供一个全新的视角，或许可以把研究引向更有成效的方向。这个项目的负责人拉里·纳加哈拉（Larry Nagahara）精明地指出，物理学家对癌症提出的问题可能有助于"揭示癌症是如何发展为一种疾病的"。如果国王的所有人马都不能把鸡蛋矮胖子*修复如初，那么也许是时候向外界寻求帮助了。这个项目资助了 12 个物理科学－肿瘤学中心，每个中心投入 1500 万美元，来研究癌症的起源和治疗问题。

为什么从其他领域请来科学家研究癌症是件大事？医生们和

---

* 鸡蛋矮胖子（Humpty Dumpty）是英语童谣中的一个角色，其形象为一颗拟人化的蛋。

医学研究人员遵循"循证医学"的训令，认为现状是基本正确的，改变现有的理论和认识需要许多同行的评审和研究。不幸的是，这些研究往往要花费数十年和数百万美元，进展迟缓。即使大量患者在死亡，旧的理论范式却延续不改。

例如，在20世纪60年代，许多人怀疑吸入二手烟与吸烟本身一样会引发肺病和肺癌，这是显而易见且合乎逻辑的常识。但由于没有同行研究的证据，这只能是一个假说。因此，在制定一些常识性的预防措施之前，需要数十年的研究和数百万美元的资金来证明吸入二手烟确实是有危害的。

直到1988年，飞机上才禁止吸烟。吸烟导致癌症，但几十年来，我们一直允许有毒、致癌的二手烟在飞机上散播给所有乘客。餐厅设有禁烟区，就像施了魔法，以为这样就可以保护餐厅另一边的食客们免受烟雾之害。这就是循证医学的工作原理：极力捍卫现状，抵制新思想。在通往真理过程中的每一步，都伴随着几十年的争吵和"出示证据"的要求。更明智的做法应该是要求烟草公司证明吸入二手烟是安全的，而不是强迫医学研究人员证明吸入二手烟有害。但由于现状同意吸入二手烟是安全的，因此，证明其有害的责任就落到了研究人员身上。

在营养学方面，20世纪70年代制定的指南，建议美国人严格控制所有饮食中的脂肪，多吃碳水化合物。美国农业部（USDA）1992年最初版本的《食品指南金字塔》建议美国人每天吃6到11份的面包、谷类食品、大米和其他面食。使用的图片包括白面包、意大利面和饼干等"健康"食品。由于他们对脂肪错误的担忧，美国农业部还建议美国人少吃牛油果、三文鱼、坚果和橄榄油等食物。

几十年后，这些纯天然的食物才被认为是可以接受的，甚至可能是有益健康的。这都是因为循证医学如此顽固地要捍卫现状。尽管最初的饮食指南是基于错误的科学证据起草的，但对它们的任何改变都必须通过数百万美元的研究来严格证明。由于几个世纪以来，人类一直无害地食用牛油果和橄榄油，所以应该是让研究人员去证明橄榄油等传统食品有害，而不是证明它们是安全的，这才是更明智的做法。

癌症医学也不例外。一旦体细胞突变理论的遗传范式建立起来，它就被认为是神圣不可侵犯的。尽管否定体细胞突变理论作为一种可行的癌症范式的证据堆积如山，研究人员却仍然像溺水者抓住救生筏一样死死不放。医学研究坚持科学期刊上的所有新文章都要经过其他科学家的审核，他们有权要求在发表前修改文章，也可以干脆拒绝发表。激进的新想法往往会立即遭到拒绝，永无出头之日。同行评议就是统一认识，研究人员认为这是唯一正确的研究之路。这就很容易坚守旧观点，扼杀新思想。

物理学则不同。你可以从经典理论如牛顿的运动三定律出发，但是当你发现一个反常现象，比如光的波粒二象性，你就必须想出一个不同的理论来解释它。即使你不能证明能量量子的存在，如果新理论比原理论更好地解释了已知事实和反常发现，那么新理论就会取而代之。因此，瑞士专利局职员阿尔伯特·爱因斯坦（Albert Einstein）早在获得实际验证之前，就能够为他的广义相对论和狭义相对论找到理论支持。物理学总是在评价新的理论，而医学总是试图拒绝它们。

物理学拥抱异常现象，因为科学只有通过解释异常才能前进。伟大的美国物理学家理查德·费曼（Richard Feynman）曾经说过："不合常理的东西才是最有趣的东西，也就是出乎你意料的那部分。"而医学却拒绝异常现象。如果大家一致认为癌症是由基因突变引起的，那么任何异常的数据都可以被随意地视而不见。

同行评审的过程不能容忍分歧。新的理论只有在其他一些科学家同意的情况下才会发表。在物理学中，你的理论只有解释了已知的观察结果才是好的。而在医学上，你的理论只有在其他人都喜欢的情况下才是好的。这解释了为什么物理学能快速发展，而医学研究却进展缓慢。医学研究在已经基本走上正轨的领域里面，比如感染，效果很好，但在处理癌症这种病因完全不明的疾病时，就会失败。一个不正确的医学理论可能会带来严重的后果，代价将是生命的丧失。

我们要承认，物理学在向前突飞猛进。一个正确的理论，比如爱因斯坦的相对论或者尼尔斯·玻尔（Niels Bohr）的量子理论，可以使整个领域实现惊人的飞跃。相比之下，医学领域则举步维艰。我们花了几十年时间诋毁所有形式的膳食脂肪，然后花费数百万美元来研究一些天然脂肪，比如坚果和橄榄油，最终却只是证明这对我们是有益的。

在医学领域，有时也会有突破。在心脏病方面，新的操作、技术（如起搏器）和药物，在过去的60多年里慢慢地降低了心血管疾病引发的死亡率。癌症就没有那么幸运了。科技世界乘着高速列车飞跑，医学界缓慢爬行，而癌症研究更是停滞不前，尽管每年花费了数十亿美元的研究经费，尽管为癌症研究募捐的"抗癌行走"运动层出不穷，尽管粉红丝带多得数不胜数。

2014年，著名肿瘤学家罗伯特·温伯格指出，即使到了

20 世纪 70 年代，癌症研究已经产生了大量的数据，"但对于该疾病是如何开始并发展到最后危及生命的，基本上没有深入见解"。因此，温伯格对癌症研究痛惜地表达了"无法掩饰的蔑视"，他说："人们永远不应该，也永远不要把癌症研究与科学混为一谈！"[7]

当美国国家癌症研究所邀请保罗·戴维斯博士加盟时，他坦承自己对癌症一无所知。美国国家癌症研究所说，正好，这正是他们要的。戴维斯主要对天体生物学感兴趣，从未认真思考过癌症。这使他可以自由地从两个最基本的问题入手：什么是癌症？它为什么存在？

我们对这些问题没有满意的答案。是什么引发了细胞的癌变？为什么不是所有的细胞都会转变成癌症？是何种环境使得起源于我们自身的细胞发生变异，转化成癌症呢？

关于癌症起源的一个更为深刻的问题尚未得到解决：为什么人体内几乎每一个细胞都可能发生癌变？有肺癌、乳腺癌、胃癌、结肠癌、睾丸癌、子宫癌、宫颈癌、血癌、心脏癌、肝癌，甚至胚胎癌。癌变是人体内每个细胞的固有能力，几乎无一例外。当然，有些细胞比其他细胞更容易癌变，事实上没有一个细胞不能癌变。在过去的四分之一个世纪中，人们费尽心思发现的癌基因和肿瘤抑制基因都是正常的基因突变。我们身体的每一个细胞都含有癌症的种子。为什么？

这个谜团还要深得多。癌症不仅仅是一种人类疾病。戴维斯指出，"从一开始就让我印象深刻的是，像癌症这样普遍而顽固的东西，一定是生命本身很深奥的一个部分。可以肯定，几乎所有的多细胞生物都有癌症，这表明癌症的起源可以追溯到亿万年前。"[8] 狗得癌症，猫得癌症，老鼠得癌症，即使是最原始的多细胞生物也会得癌症。2014 年，在两种水螅身上发现了癌症。你可能还记得高中生物课本上说过，水螅是一种简单的小型水生生物，是很久以前从单细胞生物进化而来的[9]。

癌症的起源可以在所有多细胞生物的起源中找到。对于局外人来说，这似乎是显而易见的，但对于一个被知识蒙蔽的业内人来说却不是。戴维斯精辟地指出："癌症深深地嵌入了多细胞的生命历程中。"[10]

癌细胞比人类更古老。在人类近期进化的基因中寻找癌症的起源，结果是徒劳的。答案根本不在于此。对地球上的生命而言，癌细胞远比人类更古老、更本源。

大多数医学研究人员和医生认为癌症是某种疯狂的基因错误。但对局外人戴维斯来说，癌细胞的行为看起来一点也不疯狂。相反，癌症表现出一种高度组织化、系统化的生存技能。癌细胞能够在现代医学对它们发起的穷追猛打下存活下来，这绝非偶然。癌症能经受住化疗，这相当于可以承受药典中最可怕的毒药。它能经受住放射的杀伤，也能经受住最彻底的手术切除。我们花了几十年的时间，用最精确的基因武器研制出了人源化抗体，但癌症对此只是冷眼嘲笑。这可不是随机发生的，是高度组织化的。我们以为癌症是疯狂的，就像小丑一样，其实它更像莱克斯·卢瑟*：邪恶且聪明。

癌细胞必须发展和协调许多使它得以生存的"超级力量"。它生生不息，长生不死，四处移动，并使用瓦氏效应。难道所有

---

* 莱克斯·卢瑟（Lex Luthor），美国 DC 漫画旗下的超级反派，常以光头和双下巴的形象出现，是世界上最聪明的人之一。

这些神奇的属性，都恰好在正确的地点和时间精确地汇聚在一起，构成了一个反常的意外？

这就好比把一堆砖头抛向空中，它们落地后意外地变成了房子。再说，这种反常的意外怎么会发生在人体的每一个细胞内，每一个已知存在的多细胞生物中？如果某件事看起来"愚蠢"，但却能有效地进行，那么循情推理，它就并不愚蠢。然而我们却仍把癌症看作基因错误的随机组合体。是的，这里确实有愚蠢的事情，但愚蠢的不是癌症。

只关注癌基因的"荒谬的还原论"的方法已经失败。我们曾见木不见林，但一种新的范式正在形成，它将为癌症的起源带来新鲜的见解。

第十一章

生命的起源与癌症的起源

宇宙学家保罗·戴维斯习惯于思考其他星球上的生命，他想知道癌症究竟是如何融入生命故事中的。由于癌症和多细胞生物本身一样古老，因此他推断，癌症的起源必然根植于生命的起源之中。

所以，让我们退后一步想：地球上的生命是如何进化而来的？

据估计，地球上的生命起源于 38 亿年前，也许是地球形成后的 7.5 亿年[1]。简单的有机分子可能是在地球早期大气层中自然形成的。斯坦利·米勒（Stanley Miller）在 20 世纪 50 年代进行的著名实验中复制了早期的地球大气层环境，他向氢、氨和水的混合物中放电，这可以产生简单的氨基酸。但这些有机分子还不是细胞。

一种可以自我复制的分子核糖核酸（RNA），它们被包裹在一种被称为磷脂双层膜的薄膜中，这样最早的细胞就产生了。磷脂双层膜是所有现代人类细胞膜的基础。这种双层膜保护了RNA 免受外界恶劣环境的影响，使细胞得以自我复制。这些早期细胞生活在营养的海洋中，直接从环境中获取食物和能量。只要有营养，它们就能存活，但它们始终处于灭绝的边缘。

即使在生物进化的早期阶段，生命的主要任务就是复制。繁殖需要生长、产生能量并四处移动以寻找更有利的生存环境。即使是病毒，徘徊在生命定义边界上的非感知核酸片段，也有复制的生物任务。它们可能不完全是有生命的，但它们也被编程来进行复制，并且需要宿主细胞的帮助才能完成。

原核生物是从"原始汤"中演化出来的最早和最简单的生物。又经过了 10 亿到 15 亿年的时间才进化出更复杂的真核生物，这些真核生物具有像细胞核和细胞器这样的组织特征。特定的细胞核携带着繁殖所需的所有基因。细胞器（字面意思是微型器官）是亚细胞结构，它使特定功能得以分化，如蛋白质的生产和能量的产生。

被称为线粒体的细胞器为细胞提供能量。与其他细胞器不同，线粒体被认为起源于独立的原核细胞。随着早期真核细胞变得更加复杂，线粒体发现它们可以在这些细胞内以一种互利的关系生存。线粒体在细胞内受到保护，作为回报，它们以三磷酸腺苷的形式产生能量。这种关系随着时间的推移而发展，事到如今，它们相互依存，缺一不可。线粒体存在于除红细胞外的所有哺乳动物细胞中。

线粒体含有自己独特的 DNA，这反映了它们作为独立细胞的起源。通过氧化磷酸化产生三磷酸腺苷，被认为是线粒体的主要功能，同时它也是细胞凋亡的关键调控器，是一种控制细胞死亡的机制。

在地球历史的早期，在元古代，大气层基本上没有氧气，大多数细胞都是以无氧方式产生能量。随着光合生物的繁衍，地球的大气层开始发生变化。来自阳光的能量与二氧化碳相结合，使作为废气被释放的氧气在大气层中慢慢地积累起来。

这对其他早期细胞来说是个大问题，因为如果处理不当，氧是有害的。正是这个原因，我们的身体拥有强大的抗氧化防御能力。线粒体利用氧，并通过氧化磷酸化来代谢葡萄糖，从而发挥了它的优势。这样可以更有效地产生三磷酸腺苷，又能中和一部分这种有毒的氧。因此，现今的哺乳动物细胞同时具有有氧（氧化磷酸化）和厌氧（糖酵解）两种能量生产的途径，其比例可以根据能量需求而进行相应的变化。

从简单的原核细胞到更复杂的真核细胞，包括特殊的细胞器和线粒体，是一个巨大的进化飞跃。原生动物（如酵母）是简单的单细胞真核细胞，但它们比细菌复杂得多，体积也大得多。在地球生命史的前半段，所有的生物都是单细胞生物。下一个巨大的进化飞跃是多细胞化。

向多细胞体的跃迁

单细胞有机体是自私且自立的生物，它们自己生活、成长、繁殖，几乎所有事情都是靠自己来完成的。没有人帮助它们，它们也无须帮助他者。它们的主要任务是自身的生存和繁殖。为了获得成功，单细胞生物与周围细胞争夺资源，但是细胞合力工作比单独工作具有更大的优势。

多细胞生物大约在 17 亿年前进化而成，很可能最初是单细胞真核生物的简单聚合体或菌落。随着时间的推移，细胞间的互利合作使其得以实现专业化，从而形成了真正的多细胞生物。专业化、劳动分工和细胞间通信，使这些生物比简单的单细胞生物更大、更复杂、更有能力。人体中包含了两百多种这样的特殊细胞，这些细胞大致可分为五类：上皮组织、结缔组织、血液、神经组织和肌肉。

但这种新的复杂性要求多细胞合作要有新的规则。当单个细胞聚集在一起时，它们必须像大城市中的独立个体一样，学会共同生活和工作。单细胞有机体就像生活在树林里的独居者，他可以随心所欲地做他想做的事，周围没有人在乎。如果他愿意，他可以整天光着身子到处走动。多细胞生物就像人口稠密的大城市，必须靠规则来管理社会可接受的行为。赤身裸体四处游荡的人可能会被抓捕。在人类社会中，集体的利益重于个人利益，个人必须服从社会的法则。作为牺牲一些个人自由的回报，社会发展出了专业化、责任分工和信息交流。这种不断增加的社会复杂性，使城市和国家能够更好地主宰其赖以生存的环境。

一个多人的城市或一个多细胞的生物，优先考虑对集体有利的决策。在城市里，有时需要某些人为了大众的利益做出牺牲，比如士兵、消防员和警察。同样，在多细胞有机体中，免疫系统的白细胞及一些其他细胞可能会为了整个机体的利益而牺牲。

细胞要想共同生活和工作，就必须遵守严格的合作与协调的规则。单细胞生物与多细胞生物的优先次序发生了显著变化。单细胞生物与其他细胞竞争以使自己受益。多细胞生物则与其他细胞合作，使构成有机体的整个细胞集体受益。

多细胞生物体与其他生物体争夺食物，但在细胞层面上，该生物体内的所有细胞相互合作（见图 11.1）。

在细胞层面上，单细胞和多细胞生物体的差异表现在几个重要方面：生长、永生、移动和糖酵解。

类别 性质	单细胞生物 个人	多细胞生物 多人城市
优先	个体	整个生物体 / 城市
运作方式	竞争	合作

图 11.1

生 长

单细胞生物不惜一切代价地生长和复制。这是它们生活的全部目的，也是它们的默认状态。培养皿中的细菌或面包片中的酵母从未停止生长和繁殖。资源耗尽之前，生长不会停止。

相比之下，多细胞生物利用促进生长的基因（癌基因）和抑制生长的基因（肿瘤抑制基因）来严格控制生长。细胞只有在感知到正确的时间和地点后才会生长。肝细胞不能在鼻尖生长；肝细胞也不能长到冰箱那么大，这会影响隔壁的肺脏。好边界造就好邻居。这样可以确保整个生物体的良好状态，而不只是单个细胞。

同样，单独个体和多人城市在增长方面也大相径庭。对于树林里独居的生存者来说，增长不受限制，他可以随心所欲地建造自己的房子，不管多大，不管在哪儿，增长就是好的。相比之下，城市会对增长实施严格控制。你不能随便在邻居家的地界上盖个棚子，城市里有确保共同生活的规则。由于可用空间有限，增长通常不见得受到欢迎。如果你扩张了，你的邻居就会为此付出代价。整个城市有发展当然是好的，但是如果城市本身没有扩展的余地，城市中人口的增长未必是好事。

永 生

单细胞生物是永生的，因为它们可以无限复制。像酵母这样的单细胞生物，分裂的次数是没有限制的。例如，有种具有100多年历史的酸面团酵种，仍用于制作面包[2]。只要条件合适，酵母菌就会无限地生长和复制。酵母系是永生的。

多细胞生物体中的细胞系是不允许永远存活的。每次它们复制时，其端粒都会变短，当它们达到临界长度时，细胞就不能再分裂了。此时，细胞系已经衰老。分裂太多次的衰老细胞会通过凋零程序死亡，一旦它们活过了其有效生命期，为了有机体的整体利益，它们就会被移除。

一个住在树林里的独居者，可以随其所愿长久地保留他的房子，哪怕屋顶漏水，墙壁摇摇欲坠。而在城市里，当房子过于老旧，它们会遭到拆除，以免他人受到伤害。毕竟，多数人的需求优先于一个人的需求。

移 动

移动是单细胞生物的自然状态。它们没有特别的义务停留在任何特定的地方。它们四处移动，寻找最有利的环境。细菌已经进化出许多惊人的运动方式。有些细菌使用一种叫作鞭毛的细胞器，鞭毛是一种细长的结构，它的作用很像螺旋桨。其他细菌利用一种被称为 IV 型菌毛的细胞器，做出抽搐和滑动的动作从而移动。

单细胞生物采用被动移动的方式。例如，当条件不好时，酵母进入休眠状态，称为孢子，它可以被风刮起吹散。有的遇到一个良好的生长环境，会复活、萌发；有的则不会，继续处于休眠状态。例如，烤面包的酵母可能会在小塑料袋中保存数年，当放到温水中时仍会被重新激活。

移动对单细胞生物的生存特别有利，因为它们非常依赖于环境来满足其需要。酵母菌若在同一地点停留太久，可能会耗尽其资源而死亡。能够移动意味着它可以在其他地方找到更丰富的资源来繁衍生息。

与此相反，多细胞生物必须确保它们的细胞固定在适当的位置上，不能四处移动。细胞相互作用，相互依赖，所以它们必须在正确的时间处于正确的位置。肝脏依靠肺细胞吸收氧气，身体其他部位则依靠肝脏来为血液排毒。要使这项工作奏效，就必须各就各位。肺细胞不能跳到血液里，不能搭便车去市中心和肝脏闲逛。多细胞生物进化出一种被称为黏附分子的复杂系统，将细胞黏附在其适当的位置。

单细胞生物的默认状态是移动不止，而多细胞生物的默认状态是原地不动。移动发生在整个生物体的层面，而不是单个细胞的层面。生物体四处活动，但有机体内的细胞却不能移动。

一个人独自生活在荒野中，可以随意游走。如果一个地方条件好，他可以留下来。如果不好，他可以继续前行。早期的人类部落通常是游牧民族，在乡野间游荡，寻找食物，躲避敌人。但是一个住在纽约市的人并不能想搬到哪儿就搬到哪儿，也不能随意进出别人的房子。这是生活在社会中的许多规则之一。

糖酵解

能量的生成分为三个阶段：糖酵解、光合作用和氧化代谢。

地球早期的大气层基本上是缺氧（厌氧条件）的，因此，最早的能量生成方式是糖酵解。这个过程可以在无氧的情况下把一个葡萄糖分子分解成 2 个三磷酸腺苷和 2 个乳酸分子。所有现代人类细胞都有进行糖酵解的能力。

能量转换的下一个主要进化步骤是光合作用，它大约在 30 亿年前出现。光合细菌的增殖导致大气层中含氧量增加。

可用氧的增加为进化到第三种主要的能量生成方式奠定了基础：利用线粒体进行氧化磷酸化。氧化磷酸化用氧来燃烧葡萄糖，每一个葡萄糖能提供 36 个三磷酸腺苷，这与糖酵解只能产生 2 个三磷酸腺苷相比，是一次巨大的升级。当有氧可用时，现代人类细胞几乎无一例外地都会采用氧化磷酸化。虽然大多数单细胞生物运用更原始的糖酵解，但大多数真核细胞运用更为有效的方式。

综上所述，单细胞生物与多细胞生物的区别在于以下四个主要特征：

1. 生长；
2. 永生；
3. 四处移动；
4. 运用糖酵解（也称瓦氏效应）。

这张清单是不是看起来很眼熟？这与构成癌症四大特征的属性列表完全相同（见图 11.2）！这当然不是巧合。癌症的特征正是单细胞生物的特征。癌症起源于多细胞生物体的细胞，但它们的行为与单细胞生物非常相似。

癌症的特征	单细胞	多细胞生物体
生长	是	否
永生	是	否
移动	是	否
糖酵解（瓦氏效应）	是	否

图 11.2

癌细胞与正常细胞的区别，正是单细胞生物与多细胞生物体内细胞的区别。这就像是大学考试问题的答案：癌细胞与正常细胞的关系，就相当于单细胞生物与多细胞生物体内细胞的关系。从这个角度考虑，我们可以看到癌细胞与单细胞生物之间更多的相似之处。

专业化

一个独自生活在树林里的人必须独立完成生存所需的所有任务：收集食物、打猎、保护自己、缝制衣服等。如果他唯一的技能是进行税务审计，他就活不了多久。一个社会能将人们细分为不同的职业：农民、猎人、面包师和商人等诸如此类。合作与协调可以提高效率，而这种日益增加的复杂性，最终使人类得以到达外太空，建造超级计算机，征服原子。然而，专业化带来的这些好处是以失去其他功能为代价的。

单细胞生物只能依靠自身来完成生命所需的所有功能，因此，不能专门执行单一任务。对癌细胞的微观描述是，它们是原始的、去分化的（缺少专业化）。随着癌症的发展，癌细胞在外观上变得越来越原始，越来越丧失"更高"的专门功能，这被称为癌细胞的"逆行性生长"（anaplasia）。这个词源于希腊语，ana意为"向后"，plasis意为"形成"。或者说，癌细胞似乎在进化中倒退。

这在血癌如急性粒细胞白血病（AML）中最为明显。正常骨髓产生不成熟的白细胞和红细胞，它们被称为原幼细胞。成熟后，它们会被释放到血液中。这些原幼细胞在骨髓中的含量通常不到 5%，在血液中找不到。急性粒细胞白血病的定义是骨髓中有 20% 以上的未成熟原幼细胞。它们也经常出现在血液中，这是一个不祥之兆。癌细胞是朝着欠发达、更原始、更不专业化的细胞形式而发展的。癌细胞脱离了专门功能而转变为纯粹的繁殖和生长。正常乳腺细胞的专门功能是在需要时分泌乳汁。而乳腺癌细胞却与乳汁分泌无关，只是徒然生长更多的癌细胞。结肠癌细胞不再关注营养物质的吸收，而是主要关注自身的生长和复制。

与此相反，多细胞允许分工，并在结构和功能上更专业化。这种增加了的规模和复杂性，可以使它支配其环境。但是它们变得如此专业，以致无法独自生存。你可以把一些细菌放在地上，它们可能会繁殖生长，但若把一块肝脏放在地上，它一定会很快死掉。

自主权

树林里独居的生存者拥有完全的自主权。住在纽约市的人必须遵守许多规则和法律：他必须交税，必须遵守公寓的行为准则，也必须遵守社会规范。

单细胞生物是它们自己的老板，拥有完全的自主性。癌细胞也一样，它们不遵守规则。乳腺癌细胞不理会乳腺的边界，会转移到其他器官。乳腺癌细胞对来自大脑的命令、激素或人体使用的任何其他正常控制方法都毫无反应。乳腺癌细胞的生长只是为它自身的利益，而不是为了生物体的整体利益。

在多细胞生物中，每个细胞必须完全遵令行事。激素对该做什么带来详细指示。如果胰岛素很高，细胞就不能拒绝葡萄糖的进入。细胞没有自主权，不能在机体外生存。晚上你的肺不会在冰箱里翻来翻去。出去遛狗的时候，我们不会停下来跟邻居的肝脏打招呼。你不会对你的肾脏大喊："把马桶座圈放下来。"

摧毁宿主

独居的生存者可能会对周围的环境漫不经心，把垃圾倒进河里冲走，让它成为别人的麻烦。然而，一个城市却需要对当地的环境进行严格管理：垃圾必须存放在指定地点，你也不能开车轧过邻居精心修剪的草坪。

单细胞生物对周围环境不承担任何责任。酵母菌会尽其所能地杀死其邻近的细菌，因为它们在争夺食物和其他资源。亚历山大·弗莱明观察到青霉菌能分泌出一种杀死周围所有细菌的物质，这促成了世界上第一种现代抗生素——青霉素的问世。

癌细胞和单细胞生物一样，具有局部破坏性。癌细胞的生长会以损害其邻居的利益为代价，不断破坏周围的组织。对邻居越恶劣，对它们自己可能就越有好处。癌细胞就是那个故意开着皮卡车越过邻居家草坪的家伙。这样的竞争既可以利己，也可以损人。这种一箭双雕的策略就是丛林法则。

与社会一样，多细胞生物中的细胞必须是和睦相处的邻居。多细胞生物必须维护细胞外环境（或称细胞外基质），以免伤害到它们的邻居。例如，正常的肝细胞不能简单地将它们的废物倾倒在隔壁肺脏的后院。正常的乳腺细胞不能损害邻近的皮肤细胞。

扩张性增长

单细胞生物通过分裂为两个子细胞而生长。在资源充足的情况下，每一代的数量都会倍增，从而导致非常迅速的扩张性增长。癌细胞就是这种扩张性增长的典型,但多细胞生物的细胞则不是。例如，成人肝脏的大小基本保持不变，因为数以百万计的新生肝细胞会与等量的死亡细胞达到平衡。如前所述，多细胞生物对生长有严格控制，不允许无节制的种群扩张。

侵入新环境

单细胞生物经常侵略和利用新的环境，无休止地寻找更多的食物。在一片面包上生长的酵母霉菌会持续扩散，直到覆盖整片面包。

癌细胞像单细胞生物一样到处侵袭，在转移过程中可以在新的环境中殖民定居。乳腺癌细胞可以在肝脏中存活，肺癌细胞可以在大脑中扎根。人们也常说感染会转移。感染可能始于肾脏，通过血液传播，最终感染心脏瓣膜。这种蔓延的感染通常是致命的。

多细胞生物中的细胞保持着清晰的边界，它们不能在指定区域之外生存。正常的乳腺细胞不能在完全陌生的肝脏环境中生存，肺细胞不能在大脑中逗留。

资源竞争

单细胞生物激烈地争夺资源，完全是为了一己私利。只有获得足够食物的细胞才能存活下来繁衍，否则就是死路一条。癌细胞同样直接竞争资源，而不考虑其他细胞的根本利益。一个癌细胞会用尽它能利用的所有葡萄糖，即使必须剥夺正常细胞的葡萄糖也在所不惜。当癌细胞把自己喂饱的时候，癌症患者经常会失去大量的肌肉和脂肪。这种过程在大多数晚期癌症中很常见，这被称为癌性恶病质。

多细胞生物中的细胞不会直接相互竞争，争夺葡萄糖等资源。资源稀缺时，它们有明确的分配规则。例如，在饥荒期间，月经和生殖能力都会暂停，头发的生长会减慢，指甲也会变得脆弱。稀缺的资源被导向关乎生物体生死存亡之处，一些个体细胞可能会被牺牲，相对多余的细胞会经历凋亡。

基因组不稳定性

遗传变异允许一个物种在不可预知的环境中进化和生存。单细胞生物以分裂成两个子细胞来进行无性繁殖，子细胞在遗传上与母体完全相同。如果以100%的保真度复制，则不会有任何遗传变异。为了创造遗传多样性，单细胞生物必须变异。

微生物经常利用复杂的机制来提高其基因突变率，以应对压力，如非整倍体[3]、滑链错配、聚合酶滑移、基因扩增、解除对错配修复的管制，以及非精确同源性之间的重组[4]。这些过程听起来很复杂，但确实如此。关键在于，需求是发明之母：单细胞生物在需要时可以找到提高突变率的方法。

正如我们已经痛心指出的，癌症充满了基因突变。癌症的基因突变能力几乎比现存的任何东西都要强大。基因突变是癌症的标志之一，是癌症之所以成为癌症的最根本的能力。对于单细胞生物和癌细胞来说，突变能力是一件好事；而对于多细胞生物，则是一件坏事。

多细胞生物通过有性繁殖产生遗传变异，这种生殖混合了亲本基因，但即使不同的基因组合在一起，基因组的稳定性也是有利的。细胞是如此地相互依赖，以致一个细胞的突变通常会对另一个细胞产生不利影响。如果一个肺细胞发生突变，不再发挥作用，它将对身体的其他部分产生有害影响。一种激素途径的突变可能会损害另一种激素途径，产生多米诺骨牌效应。因此，多细胞生物进化出DNA修复机制，来降低这种自然突变率。

突变使单细胞生物产生基因变异来应对环境的改变。多细胞生物中的细胞无须处理环境的不稳定性，因为环境相对稳定。周围液体的离子化合物被控制在非常严格的范围内，体温相对恒定（见图11.3）。

这种将癌细胞作为一种侵袭性单细胞生物的范式，解释了为什么癌症比其他人类疾病（如心脏病）更像感染（见图11.4）。

细胞	多细胞生物	癌细胞	单细胞生物
做法	合作	竞争	竞争
生长	否	是	是
永生	否	是	是
移动	否	是	是
糖酵解	否	是	是
去专业化	否	是	是
自主权	否	是	是
摧毁宿主	否	是	是
扩张性增长	否	是	是
侵入新环境	否	是	是
资源竞争	否	是	是
基因组不稳定	否	是	是

图 11.3

进化范式

癌症起源于多细胞生物体的细胞，但它的行为方式与单细胞生物完全相同。这是一个非同凡响的新奇发现。终于，我们对这个古老的问题——什么是癌症——有了一个新答案。长期以来，癌症范式 2.0 的传统答案是，癌症是基因突变的随机累积。但是戴维斯和其他人发现癌症的起源就是生命本身的起源。癌症本来不是单细胞生物。而多细胞生命在于合作，单细胞生命在于竞争。这种回到早期祖先的表型被称为返祖现象，是默认的早期版本，或者说是返回到了进化前期。

特征	感染	癌症	心脏病
侵犯组织	是	是	否
转移	是	是	否
耐药性	是	是	否
发生基因突变	是	是	否
细胞进化	是	是	否
分泌	是	是	否

图 11.4

人类文明已经从一小群相互竞争的个体发展到了共同合作的大社会。人类社会的规模、复杂性和专业化程度的提高，使城市成为主要的生活形态。同样，地球上的生命也从单细胞进化到多细胞。增加的体积、复杂性和专业化使多细胞生物（如人类）占据主导地位。癌症就像是电影《疯狂的麦克斯》中的世界末日一样，一小群人为了争夺资源而互相争斗不休。

城市居民和树林里独居的生存者看起来完全不同，但实际上，他们是相似的，只是面对不同的境遇而已。在树林里，人们互相竞争。在城市里，人们互相合作。但是在一个城市中，当法律和秩序崩溃时会发生什么呢？城市居民的行为就会越来越像树林里的生存者一样。问题不仅在于"种子"，还在于"土壤"。

癌症是多细胞合作的破裂。在一个运转良好的社会中，当一个细胞表现得如同一个单细胞生物时，就会发生癌变。正如一个城市有健全的法律一样，正常细胞有强大的抗癌机制，其中包括免疫系统的细胞。当这种机制被击败、细胞合作的规则被打破时，细胞就恢复到原始的程序。随着它不再循规蹈矩，它只会优先顾及自身的生存。

没有了合作，个体要么竞争，要么死亡。这种向单细胞性的逆转，给生物体带来了毁灭性的结果。因为所有的多细胞生命都是从单细胞生物进化而来的，所以所有的多细胞生物都包含着致癌所需的基本途径。于是，癌症的"种子"就包含在每种多细胞生物的每个细胞中。癌症的起源就在地球上多细胞生物体自身的起源中（见图11.5）。

然而，这个原本是多细胞群落一部分的细胞，是如何将其行为方式转变为如同单细胞生物的呢？生物宇宙中只有一种力量能够具有这种能力，那就是进化。

癌症范式 3.0

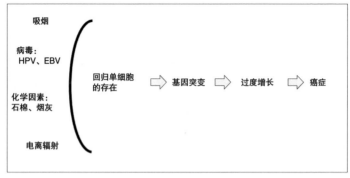

图 11.5

第十二章

肿瘤进化

查尔斯·罗伯特·达尔文在田园一般的加拉帕戈斯（Galápagos）岛上研究动物。1859 年，他出版了《物种起源》一书，论述了"物竞天择"这一历史性的进化理论。根据传说，达尔文注意到一种他认为是地雀的鸟类——实际上可能是一种叫唐纳雀的美洲雀，它们的喙的形状和大小根据食物来源而有所不同。有些鸟的喙长而尖，非常适合吃水果，而另一些鸟的喙短而厚，非常适合吃地上的种子。达尔文认为，尖嘴鸟在果实丰富的地方很常见，而厚喙鸟多在种子丰富的地方生存，这不可能只是一种巧合。

他关注了另一只鸟，将其识别为驯养的鸽子，但实际上它可能是一只岩鸽。在 19 世纪，鸽迷们为了某些特性而进行配种饲养。想要一只白鸽，饲养者就会选出颜色很浅的鸽子交配，这样繁衍多代后，最终可以得到一只纯白的鸽子。同理，想要一只羽翅巨大的鸽子，饲养者就会选择羽翅最大的进行几代繁殖。经过人工选择，最终会产生一只具有所需特征的鸟。并不需要知道特定的基因突变，只需知道选择的标准即可。

人工配种已经有几千年的历史了。为了产更多的牛奶，产奶最多的牛被繁殖饲养，而其他的牛变成了炖牛肉。最终，我们有了优良的荷斯坦奶牛（一种有着黑白花纹的奶牛），它每天能产

30升以上的奶。不同的基因突变可以产生相同的结果。瑞士棕色奶牛也是一种优良品种，但它的基因与荷斯坦奶牛完全不同。这些基因变异不是随机突变，而是为了一个特定的目标：多产牛奶。

达尔文推断，同样的选择过程也发生在加拉帕戈斯的地雀身上。他假设这种现象存在于一种自然选择的过程中，而并非是人为选择的特定性状。水果丰富的地区有利于长喙的鸟类生存，当这些长喙的鸟一起繁殖时，会产生更多的长喙鸟。

长而尖的喙不是随机基因突变（种子）的结果，而是环境条件（土壤）的结果：在所有可能的喙的构造中，大量的水果有利于尖嘴突变，这样才能促进繁衍。如果主要的食物来源是种子，情况则恰恰相反，短喙成为那些鸟类的优势。

通过选择而改变的种群，无论是人工的还是自然的，都有两个先决条件：遗传多样性和选择压力。如果每只鸟都有相同的喙，或者每头奶牛产奶量都相同，那么通过自然选择进化就是不可能的，因为所有的选择都一样，没有天然的优势或劣势。自然选择解释了某些特征出现或消失的过程。环境则施加选择压力来决定哪些基因变化对生存最有利。土壤决定哪些种子会茁壮成长。体细胞突变理论认为，癌细胞的基因是单一的，突变是随机积累的，而没有经过任何选择过程。这样的假设大错特错了。

肿瘤内异质性

癌症是否包含进化所必需的遗传多样性？答案是百分之

一百的肯定，正如癌症基因组图谱所示。即使在单个肿瘤中也存在显著的基因差异，这被称为肿瘤内异质性（intratumoral heterogeneity）。前缀intra表示"内部"，而异质性（heterogeneity）意为"多样性的状态"，因此肿瘤内异质性指的是在单个肿瘤中发现的惊人的基因突变多样化[1]。

具有许多相似特征的肿瘤在基因测序上表现出极大的差异[2]。即使在同一患者体内，同一个肿瘤在不同部位也会显示出截然不同的基因突变[3]。例如，在2012年的一项研究中，研究人员对同一患者的同一肿瘤进行了活检。对9个原发肿瘤的切片和3个体内不同转移部位的样本进行了基因测序和比较。按照体细胞突变理论推测，应该是100%的基因相同，但事实却完全不同，只有37%的体细胞突变是共同的。可见，癌症不是一个单一的基因克隆，而是包含多个不同的亚克隆。

大多数癌症都有一个占优势的克隆，它占肿瘤的50%以上，其余的则包含多种不同基因的亚克隆群。有时单个肿瘤内的癌细胞之间存在着难以置信的基因差异。在一个研究案例中，主克隆与一个亚克隆有15600个基因突变的差异[4]！

肿瘤的基因多样性不仅体现在空间上，而且也体现在时间上[5]。新的突变不断涌现，同时其他突变却在消亡。一项研究将复发转移性乳腺癌的基因组与9年前的原始基因组进行了比较，在转移灶中发现了19个不曾出现在原发肿瘤中的新突变[6]。肿瘤内异质性的遗传多样性是肿瘤进化的关键促成因素，它使得自然选择通过分支进化而进行。

分支进化

肿瘤是如何进化的？体细胞突变理论认为癌症呈线性发展，癌细胞一次只增加 1 个突变，直到细胞获得成为癌症所需的所有特征。这一理论预测，施以单一的干扰，如药物或基因工程抗体，就可以打破整个癌症生长链，从而治愈癌症。真是一个美妙的设想。现在我们已经知道，对大多数常见的癌症来说，这是何等的荒谬。

肿瘤内异质性允许更稳健的分支链进化过程，而不是单链进化。癌症不是沿着一条链进化的，而是沿着多条轨道进化的，就像一棵树长出多个分枝。一个分枝遇到障碍，不会阻碍树的整体生长，因为其他位置上更具优势的分枝将继续生长（见图 12.1）。

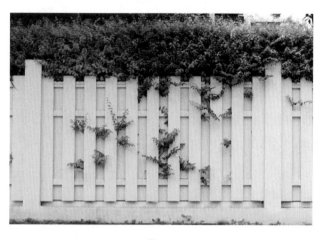

图 12.1

假设一棵树生长在栅栏附近。如果这棵树只有一根树枝，碰到木栅栏就会受阻停止生长。但如果这棵树有多个分枝，它可以几乎不受阻碍地寻找和利用栅栏上的开口而生长。大多数物种都以相似的方式进化。例如，达尔文研究的雀类有各种各样的喙，在某些条件下，长喙更具优势；而在其他情况下，短喙更占便宜。

癌症也是沿着分支进化的。图 12.2 说明了肿瘤内异质性和分支进化如何使癌症生生不息。当癌症遇到阻碍时，例如，化学疗法的实施杀死了 99% 的癌细胞，只需一个癌细胞亚克隆存活，就能使肿瘤重新繁殖，并使进化过程继续下去。就像一棵有多个分枝的树，只需要一个空隙就可以穿过篱笆生长。

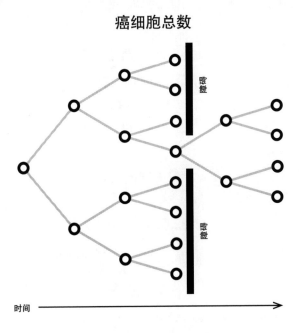

图 12.2

最新的研究已经能够跟踪患者体内的癌症发展变化。图 12.3 说明了如何绘制单个肿瘤的基因突变图及其随着时间的演变过程。癌症突变的发展就如同树枝的生长，指明这一点比了解具体的某个突变更为重要。

从正常组织开始，所有的癌细胞都是以常见的单一突变开始的。体细胞突变理论认为这种单一的突变就是癌症偏离正常组织的全部程度，但这只是癌变的开始，而不是结束。新的突变从主干分支而来，随着时间的推移，越来越多的新分支生长出来[7]。当肿瘤遇到阻碍其生长的问题时，它的许多不同的亚克隆中的一种可能会提供解决办法。这种亚克隆可能继续增殖成为主导基因，整个肿瘤继续生长。因此，障碍物起到了选择压力的作用。

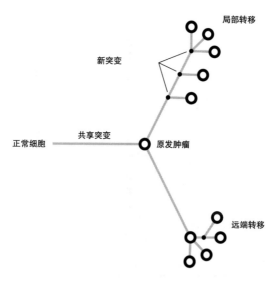

M. Gerlinger 等，"多区域测序揭示的肿瘤内异质性和分支进化"，
《新英格兰医学杂志》，366（2012）：883–92.

图 12.3

治疗意义

癌症是通过分支进化而在时间和空间上不断演变的，相比前几十年在癌症研究领域的正统观念，这是一个重大突破。它对癌症治疗产生了两个主要的影响，并在很大程度上解释了肿瘤学毫无进展的原因：

1. 单一靶向治疗不太可能成功；
2. 癌症可能进化出耐药性。

首先，大多数癌症在其整个基因组中只有少数的基因突变是共享的。因此，针对单一突变的单一药物，不太可能成功治疗整个肿瘤。采用靶向个性化的药物来阻止 1 个或 2 个基因突变的梦想，现在已经完全破灭了。

当然，也有例外。靶向药物在慢性粒细胞白血病和 HER2/neu 阳性乳腺癌中表现出色。但是，由于大多数癌症含有数百种突变，这种策略就显得无能为力了。因为这需要几十种不同的药物来对付每个不同基因的癌症位点，包括已转移的部位。

抗癌就如同砍树。你可以对准树干猛挥一斧，但很难把它砍断。砍掉了分枝，却不能阻止树的整体生长，因为你只是在修剪树，而不是砍倒它。树干通常难以砍断，而针对数百个小的分枝下手则效率低下。

采用精准靶向药来对付多个基因突变是令人气馁的。一次肿瘤活检会遗漏大多数基因突变的异常情况。即使你知道所有存在的突变，也需要将数十种或数百种药物配合使用，才能影响到所有分支。"精准"化疗的方法来自基线性进化的错误假设。异质性是动态的，是随着时间和空间的变化而变化的，而我们的治疗方法却是静态的。

在这场长达50年的抗癌战争中，通过研究数百万种基因突变的可能方式，我们曾误以为这些信息能引导我们找到有效的治疗方法。遗憾的是，我们并没有接近这一目标。当癌症有成百上千个突变时，仅仅设单个突变为靶子，并不是一个明智的策略。

人类癌症中最常见的突变基因叫作p53，其中大约50%是有缺陷的[8]。它在1979年被发现。因为它在维持基因组稳定性方面很重要，有时被称为"基因组守护者"。任何由毒素、病毒或辐射等引起的DNA损伤，都会激活p53基因。如果损伤很小，p53会修复受损的DNA。但是，如果损伤太严重，p53就会打开生杀开关并激活凋亡程序，从而保护基因组免受缺陷细胞的侵害。

自从p53被发现以来，仅仅关于这个基因就已经发表了65000余篇科学论文。保守地以每篇论文10万美元的成本来估算，在这一专题上的研究花费已达65亿美元。自1979年以来，估计有7500万人患上了与p53相关的癌症。以如此巨大的代价，无论金钱还是患者的痛苦，我们换来了什么？2019年，美国食品药品监督管理局批准的针对p53有关的治疗方案总数为0。没错，是0！为什么找到有效的治疗方法如此之难？到目前为止，已经鉴定出18000个不同的p53基因的突变。

此外，分支进化使癌症产生耐药性，这是细菌感染中常见的现象。基因多样化的细菌群通过产生耐药性来适应抗生素。第一次使用抗生素时，大多数细菌都会被杀死。最终，某种罕见的突变使某种细菌得以存活。它可以茁壮成长，因为其他细菌已经死亡,没有了竞争。当下一次感染发生时,细菌对抗生素产生了耐药性。癌症的行为就像一种侵袭性的原生动物,通常会对化疗、放疗、激素甚至是更新的基因疗法产生耐药性。

肿瘤内异质性和分支进化,是地球上几乎所有生命体都具备的强有力的生存机制。这两个生存机制的共同作用,使生命体适应新的环境。这解释了药物研发中的失败率为什么极高;癌症治疗药物的失败率几乎是治疗其他疾病的药物失败率的 3 倍[9]。

分支进化为癌症治疗提供了一个概念框架。要想成功,你必须做大,或者放弃。做大就是攻击"主干"突变,这可能有效,但很困难。在极少数情况下,我们能够找到一种可以切断主干的治疗方法,如伊马替尼或曲妥珠单抗。在这里,使疾病发生逆转所需要的全部,就是剪断链上的一个环。

另一个成功的策略是结合多种不同的治疗方法来对抗癌症。这涉及同时使用多种化疗药物,以及手术和放疗等。有时这种治疗效果很好。许多白血病和其他儿童癌症是通过联合化疗治愈的。化疗最早的突破之一,是将多种药物组合为一体的方案。今天,在化疗时,很少只使用单一药物,取而代之的是三四种药物,以恰当的配比联合使用。

这和治疗某些感染的策略是一样的。感染和癌症的机制都很像单细胞有机体,它们的相似并非巧合。结核病是由一种生长缓慢的细菌引起的,需要同时使用几种抗生素来治疗。如果能把百分之百的微生物杀死,那么它就没有产生耐药性的机会了。

在基因上灵活多变的癌症一直在持续演变。静态的基因靶向治疗很容易被击败。癌症在博弈,它仿佛是一种永远变化、不断发展的战略游戏。而使用单一的靶向基因治疗,就像在一个一成不变的时间段里，依赖一个一成不变的套路，结果几乎总是失败。

癌症过去一直被认为是一个单一的基因克隆，所以被认为与进化过程并不相干。后来发现，癌症的进化是令人振奋的事情。几十年来，我们第一次对癌症的发展有了新的认识。整个被称为进化生物学的学科，现在可以用来认识和解释癌症的起源、发展和基因突变。

癌症是不断演化的，这意味着它们是移动的，而不是静止的目标。要击中一个移动目标的关键是知道它背后的驱动力，所以击中癌症的关键是了解这些突变背后的驱动力。那些选择压力是什么呢？

选择压力

癌症的深层进化根源远远早于人类的起源，可以直接追溯到地球上多细胞生命的起源。那么，什么是癌症？简单的答案是：癌症是一种单细胞生物体，为了从一个有合作规则的"社会"中的正常细胞转变成单细胞，它必须经历成百上千次的基因突变。下一个要回答的问题是：是什么引发了这些突变的选择？

体细胞突变理论认为，癌症仅仅是基因随机突变的积累。但癌变显然不是随机的。相反，癌细胞以猎犬般的坚定目标和坚韧不拔的努力，朝着一个明确的方向——单细胞演变。癌症不可能存在于宿主之外，也不可能传染。成功的癌症会杀死自己的宿主，并最终在这个过程中杀死自己。癌症越致命，就越快自取灭亡。但是为什么癌症会演化成这种形式，最终杀死自己呢？

进化生物学的原理给我们提供了深刻的理解。首先，癌症的行为类似于单细胞生物。在培养皿中的细菌会持续生长，直到食物用尽。它们不会为应对明显的食物资源消耗而减缓生长，因为每个细胞在这时只关心自己的生长。它们生长，直至食物耗尽，然后死去。这与癌细胞的生长模式完全相同，癌细胞会持续生长，直到宿主生物体死亡。到了这一步，癌细胞必然会全部死亡。

其次，癌症大多发生在已经过了生育期很久的老年人身上。增加患癌风险的基因仍会遗传给下一代。例如，BRCA1 基因会显著增加患乳腺癌和卵巢癌的风险。乳腺癌的平均诊断年龄为 42.8 岁，通常是在妇女生了孩子之后。这样，尽管癌症是致命的，BRCA1 基因还是被传递了下去，并在人群中持续存在[10]。

癌症不同于其他遗传疾病，因为它是进化的。例如，镰状细胞贫血是由基因突变引起的，这种突变在所有病例中都是相同的，并且在时间和空间上都是稳定的。癌细胞的突变则是不断变化，不但人与人之间不同，甚至在同一个人体内也会随着时间的推移而发生变化。但是，如果癌症是不断且独立地发生变异，那么它们怎么会变得如此相似，具有相同的特征呢？这有两种可能性：趋同进化和返祖现象。

趋同进化

在相似的环境条件下，动物可以各自独立进化出相似的有利特征，这种现象被称为趋同进化。例如，澳大利亚和北美的飞松鼠在基因上并不相关，但外表几乎完全相同。这些动物进化出相似的特征，是因为它们都面临着同样的自然选择压力。两大洲的松鼠都面临着地面掠食者的威胁，而翼状的肢体可以让它们在树与树之间滑翔，这给它们的生存带来了巨大的优势。两个不相关的物种在同一个解决方案上趋同：长出利于滑翔的翼状肢体。

长出翼状皮瓣需要显著的基因改变。如果你问："为什么这些松鼠会发展出滑翔能力？"答案可以是基因突变。然而，这只是直接原因。最终的答案是，环境促使基因突变进化出滑翔能力。这两种松鼠的基因差异很大，但突变集中在一个相似的表型上，因此被称为"趋同进化"。这种正向进化在松鼠的原有构造上增加了新的滑翔能力。

现在，让我们回到癌症上。它是一个趋同进化的例子吗？历史上的每一个癌症病例都一步一步地增加新的特征，必须独立地重新发明车轮吗？新突变的可能性是无限的。从一个正常的基因组开始，这种迅速发展的癌细胞会逐步增加新的突变，生生不息，长生不老，移动，使用瓦氏效应，直到它变成一个完整成熟的癌症吗？

如果历史上数百万癌症中的每一个都是独立进化的，那它们怎么会如此相似呢？不可能是因为环境，因为环境完全不同。肺和乳房完全不同，乳房和前列腺更不一样。为何从 1920 年的日本男性到 2020 年的美国女性，在微观层面上，每一例癌症都相似得难以区分呢？

让我们看看狗的进化史。家狗的祖先是狼崽，我们现在已经有数百种不同的狗的品种。有些个体大，有些小；有些没毛，有些毛发浓密；有些友好热情，有些冷漠淡然。但它们都是狼的后代。狗有数百种变异，外观也各不相同。而结肠癌起源于正常的结肠细胞。在经历了数百万个独立演化的突变之后，历史上每个结肠癌病例看起来却都没有多少区别，这样的概率难道不是微乎其微吗？

如果正向的趋同进化是主导力量（见图12.4），那么历史上的每一种癌症都是一个独立发生的新突变。它们看起来相同，甚至在微观层面上也如此，难道这只是巧合而已？

这简直是不可想象的。

那么，我们如何解释这一惊人的巧合呢？当保罗·戴维斯思考这一问题时，他对癌症如此"深深地嵌入多细胞生命中的方式"感到震惊[11]。癌症的根源在于我们进化的过往。或许癌症并不是一个正向的进化过程，而是反向的过程。

返　祖

2001年出生在印度的阿尔希德·阿里·可汗（Arshid Ali Khan）背部下方有一条7英寸长的尾巴，为此他被奉为印度教猴神哈努曼（Hanuman）的转世[12]。人类的尾巴是返祖（返祖一词源自拉丁语atavus，意为"祖先"）现象的一个例子，是一种祖先特征在失去了很多代之后的再现。蹼状指是另一种返祖现象。虽然罕见，但返祖现象时有发生。它们是如何发生的呢？一般有两种可能性：

1.要从无到有形成一条尾巴，需数百个突变聚集在一起，这是一个正向的进化，是在原有结构中增加一个新的特征。

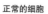

正常的细胞

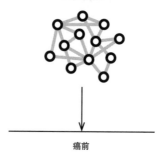

癌前

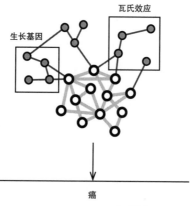

癌

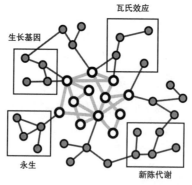

图 12.4

2. 尾巴的生物蓝图已经存在，但通常被抑制了。失去抑制机制会让尾巴显现出来。这是一种反向的发展，它揭示了一种古老但隐藏的特征。

第一种可能性涉及难以置信的结合。形成尾巴的肌肉和结缔组织必须呈管状生长。上覆的皮肤细胞必须恰当地生长，以包裹住尾巴。血管必须生长以供应这条异常的尾巴所需的血液。如果这是一个前所未有的突变，那么它不一定要看起来像尾巴。它可能看起来像耳朵或手指。它也不一定需要在正常的尾骨位置生长。比如，它可能会在头顶或腋窝长出来。

第二种可能性表明，人类胚胎中已经包含了尾巴所需的所有基因指令，表明了我们是从灵长类动物进化而来。人类进化出抑制尾巴生长的基因，但最初的蓝图被深埋起来，一个罕见的尾巴抑制基因的缺损将允许"尾巴生长"的遗传程序运行。当这种基因突变发生时，每一个尾巴的外表看起来都和历史上其他有过尾巴的人一致。

想象一下，在一个美术课堂上，每个孩子都画了一幅相同大小、相同颜色、相同花朵的图画。是每个孩子都独立地决定画同样的画吗？几乎不可能。更为可能的是，这幅画来自一个按数字画画的图画本，每个孩子都是在照章描摹。说回到癌症的情况，是历史上的每一个癌症都独立地决定进化出所有的四大特征来，还是这些特征原本已经存在，只需要重新开启就行了？

返祖理论认为，癌症是向进化早期的单细胞形式的逆转。癌症已经存在于每一种多细胞生物的每个细胞深处。这个基本蓝图早已组装就位，只需要重新启动它。这种返祖本质上是一种倒退，而不是正向的进化。这是对早期生存版本的回归。这合理地解释了为何历史上的每一个癌症都独立发展，但看起来却还是一样的。

癌症是正常细胞的单细胞祖先。在向多细胞进化的过程中，在原始程序中增加了新的控制系统，以保证合作与协调。单细胞生物具有生长、永生、四处移动和使用糖酵解产生能量这四个特征。随着多细胞性的进化，添加了新的基因指令以阻止生长，使细胞死亡，阻止细胞移动，并改变了能量的产生方式，使用更有效的氧化磷酸化。

但是，关键在于，这种古老的单细胞程序并没有被删掉。尽管受到压制，但它依然存在。新程序是在旧程序的基础上建立起来的，如果新的抑制性编码失败，那么旧的编码就会崭露头角。返祖现象就像宠物老虎，你可以训练老虎容忍人类，以盆进食。但是如果它生气了，忘记了训令，就会重回到野兽本性。

返祖理论认为，单细胞生物包含着一个原始内核，此内核具有核心的遗传程序，即允许生长、永生、移动和使用糖酵解。这种内核也存在于多细胞生物中，是生物体从单细胞生物进化而来的历史残余物。新的基因程序在旧的核心之上发展，将旧的竞争行为转变为合作行为。如果这些后来增加的控制基因被破坏，那么祖先的特征就会重新出现。正常细胞就这样完成了癌变（见图 12.5）。

这一理论做出了一个大胆而又正确的预测，即癌症是一种常见而非罕见的疾病，因为与正向的趋同进化中要构建数百个协同的新突变相比，破坏控制机制要相对容易得多。每个细胞的生存而不是多细胞生物的生存，才是自古以来我们与生俱来的权利。

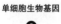

单细胞生物基因

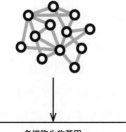

多细胞生物基因

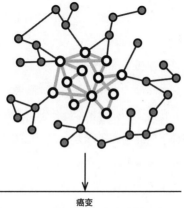

癌变

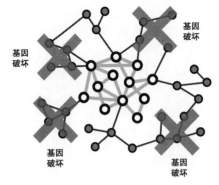

图 12.5

事实上，癌症的发病率远远超过已知的突变率。

癌症沿着进化的同一条路径，反向回到了单细胞生命体。因为这种原始的程序存在于所有细胞中，随着癌症的发展，它们之间就变得越来越相似。它们进行去分化（彼此的差别变小了），实际上，去分化是用来描述癌症行为的精准术语。

所有癌症都是通过遵循一条引导路径（返祖），而不是随机行走（趋同进化）而到达同一个目的地（单细胞性）的。趋同进化是加法，返祖现象是减法。这些基本的途径已经进化了数百万甚至数十亿年。癌症早已存在于所有的多细胞生物体中，它只是需要被揭开面纱。

为什么癌症会存在于所有多细胞生物之中？为什么身体里的每个细胞都能变成癌症？为什么癌症如此普遍？如果癌症是独立发生的，为什么它们之间如此相似？体细胞突变理论没有答案，但返祖进化解释了癌症的许多行为。然而，使多细胞生物中的合作性细胞转变成竞争性的单细胞生物体，其最初的选择压力是什么呢？既然现在我们知道什么是癌症了，就可以问一个新的问题：是什么导致了癌症？

第十三章

癌　变

　　癌症新的进化范式找到的答案完全出人意料。癌症是向居于进化史早期单细胞生物体的逆向进化，或者说是返祖现象。多细胞生物体中的细胞必须抑制它们的单细胞冲动。一旦这些单细胞特性暴露出来，结果就是癌症。这有什么证据吗？最近的研究发现越来越多。根据这一理论，癌细胞应该表达更多古老的单细胞基因，而较少表达较新的多细胞时期的基因。目前研究所发现的正是如此。癌症突变的数量正好在单细胞性和多细胞性的交界处达到峰值[1]。

　　在 2017 年的一项研究中，将 17318 个已知的人类基因分为 16 个不同的组，称为系统发育层级（phylostrata）（见图 13.1）。在古代基因进化史上，系统发育层级的 1 到 3 层属于单细胞生物，而 4 到 16 层包含了更多的近代基因。

　　研究人员随后提出的问题不是哪些基因发生了突变，而是这些突变是何时发生的。从哪个进化时期开始的？是否如进化理论所预测的那样，在癌症中较老基因的表达增加，而较新的进化基因的表达减少了？

　　答案是肯定的。系统发育层级中 1 到 3 层的远古单细胞基因优先进行癌症表达。在系统发育层级的 4 到 11 层中代表从单细

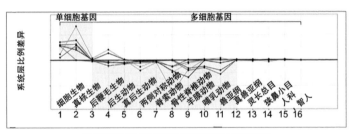

单细胞基因和多细胞基因之间相互作用的改变在各种
实体肿瘤中驱动了转化的标志。Trigos AG 等。

图 13.1

胞生物向多细胞生物转变的基因，是在癌症中最一致和最明显被
破坏的，这些正是促进细胞内合作的基因[2]。癌细胞表达更多的
单细胞基因，这增加了细胞间的竞争。同时，癌症抑制那些试图
控制单细胞冲动和鼓励合作的基因。这项研究提供了全面的证
据，证明癌细胞试图从基因上回到单细胞生命。癌细胞的侵袭
性越强，单细胞基因表达得就越多。

　　于 2004 年启动的桑格研究所（Sanger Institute）的癌症
体细胞突变目录（COSMIC）数据库是世界上最大、最全面的，
它汇集了癌症的各种基因突变。在 2019 年的最新版本 v90 中，
它记录了超过 900 万个不同的编码突变[3]。对这些突变的分析
研究发现，在多细胞生物进化开始时就具有相同的癌症基因密
度[4]。癌症优先突变那些在多细胞进化刚开始后就产生的基因，
即大约来自 5 亿年前的基因。癌症突变不是随机的，而是集中
针对在单细胞和多细胞生物的结合点上，这正与返祖理论所预测
的一致[5]。非常罕见地，这一粗略的预测竟然 100% 正确。这一
理论预测，对于癌症是否发生，释放（肿瘤抑制基因）的突变
比那些刺激生长（癌基因）的突变更为重要。换句话说，把你

的脚从刹车上挪开比造一个新的油门踏板更容易。最近的研究发现正是如此。

在临床肿瘤样本中，肿瘤抑制基因的改变是癌基因改变的2.3倍[6]。癌症逐渐破坏原有的调控结构，以重新激活其作为单细胞生物体的"遗传记忆"。肿瘤抑制基因p53是迄今为止人类癌症中最为显著的基因突变，它在超过50%的肿瘤中被发现。众所周知，BRCA1基因增加乳腺癌和卵巢癌的风险，它也是一种肿瘤抑制基因。

实验性肿瘤进化研究惊讶地发现，有12911个基因都显示出选择压力的证据，其中超过75%的基因表达减少[7]。取消或减少抑制基因的管控功能比加速生长基因更为重要。从逻辑上讲，降低一个基因的功能要比增加它的表达容易得多。如果你随意地用扳手击打你的汽车，结果是你可能对车造成损害，而不是让车运行得更好。癌症不是增加更多的功能，而是减少对原有功能的控制。癌症与其说是基因获得新的能力，不如说是释放旧的潜能。

不同的细胞，如肺细胞和肝细胞，有着截然不同的结构、功能和生存环境。随着细胞向癌症演化，它们开始逐渐失去本身的特征，开始变得越来越相似。它们变得更加原始化和去分化，这是两个通常用来描述癌症的病理术语。从概念上讲，癌症朝着同一个单细胞目标演化：干细胞[8]。这种向干细胞的逆转，使肺细胞产生足够的变化以便能够在肝脏中生存，因为原始的肺细胞与肝脏有一些共同的特征。癌症是一个逆向进化的过程，很容易被误认为是产生新物种的进化过程。

物种形成

癌细胞被我们的免疫系统视为一种新的入侵物种。我们经常接触外来微生物，我们免疫系统中的高致死细胞必须仔细区分"自身"和"非自身"细胞。我们既想杀死外来侵略者，又不想错杀自己的细胞。与病毒、细菌和真菌一样，癌细胞被我们的自然杀手细胞识别为"非自身"，并杀死清除。

癌细胞最初可能来自正常细胞，但从免疫系统的角度来看，它已经发展成为一种外来物种。在自然界中，物种形成（新物种的发展）并非罕见。狗可能是从狼进化而来，但它们不是狼。乳腺癌细胞可能是由正常的乳腺细胞演变而来，但它们不是正常的乳腺细胞。癌细胞与它们的发源细胞有许多不同之处，它们的专业化程度较低，而且是去分化的。

癌细胞可以被认为是一个入侵物种，有几个原因：它将能量和资源导向自身，而不考虑整个生物体的需求；它以牺牲宿主利益为代价进行繁殖和保护自己；它能在人体恶劣的环境中生存成长[9]。癌细胞也随着时间和空间而演化，但其进化路径与整个有机体完全不同。一个正常的乳腺细胞在基因上保持不变，几十年如一日。然而，乳腺癌细胞却包含多个基因变异亚群，随时间而变化。

这些行为使癌细胞能够为了生存而适应不断变化的环境。当我们试图通过化疗使其中毒，或通过放射将其灼伤时，癌细胞会产生耐药性，其方式与细菌对抗生素产生耐药性的方式相同。癌细胞最初起源于正常细胞，但它已经演化到足以被认为是外来物种的程度。可归根结底，究竟是什么导致了癌症？

是什么导致了癌症

正如我在上一章中提到的，在一个正常运转的社会中，个人必须为了大家共同的利益而协调合作。当一个政府垮台时，人民为了生存和保护他们的家庭会不惜一切代价，这很可能导致无政府状态的出现。在绝望的时候，人们常用绝望的措施来应对。很有可能会有一个军阀出现，完全靠残暴集权来统治。这个军阀就是癌症。

在癌症中，多细胞生物体的正常规律和秩序崩溃了。单个细胞虽然存活下来，但失去了合作的规则。为了生存，细胞必须倒退回旧的生存法则。单细胞核是数百万年前诞生的细胞最基本的部分，是终极的生存者。细胞通过使用古老的工具来改变它的行为，以确保自己的生存。对这个古老的单细胞常用战术的限制被取消了。

单细胞生物的典型行为回归为：生长、永生、移动和使用糖酵解。现在，这种细胞已经完成了向其祖先——单细胞生物体的转化，这就生成了癌症。

实际上，任何形式的细胞或 DNA 损伤都可能导致癌症，包括化学物质、辐射和病毒，但只有在极其特殊的条件下才会发生。造成的损害必须同时是亚致死性和慢性的。

要引发癌症，细胞损伤不能太大，也不能太小。一次毁灭性的伤害会杀死所有细胞，使癌症根本没有机会发展。死人是不会得癌症的。如果一个城市被核弹完全摧毁，就没有什么能剩下可供争夺的了。另外，太小的细胞损伤可以通过正常的 DNA 修复机制来恢复正常。免疫系统搜寻并消灭了偶发的癌细胞，然后一切都相安无事。致癌过程的发生恰恰介于两者之间。在这个介于生与死之间的灰色地带，受损的细胞试图求生，但确保合作的正常结构却不再起作用了。癌症就在这场生死存亡的斗争中诞生了。

慢性是致癌过程的第二个关键属性。单次大剂量的辐射远不如慢性低剂量辐射致癌。投放在日本的原子弹产生的放射性微尘所造成的癌症，远比原先预期的要少得多。一次大剂量的香烟烟雾远没有长期吸烟致癌。与乙型肝炎或丙型肝炎引起的慢性低程度损伤相比，导致一次性大规模肝损伤的甲肝病毒更不容易引发肝癌。一次严重的胃部感染不会致癌，但慢性、低程度的幽门螺杆菌感染却会导致胃癌。

慢性亚致死性损伤激活了细胞的修复机制，刺激细胞更新和分裂。正常伤口愈合和癌症之间的主要区别是，当伤口愈合后，细胞生长最终会停止，而癌症则不然。这种惊人的相似性，使一些研究人员将癌症称为"无法愈合的伤口"[10]。在伤口愈合过程中，某些细胞属性，如生长和永生，是非常有利的。癌基因和肿瘤抑制基因（如 myc、PTEN 和 src）的突变可以促进生长和复制，因此它们慢慢地积累，对慢性伤口愈合非常有益。这可能会形成癌前病变，如结肠息肉或宫颈癌中所见的非典型增生。慢性、亚致死性损伤提供了癌变所需的时间和持续的选择压力。

癌变是一个演化过程，因此需要时间。一个单一的急性损伤不会施加导致癌症的持续选择压力。长期接触化学物质，或长期暴露于辐射环境中，或慢性感染，才会导致癌症。癌症不是一个全有或全无的命题。当生长和复制的选择压力消除后，患癌症的风险就随之降低。例如，戒烟可以将 20 年后患肺癌的风险降低近 75%[11]。

实际上，任何慢性亚致死性损伤都可能导致癌症。巴雷特食道症（Barrett's esophagus）是这一原理最明显的例证。这是最常见的胃食管反流病（GERD），也被称为反流，或通俗地说"烧心"。正常情况下，胃酸会潴留在胃里，不会回流到食道。胃黏膜能够经受人体产生的强酸，但食管的黏膜细胞却不能。当胃酸向上倒流时，食管内壁受到损伤，引起烧心疼痛。作为回应，食管的细胞内膜会变成更像胃和肠的那样，这个过程称为组织转化。

巴雷特食道症常被认为是癌症的前兆，近几十年来一直在增加。它以每年约 0.3% 的比率转化为食道癌[12]，约比正常情况高出 5 倍。导致胃食管反流病和巴雷特食道症最重要的风险因素是肥胖[13]。

胃酸是胃中的消化液，是一种用来正常消化食物的液体。然而胃酸跑到食道——它不该去的地方，就引起了麻烦，因为对食管长期的亚致死细胞损伤最终会导致食管癌。

所有已知的致癌物（烟草烟雾、石棉、烟灰、辐射、幽门螺杆菌和病毒）都是慢性亚致死性刺激物。具有讽刺意味的是，一些癌症治疗方法也会引起慢性刺激，从而导致癌症。外科手术也许是已知的最古老的癌症治疗方法。然而，即使所有的手术切缘都清理无遗，癌症仍可能在手术部位复发。手术伤口愈合的过程和伤口可能引发的慢性炎症，都有可能促使癌症复发。在一些罕见的病例中，癌症可能在与之无关的创伤部位大量生长。有一个案例，一位患者跌倒后严重擦伤。2 个月后，他被诊断为患有肺癌，肺癌已经转移到先前外伤的部位[14]。这种现象被称为炎症性肿瘤[15]。

放射治疗会灼伤癌细胞，在足够高的剂量下，有可能治愈癌症。如果剂量不合适，不但不会杀死癌细胞，还有可能造成慢性亚致死性细胞损伤，反而可能引起癌症。据估计，13% 的乳腺癌患者会发生这种继发性癌症，其主要风险来自放射治疗本身[16]。

化疗药物也是众所周知的致癌物。化疗药物如氯霉素、环孢素、环磷酰胺、美法仑、烷化剂和他莫昔芬都被国际癌症研究机构认定为第 1 类致癌物。环磷酰胺是一种免疫抑制药物，用于治疗血管炎[17]和类风湿性关节炎[18]等自身免疫性疾病，对于某些类型的癌症，它有可能使发病率增加高达 4 倍。

如今的标准抗癌疗法类似于远古的生存威胁：辐射（臭氧层形成之前）、毒物和抗代谢物（营养挑战、周期性饥饿）。单细胞对这些威胁并不陌生，它们已经进化发展出有效的对策，在这些艰苦的条件下繁衍生息。这解释了为什么癌症范式 1.0 的治疗方法收效甚微。

尽管致癌作用力量强大，但人体的抗癌防御能力同样如此。多细胞动物已经进化出一系列的癌症抑制机制来维持细胞的规则和秩序。这包括细胞凋亡（控制细胞死亡）、DNA 修复机制、DNA 监测、表观遗传修饰、有限的细胞分裂数量（海佛烈克极限）、端粒缩短、组织结构和免疫监视。大多数情况下，这些对黑暗魔法的防御，足以让我们远离癌症。但是，如果环境的影响将优势转向单细胞方面，癌症就可能发生。

长期以来，我们一直将癌症视为某种随机的基因错误。难道这是一个在整个历史上所有动物都会犯的错误？一种独立发展、每年数以百万人都不约而同会犯的错误？不，这完全不可能是个错误。癌症是终极的幸存者。当所有其他细胞死亡时，癌症还在那里，因为它是细胞的核心，不惜一切代价都要存活下来。癌细胞不是随机的，也不愚蠢，它已经开发出了生存所需的工具。

这个新范式比以前任何一个都更符合我们所掌握的有关癌症的知识和数据。毫无疑问，这并不是关于癌症的最后定论，也不应该这样判定，并非它的所有假设都是事实。关于癌症总是有很多东西需要我们继续学习，不断探索。但我相信，这个新的范式是一个跨越性的进步，它阐释了癌症的许多奥秘。

解释癌症的奥秘

癌症是如何侵袭我们身体的每一个部位的呢？

大多数疾病只针对某一个器官系统。乙型肝炎会侵袭肝脏，但不会侵袭脚部。阿尔茨海默病会袭击大脑，而不会是心脏。癌症却会攻击人体的每一个细胞。为什么？因为身体里的每一个细胞都含有癌症的"种子"。

癌症怎么能侵袭地球上几乎每一种多细胞生命形态？

地球上所有的动植物均起源于单细胞生物体，所以我们的基因组中都预装了"癌症子程序"，这是根深蒂固的无所不在的基因组。当然，对于单细胞生物来说，并不存在要它们制造癌症的指示。相反，它们只得到了如何成功地与其他细胞竞争的指令，以争夺其在生存环境中的主导地位。

在这些单细胞本能生存冲动上，多细胞叠加了控制程序。旧的"如何竞争"的手册没有被毁弃。相反，增加了新的章节，使之成为"如何合作"的手册。当这些新的路径被打碎时，潜存的单细胞（癌症）的原有子程序就会被释放出来，旧的手册抖掉灰尘重新启用。一旦这个程序被激活，它将遵循预定的脚本，癌细胞开始生长，形成非正常细胞聚集：这就是肿瘤。

为什么所有的癌症看起来都那么相似？

尽管起源细胞有多种不同的类型，人与人之间也有很大的基因差异，癌症们却有着相同的"奇怪组合"的特征。这些特征聚集在一起并没有先验的理由。为什么生长、永生要选择和瓦氏效应在一起？为什么有些癌症不会进化出从太阳中吸收能量、进行光合作用的能力？为什么癌症会导致旺盛的生长，而不是使我们的眼睛射出激光？

癌症的程序已经预先制定好。癌症是细胞向单细胞形式的回归，是一种返祖现象。所有的癌症都有着同一个单细胞祖先，有其古老的生存方式，一种经过数百万年进化而来的属性组合，以最大限度地发展自身的生存力。

为什么癌症如此普遍？

人类一生中在身体某个部位患癌症的风险约为三分之一。在美国，女性患乳腺癌的风险约为九分之一。但真正的癌症发病率要高很多倍。对非癌症死因的尸体检查表明，未发现的恶性肿瘤的比率高得惊人[19]。癌症不是一种罕见的疾病，而是普遍存在的。

正常细胞需要经历千百次的突变才能转化为癌症。如果癌症是一次一个突变，那么需要几个世纪甚至上千年才能发展起来。

返祖理论完美地解释了癌症如此普遍的原因：癌症的种子早已存在于我们身体的每一个细胞中，癌症的发展并不需要建立新步骤。只需要适当的条件，来揭开它隐藏的原始子程序。

对癌症的新认识

在本书的下一部分，我们将更仔细地研究我们所掌握的预防和抗击癌症的武器和工具，将重点从"种子"转移到"土壤"上。但在开始之前，我想简单总结一下我们的旅程，以便更好地理解癌症的起源。

你可能还记得，癌症范式 1.0 假设癌症是一种过度生长的疾病。这当然是正确的，但它无法解释为什么癌细胞生长得如此旺盛。癌症范式 2.0 认为，癌症是一种基因突变导致过度生长的疾病。当然，这也是事实，但它并不能解释为什么会发生这些突变。这就引出了癌症范式 3.0，即进化理论，它假设基因突变是对慢性亚致死性损伤的生存反应。向单细胞状态（最基本的生存单位）回归的驱动力是突变背后的力量。用达尔文的理论来解释癌症，这句话是最好的概括："存活下来的不是最强壮的物种，也不是最聪明的物种，而是对变化反应最灵敏的物种。"[20] 癌症是为自身生存而战的终极细胞变异者。这个强大的敌人是由已知最强大的生物力量形成的，那就是进化。

癌细胞的行为就像一次物种入侵的过程。癌细胞的持续增长和随后的转移，反映了一个生物体正在寻找一个新的生存环境。癌症范式 2.0 认为癌症是一种基因突变的"愚蠢"疾病，而癌症范式 3.0 则认为它是一种"聪明"的疾病：一种侵袭性的单细胞生物，拼尽全力，企图生存下来。

癌症是一个永远存在的潜在危险，因为它的种子存在于每一个多细胞生物体的每一个细胞中。就像衰老一样，它永远不可能被真正根除，但改变其发病率肯定是可能的。

癌症经过三个阶段：转化、发展和转移。至此，我们所描述的还只是第一步：癌变。进化在癌症中的作用，就如同雕刻家在石头上工作，像设计、凿刻、磨圆、打边一样，来完善它的生存基因。渐渐地，成品出现了：一件致命的艺术品。但是，是什么样的环境条件使癌症得以发展成患呢？

第四部分

癌症的发展

（癌症范式 3.0）

第十四章

营养与癌症

1981 年，美国国会技术评估办公室（U.S. Congress Office of Technology Assessment）聘请同时代杰出的癌症流行病学家理查德·多尔爵士（Sir Richard Doll）和牛津大学备受尊敬的医学统计学和流行病学教授理查德·佩托爵士（Sir Richard Peto）对已知的癌症根源进行评估。他们这篇长达 117 页的里程碑式的文献[1]于 2015 年进行了更新。总体而言，研究人员一致认为，最初的评估"在 35 年间大体仍是正确的"[2]。

烟草从古至今都是导致癌症的最重要因素。美国的吸烟率在 20 世纪 60 年代达到顶峰，现在有大约 20% 的成年人仍然吸烟。吸烟约占已知癌症风险的三分之一（见图 14.1）。

饮食习惯，包括肥胖和缺乏运动，是紧随其后的第二因素，30% 的癌症风险可归因于它。在某些情况下，甚至有理由认为占到高达 60% 的风险。很明显，饮食和癌症之间的联系非常重要，但问题仍然存在：哪种特定的饮食因素会导致癌症？找出确切的关系是非常困难的。是缺乏某种维生素吗？是我们缺少一些关键的保护因素吗？是饮食中什么东西过多，或是不足？

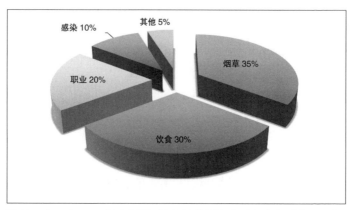

W. J. Blot 和 R.E.Tarone，《多尔和佩托对癌症风险的定量估计：在 35 年内保持基本正确》，《国立癌症研究所杂志》107，第 4 期（2015）：djv044.

图 14.1

膳食纤维

传奇爱尔兰外科医生丹尼斯·伯基特在 1973 年指出，"许多重要的疾病是现代西方文明的特征"[3]。这些疾病在遵循传统生活方式的非洲人中明显不存在，包括心脏病、肥胖症、2 型糖尿病、骨质疏松症，以及某些类型的癌症。结直肠癌在西方很常见，但在伯基特治疗的非洲人群中却几乎不为人所知。然而，采用了西方生活方式的非洲土著患结直肠癌的概率会增加，因此这不是遗传基因的问题。饮食是主要的犯罪嫌疑人，但饮食中的哪一部分是罪魁祸首呢？

传统的非洲饮食中含有大量的纤维。这会使大便增多、频繁。西方饮食中含有的纤维类很少，因为精制谷物在加工过程中除去了大部分的天然纤维，结果就是排便次数少且量小。

纤维是植物性食物中不易消化的部分，它可以是水溶性的，也可以不是。在这两种情况下，它都不会被人体吸收，只会使大便增多。伯基特综合这些情况，假设非洲传统饮食中的高膳食纤维可以预防结肠癌。也许规律的大便可以清洁肠道系统，防止食物在结肠内腐烂、变质（这有可能是致癌因素）。大量的排便意味着大肠经常被"洗涤"。积极提倡多吃纤维是改善健康和减少癌症的简便方法。

这是一个很好的假设。然而，早期对癌前病变，即腺瘤或息肉的研究并不令人振奋。在 20 世纪 90 年代中期，两个大型试验——多伦多息肉预防试验[4]和澳大利亚息肉预防项目[5]，都没有发现多吃纤维对健康有益。

到 1999 年，护士健康研究（Nurses' Health Study）——一项进行了 16 年、涉及超过 1.6 万名妇女的研究，发现高纤维饮食不能降低癌前腺瘤的风险。大便确实大量增多了，但是患癌症的风险并没有降低[6]。还有更多的坏消息传来[7]。在一项随机对照（这可是实验医学的黄金标准）试验中，1303 名患者被随机分成两组，一组吃他们平常的饮食，另一组食用低脂肪、高纤维的食品，主要是水果和蔬菜。高纤维组比标准饮食多摄入 75%的纤维，少摄入 10% 的脂肪。不幸的是，从癌症预防的角度来看，这种饮食干预措施基本上无用。是的，纤维能使你的大便顺畅，但它不能预防结直肠癌。

摄入大量膳食纤维并没有起到预防结直肠癌的作用。它一定只是非洲人与欧洲人之间诸多饮食习惯和生活方式不同因素中的一个。遥远北方的因纽特人，沿袭他们传统的生活方式，很少或根本不吃纤维，因为该地区生长的植物很少。但他们也几乎没有结直肠癌。癌症并不仅仅是一种食用纤维过少的疾病，因此，多吃纤维并不能减少癌症。唉，高兴得太早了！

膳食脂肪

下一个犯罪嫌疑人是膳食脂肪，尤其是饱和脂肪。没有真正的理由去怀疑膳食脂肪会导致癌症。毕竟，几千年来，人类一直在食用脂肪，包括饱和脂肪，如动物脂肪（肉类、奶制品）和植物脂肪（椰子油、橄榄油），这是人类传统饮食中很重要的组成部分。因纽特人吃鲸鱼和海豹的脂肪。南太平洋岛屿的人们吃了大量的椰子，椰子中的饱和脂肪很高。这些高脂肪饮食人群都没有特别遭受癌症、心脏病或肥胖的折磨。根本没有迹象表明膳食脂肪会以任何方式致癌。那为什么我们认为这是一个合理的可能性呢？

从 20 世纪 60 年代末到 90 年代，我们陷入了歇斯底里的脂肪恐惧症。第二次世界大战后，看似健康的中年男性心脏病发病率高得惊人且不断增高，没人知道为什么。当艾森豪威尔总统心脏病发作后，心脏病突然成为当时最重要的医学话题。那时肥胖症、2 型糖尿病和缺乏运动还没有成为主要的健康问题。罪魁祸首是什么呢？从 1900 年到 1950 年，生活方式最显著的变化不是饮食，而是吸烟的普遍流行，这一趋势在第二次世界大战后加速发展。几十年来，由于烟草公司极力否认吸烟会导致心脏病、肺病和癌症，吸烟与疾病之间的联系一直模糊不清。事实上，到 20 世纪 60 年代，医生们仍在和他们的同代人一起快乐地吞云吐雾。

著名的营养学研究人员安塞尔·凯斯（Ancel Keys）博士

指出，膳食脂肪是导致心脏病的罪魁祸首。这看起来没有什么道理。生活在富饶之地的美国人，几乎比世界上任何其他人都食用更多的动物脂肪。中西部的大片农田为得克萨斯州广阔的牧场提供了饲料。美国人一直消费大量的牛肉和牛奶。即使看到这些，也很难理解为什么会有人得出这样的结论：吃更多脂肪会导致更多心脏病。脂肪的消耗量并没有增加，但心脏病的发病率却以惊人的速度增长。

每一个故事都需要有一个反派角色，而膳食脂肪就成了营养的头号公敌。美国心脏协会（AHA）在1961年提出了世界上第一份官方推荐，建议美国人减少脂肪、饱和脂肪和胆固醇的总摄入量。按照这一建议，人们开始饮用低脂乳制品，并从吃鸡蛋和肉类转向食用低脂食品，如白面包和意大利面条。

但是反脂肪运动并不只因为心脏病，几乎所有的坏事都被归咎于膳食脂肪的威胁。它不仅导致肥胖症、高胆固醇、心脏病，还可能导致口臭、脱发甚至被包装纸割破的伤口。没有确凿的证据证明膳食脂肪——这种自从我们成为人类以来就一直照吃不误的东西——竟造成了如此多的伤害。但这无关紧要了，因为整个科学界都在赶"脂肪有害"的潮流。因为他们认为膳食脂肪会导致心脏病，所以从逻辑上推断它也可能导致癌症。人们信服了教条，谁还在乎证据？

然而，没有人知道膳食脂肪是如何导致癌症的。即使是传闻，也很少听说多吃脂肪就易患癌症。几个世纪以来，非但因纽特人和南太平洋岛民这两地人群一直食用大量脂肪，却有较低的癌症发病率，反而印度的素食主义者吃非常低脂的食物，主要是谷物，他们却没有免除癌症之灾。但是这些都无所谓，只要怪"万恶皆因吃脂肪"就够了。游戏接着玩吧!

1991年,"妇女健康倡议"进行了一次大型的随机对照试验,来验证膳食脂肪不仅导致体重增加和心脏病发作,而且还导致乳腺癌的理论。近5万名妇女参加了这项试验,其中一组妇女被要求遵循她们的日常饮食,另一组则将膳食脂肪减少到摄入总热量的20%,并增加谷物、蔬菜和水果的摄入量。

在接下来的8年里,这些妇女如实地减少了她们的膳食脂肪和总体热量的摄入。这种严格的饮食习惯是否能降低心脏病、肥胖症和癌症的发病率呢?答案是毫无作用。这项发表于2007年的研究发现,减少脂肪和总热量的饮食方法对预防心脏病没有任何益处[8]。女性的体重没有变化,而且她们的癌症发病率也没有减少。具体来说,对预防乳腺癌没有益处[9],对预防肠癌也没有益处[10]。这是一个沉重的打击。膳食脂肪在致癌中起了微小的作用吗?答案是毫不相干。这种影响是如此之小,以至于在有史以来规模最大的营养临床研究中也无法察觉。

降低膳食脂肪含量并没有带来可测量的健康益处,这与当时流行的观念相悖。多吃膳食脂肪不会致癌,少吃脂肪也不能防癌。就致癌的原因而言,膳食脂肪是个哑弹。那么,接下来是什么?

维生素

癌症是由维生素缺乏引起的吗?如果是的话,补充剂能降低患癌症的风险吗?维生素是个大生意,人们喜欢服用补充剂。仅仅服用一些维生素就可以降低患癌症的风险，这是一个美妙的梦想。因此，我们对它们进行了测试，但结果并不尽如人意。

胡萝卜素

首先是 β - 胡萝卜素，它是维生素 A 的前体，它使胡萝卜呈橙色，并在人体内起到强有力的抗氧化作用。1994 年的一项随机对照试验，调查了补充 β - 胡萝卜素是否可以降低心脏病或癌症发病率[11]。期待值很高，但不幸的是，答案是否定的。癌症并不是简单的一种 β - 胡萝卜素缺乏症，就像坏血病不是简单的维生素 C 缺乏症。对维生素爱好者来说，这绝非佳音。

更令人咋舌的是，服用 β - 胡萝卜素补充剂实际上增加了癌症患病率和总体死亡率。起初，这种效应被认为是偶然的，但1996 年的一项类似研究发现了同样的效应[12]。服用看似有益的维生素，怎么会加剧患癌症的风险呢？几年后，这一谜团才得以解开：癌症的行为就像一场物种入侵，补充维生素对这些快速生长的细胞比生长缓慢的正常细胞更为有益。

癌细胞生长，不断生长，永不停止。可是没有了营养，癌症也不能生长。巧妇难为无米之炊，瓦匠无砖也难砌墙。快速生长的癌细胞需要持续不断的营养供应。维生素不会导致细胞变成癌症，但如果癌症已经存在，它们肯定能助其生长。给癌症患者服用大量的维生素，就像在一片空旷的土地上施肥撒料，希望能得到一片茂盛、郁郁葱葱的草坪。你想让青草生长，但是杂草作为地里生长最快的植物，会抢夺养分，肆意疯长，结果是杂草丛生。当重要的营养素如 β - 胡萝卜素大剂量使用时，癌细胞就会高度活跃，像施了肥的杂草一样生长。在癌症医学中，我们想看到的，不是更多的生长，而是希望它更少。

叶酸（维生素 B_9）

接下来是叶酸，一种水溶性维生素B，它存在于绿叶蔬菜、豆类和谷物中。叶酸对细胞的正常生长是如此重要，以至于美国要求添加叶酸补充剂以强化面粉中的营养。叶酸补充剂是当代最引人注目的成功案例之一。即使在营养良好的西方人中，孕妇常规补充叶酸也能显著降低婴儿神经管缺陷的发生率。20世纪80年代和90年代的一系列观察研究表明，低叶酸饮食会增加患心脏病和结直肠癌的风险。在21世纪初，人们对补充维生素B的热情高涨，引起了大规模的研究，看看我们是否能减少这些疾病。

2006年的HOPE2随机试验不幸地发现，补充叶酸和维生素 B_{12} 都不会减少心脏病的发生[13]。那癌症呢？这项研究发现了一个令人担忧的趋势，即服用补充剂会使患肠癌的风险增加36%，患前列腺癌的风险增加21%。就这个结果而言，这已经是一个巨大的危险信号，但还有更多的坏消息。阿司匹林／叶酸预防大肠息肉临床试验发现，补充叶酸6年使晚期癌症的患病风险增加了67%[14]。另一项研究发现，对乳腺癌患者使用维生素 B_{12} 补充剂，复发和死亡的风险更高了[15]。

两项大型试验：挪威维生素（NORVIT）试验[16]和挪威西部B族维生素干预试验（WENBIT）[17]都证实，高剂量B族维生素补充剂不会减少心脏病。对于癌症，它效果显著，却不是朝好的方向发展。叶酸补充剂增加了21%的癌症风险和38%的癌症死亡[18]。这哪里是在预防癌症，分明是助纣为虐。

温斯顿·丘吉尔（Winston Churchill）曾提醒人们"不从历史中学习的人注定要重蹈覆辙"。如果我们记得一点医学史，医学上这一令人遗憾的篇章也许就可以避免了。1947年，现代化学疗法之父西德尼·法伯博士对90例无法治愈的癌症患者进行过叶酸补充试验[19]。有些病例，特别是白血病患者，叶酸对癌症的发展有明显的促进作用。结果是患者病情恶化，而不是好转。

成为一位真正伟大科学家的标志是，当情况没有按照预期发展时，他有能力随机应变，顺势而为。法伯意识到叶酸会使癌症恶化，于是转而使用一种叶酸阻滞剂氨基蝶呤。他正确地推理，如果叶酸使病情恶化，那么阻断叶酸可能会使情况好转。这一开拓性的发现开启了现代化疗时代。白血病患者的病情表现出近乎奇迹般的改善，尽管效果是暂时的。

现代化疗就建立在20世纪40年代这单一的观察基础上，即叶酸补充剂会使癌症恶化。然而，到了21世纪初，数以百万计的癌症研究资金又被花去证明一个几十年来已为人所知的事实。事后看来，不难理解为什么高剂量补充维生素会增加癌症风险。癌细胞疯狂生长，是因为高剂量维生素给它们提供了额外的营养。其实就这么简单。

维生素 C

缺乏维生素 C 会导致坏血病，从1500年到1800年间，坏血病一直是海员们要面对的危险。在长途航行中没有摄入足够的维生素 C，容易造成瘀伤、四肢肿胀和牙龈发炎。最终，通过在海上长途航行中为水手们提供橙子和柠檬，解决了困扰航海人员多年的一大疾病。维生素 C 能治疗坏血病，它对癌症有效吗？

20 世纪 70 年代，获得过两项诺贝尔奖（化学奖与和平奖）的科学家莱纳斯·鲍林（Linus Pauling），支持补充维生素 C，认为它可以治愈普通感冒和癌症[20]。不幸的是，近期的研究均未证实维生素 C 对人体具有抗癌作用。2015 年在对所有现存研究进行回顾分析后，得出的结论是："没有证据支持使用维生素 C 补充剂可以预防癌症。"[21] 如果你是加勒比海盗，那么补充维生素 C 很重要，但它不能预防或治疗任何形式的癌症。

维生素 D 和 Omega-3 油

1937 年，科学家们首次推测阳光照射可能会降低患癌症的风险[22]。到 1941 年，研究发现生活在高纬度地区（阳光较少）与癌症死亡的高风险率有关[23]。这种联系可以用维生素 D 的保护作用来解释，当皮肤暴露于来自太阳的紫外线 B（UVB）射线时，身体会产生维生素 D[24]。

对大多数人来说，晒太阳是维生素 D 的唯一获取方式，因为食物中很少含有大量的维生素 D。但增加紫外线照射可能会增加患黑色素瘤的风险，因此一个很有效的替代办法是维生素 D 补充剂，到 21 世纪第一个十年的中期，维生素 D 的使用受到了广泛欢迎。

对动物和人类的研究[25]暗示了维生素 D 作为抗癌剂的巨大潜力[26]。维生素 D 可以减少癌细胞增殖，增加凋亡（一种重要的抗癌防御措施），减少新血管的形成，降低肿瘤的侵袭性和转移倾向[27]。第三次国家健康和营养检查调查（NHANES）[28]是一项涉及 13000 多名成年人的大型研究，这一调查发现，维生素 D 含量较低与总死亡率惊人地增加了 26% 有关，其死亡因素主要是心脏病和癌症，这是美国人的两大杀手。

为了找到一些确切的答案，美国国立卫生研究院随机招募了 25000 人参加了一项关于维生素 D 补充剂和另一种当时流行的补充剂海洋衍生的长链 n-3（也称 Omega-3 脂肪酸）的大规模试验，历时 5.3 年。不幸的是，维生素 D 和 Omega-3 试验（VI-TAL）没有发现任何证据表明这两种补充剂能以任何方式预防癌症。它无法预防乳腺癌、前列腺癌、结肠癌。同样，对心脏病的预防也没有益处[29]。2018 年，另一维生素 D 评估研究（ViDa）也证实了这一结论[30]。虽然没有发现有害影响，但也没有任何益处可言。

维生素 E

维生素 E 是一组脂溶性抗氧化维生素，在 20 世纪 90 年代非常流行，并以可能降低患心脏病和癌症的风险而声名大噪[31]。不幸的是，此后的大规模随机试验发现，补充维生素 E 并不能降低癌症的患病风险，无论是结肠癌[32]、肺癌[33]、前列腺癌，还是其他的癌症[34]。

一股危险的气息再次袭来。2009 年的大规模硒和维生素 E 癌症预防试验（SELECT）[35] 发现，维生素 E 对减少前列腺癌无疑没有益处。研究人员通过长期的随访还得出结论，"饮食中补充维生素 E 显著增加了健康男性患前列腺癌的风险"[36]。维生素 E 补充剂本应是预防前列腺癌的，但结果正是它引起了前列腺癌。这真是一言难尽。

为什么对癌症治疗无效

癌症根本就不是一种营养缺乏的疾病，因此，服用补充剂也不会有太大的影响。我们测试了维生素 A（β-胡萝卜素），它不能减少癌症。我们测试了维生素 B 族，失败了。然后我们测试了维生素 C、维生素 D 和维生素 E，无一奏效。我们能测试的字母几乎用尽！这样，我们得到的结论是：

- 饮食在癌症的形成过程中起着重要作用；
- 癌症不是由缺乏膳食纤维引起的；
- 癌症不是由饮食中脂肪过多引起的；
- 癌症不是由维生素缺乏引起的。

虽然这些结论看起来微不足道，但以上四点却实实在在地耗费了数亿美元的研究资金和几十年的科研心血。还留下了一个最重要的问题悬而未解：饮食中的什么因素导致了这么多癌症？

从 20 世纪 70 年代末开始，肥胖逐渐成为一种超越其他所有指标的营养指标，备受大众关注。肥胖症最初在美国流行，后来走向了世界。癌症越来越被认为是一种与肥胖有关的疾病，肥胖因素占常见癌症风险的 20% 至 30%。

肥胖症

据估计，2013 年肥胖症造成了全球 450 万人死亡，这主要是心脏病和癌症的风险增加所致[37]。临床上通常采用一种称为身体质量指数（BMI）的测量方法来评估肥胖，BMI 是一个人的体重（千克）除以身高（米）的平方。

不过要记住，这个简单的计算公式没有考虑到很多因素，比如身体的组成（包括肌肉和骨密度），因此，在个体层面上它是个有缺陷的指标。但对于大量人口来说，这是一个相当有用的衡量标准。公认的分类见图 14.2：

身体质量指数参照

BMI < 18.5	低于正常
BMI 18.6 ~ 24.9	正常
BMI 25 ~ 29.9	超重
BMI 30 ~ 39.9	肥胖
BMI > 40	病态肥胖

图 14.2

20 世纪 70 年代末，肥胖症在美国加速流行。大约 10 年后，2 型糖尿病发病率不断上升。直到 21 世纪初，大多数研究人员才意识到肥胖也会影响癌症。因为癌症通常需要几十年时间发展，人们到那时才意识到日益恶化的肥胖危机。

癌症预防研究 Ⅱ（CPS Ⅱ）是一项大型前瞻性群组研究，始于 1982 年。这项庞大的科学工程需要 77000 名志愿者，招募的参与者人数超过 100 万。参与者（平均年龄 57 岁）在研究开始时是健康人，没有发现任何癌症。每两年对他们进行一次跟踪调查，看看谁去世了，死因是什么[38]。2003 年，数据得出了一个当时新奇却又令人痛心的结论：肥胖不仅是糖尿病、心脏病和脑卒中的危险因素，它也显著增加了患癌症的风险。

身体质量指数大于30（肥胖）的人患癌症的风险开始上升，身体质量指数超过40的人，患癌症的风险快速增加，他们的整体癌症死亡率增加了52%至62%（见图14.3）。风险因癌症部位而异。患肝癌的风险增加了452%，患高致死性胰腺癌的风险增加了261%。

肥胖增加癌症的风险

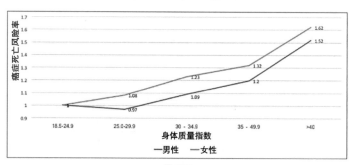

图 14.3

这是一个毁灭性的消息，但实际情况更糟，原因有两个。首先是因为吸烟有减肥效果，吸烟引起肺癌的人往往并不肥胖。由于肺癌是导致癌症死亡的最重要原因，这意味着52%到62%的癌症风险增加，肯定是低估了的数据。如果除去吸烟者，身体质量指数超过40的人，患癌症的风险灾难性地增加了88%。

其次，晚期癌症患者的体重往往会减轻，这种现象被称为癌性恶病质。这同样会掩盖肥胖与癌症之间真正的关系，并再次导致对肥胖真正风险的错误低估。

在接下来的几年里，关于肥胖和癌症的新闻变得越来越糟。2017年，美国疾病控制和预防中心发布了一份报告，重点介绍了"与超重和肥胖相关的癌症发病率趋势：美国，2005—2014年"[39]。一些最常见的癌症，包括乳腺癌和结直肠癌，与肥胖症和身体脂肪过剩有关（见图14.4）。这些癌症共占所有癌症的40%。与肥胖最密切相关的是肝癌、子宫内膜癌、食道癌和肾癌，其因肥胖而产生的风险高达2至4倍。乳腺癌、结直肠癌和肥胖相关性相对较低，为1.5至2倍。2016年，国际癌症研究机构在审查分析了1000多项研究后得出结论，13种不同的癌症显然与肥胖有关。其他3种癌症的数据有限，但也具有提示意义[40]。

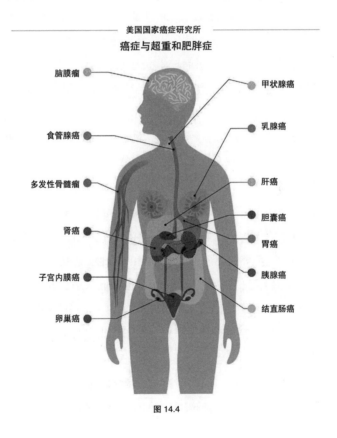

美国国家癌症研究所
癌症与超重和肥胖症

脑膜瘤

食管腺癌

多发性骨髓瘤

肾癌

子宫内膜癌

卵巢癌

甲状腺癌

乳腺癌

肝癌

胆囊癌

胃癌

胰腺癌

结直肠癌

图14.4

即使是轻微的体重增加也会增加患癌症的风险。成人体重仅增加 5 千克，就会使患乳腺癌的风险增加 11%，患卵巢癌的风险增加 13%，患结肠癌的风险增加 9%[41]。超重或肥胖（BMI > 25）几乎使患食道癌、肝癌和肾癌的风险增加了 1 倍，患结直肠癌的风险增加了约 30%。

从 2005 年到 2014 年，所有与体重有关的癌症的发病率总体上略有下降，但仔细分析这些数字，可以发现一个截然不同的趋势。这种改善实际上仅限于一种癌症：结直肠癌。结肠镜筛查的增加，使得癌前腺瘤在癌变之前就被发现并切除了，这使结直肠癌发病率下降了 23%。若不包括结直肠癌，其他与体重有关的癌症总体上增加了 7%。而与体重无关的癌症（如肺癌）在同一时期下降了 13%。肥胖症的流行，严重阻碍了我们抗击多种癌症的稳步进展[42]。

对于婴儿潮一代的子女们来说，情况变得更加糟糕。他们出生于 20 世纪 80 年代和 90 年代，有时被称为"回声潮"。他们不仅是历史上体重最重的一代，而且即使在相同的体重下，他们患癌症的风险也更高，这很可能是由于高胰岛素血症（将在下一章讨论）。在千禧一代中，6 种与肥胖有关的癌症（结直肠癌、子宫内膜癌、胆囊癌、肾癌、胰腺癌和多发性骨髓瘤）的发病率在年龄调整后，几乎是他们父母婴儿潮那一代人的 2 倍[43]。例如，与 1950 年出生的人相比，1970 年出生的人（X 一代）患肾癌的风险高出 98%。还有比这更糟糕的，1985 年出生的人（千禧一代）的肾癌患病风险几乎是 1950 年出生者的 5 倍！

年轻人患癌症是对未来医疗负担的预警。如果你觉得现在很可怕，想想等这一代人变老时又当如何？肥胖症的流行影响着越来越年轻的人，癌症则紧随其后。例如，胰腺癌的发病率在 45 岁到 49 岁的人群中以每年 0.77% 的速度增长，而在 25 岁到 29 岁的人群中，其增长速度要快上 6 倍。最年轻的人面临着上升最快的癌症发病率。相比之下，大多数与肥胖无关的癌症正在减少，尤其是与病毒、吸烟和艾滋病毒有关的癌症。

如果体重增加会提高患癌的风险，那么减肥会降低它吗？一个多世纪前，1914 年诺贝尔生理学或医学奖获得者佩顿·劳斯发表了第一项动物研究成果，提出了这种可能性。在老鼠身上，严格限制它们的食物摄入量，可以将患癌症的风险降低一半[44]。在 20 世纪 40 年代，美国癌症研究协会前主席阿尔伯特·坦南鲍姆（Albert Tannenbaum）博士惊讶地发现，对小鼠只限制碳水化合物的摄入比总体上限制卡路里更能预防癌症[45]。他得出结论：“肿瘤的形成取决于饮食结构以及热量限制的程度。”这是一个非常有洞察力的观察[46]。在“护士健康研究”中，绝经后体重减轻 10 千克或以上，并保持这一体重的妇女，患乳腺癌的风险惊人地降低了 57%。

肥胖显然会增加患癌症的风险。肥胖也明显地增加了患 2 型糖尿病的风险。这中间的联系是什么？是新陈代谢的主要激素：胰岛素。

第十五章

高胰岛素血症

2 型糖尿病与癌症

丹尼斯·伯基特所称"文明病"中最突出的是肥胖症、2 型糖尿病和癌症,这些疾病之间的线索盘根错节,彼此几乎无法区分。伯基特认为它们是同一根本问题的不同表现。但这条统一的线索是什么呢?

从传统的生活方式和饮食习惯过渡到西方生活方式的人群中,肥胖症、2 型糖尿病和癌症的患病率都增加了。这种联系对身处非洲的伯基特医生来说,是显而易见的。放眼全球,在北美洲的原住民、北极的因纽特人、澳大利亚的原住民和南太平洋岛民身上也屡见不鲜。北极地区最大的原住民族群是因纽特人,1936 年的早期报告未见因纽特人患癌症的证据[1],根本没有。当时的科学文献认为,因纽特人对 2 型糖尿病和癌症都是自带免疫的。

1952 年的一次考察指出:"人们普遍认为因纽特人不会患癌症,据我们所知,到目前为止还没有病例报告。"[2]第二次世界大战后,北极地区的生活条件发生了巨大变化。更大的社区城镇化带来住房改善,提高了他们总体的预期寿命。以鱼类和海洋哺乳动物为基础的传统饮食逐渐消失了,现在人们主要依赖进口食品，主要是精制碳水化合物和糖。很快人们就明白了，因纽特人实际上对癌症、肥胖症或2型糖尿病并没有免疫力。

因纽特人患2型糖尿病的故事与癌症极为相似。20世纪中叶，北极医学考察队去寻找因纽特人对2型糖尿病"免疫"的秘密，结果却徒劳无功。一位研究人员在1967年写道："长期以来，临床经验表明，糖尿病在阿拉斯加的因纽特人中很少见。"[3] 这种情况在20世纪70年代开始发生变化，却不是变好了。到1988年[4]，调查显示"糖尿病在阿拉斯加原住民中已不再是一种罕见的疾病"[5]。从1990年到1998年，阿拉斯加原住民儿童和年轻人中糖尿病的发病率增加了71%[6]。

不巧的是，全球各地原住民人群中肥胖症、2型糖尿病和癌症的发病率同步飙升。从遵循传统生活方式的人身上本不存在的疾病发展成为流行病，仅仅发生在一代人的时间里，这真是场灾难。由于与生活方式的改变明显相关，长期以来，癌症一直被认为是一种"西方"文明疾病，而不是遗传性疾病。

D.G.梅纳德（D.G.Maynard）博士在1909年首次注意到，糖尿病增加了癌症的患病风险[7]。这两种疾病都是病因不明（不知如何变化），而且发病率都持续上升（不知为何上升）。从那时起，这种相关性在科学文献中多次得到证实。和肥胖症这一与饮食密切相关的疾病一样，2型糖尿病也使患癌症的风险持续增加。

在美国，"2012年癌症预防研究Ⅱ"估计糖尿病会使癌症死亡的风险增加7%至11%[8]。2011年的欧洲分析[9]和2017年的亚洲研究[10]都估计糖尿病患者的癌症死亡风险高出25%。血糖每增加1毫摩尔/升（mmol/L），就会增加癌症致命的风险：男性为5%，女性为11%[11]。

如同肥胖症一样，糖尿病对不同的癌症增加的风险有所不同。一个来自美国糖尿病协会的共识会议估计，糖尿病会使肝癌、子宫内膜癌、胰腺癌的患病风险加倍，使乳腺癌和结直肠癌的患病风险增加约 20% 至 50%[12]。这在很大程度上能够解释，从 2000 年至 2014 年间，美国胰腺癌经年龄调整后发病率上升了 24% 的原因 [13]。

肥胖症、2 型糖尿病和癌症之间的密切联系清楚地表明，癌症是一种新陈代谢疾病，而不是单纯的基因突变。这是一个"种子"与"土壤"的问题。当癌症的种子种下，是身体的新陈代谢环境使其茁壮成长。这三种相关疾病之间有什么联系呢？答案是激素胰岛素。

肥胖症主要是一种高胰岛素血症（hyperinsulinemia）。这个词的前缀 hyper，意思是"过量"，后缀 -emia，意思是"血液中"。因此，其字面意思是"血液中的胰岛素过多"。肥胖症通常被误认为是热量摄入过多的疾病，但事实上，它主要是胰岛素过多引起的一种激素紊乱（详细信息超出了本书的讨论范围，但如果你想进一步了解，我的《肥胖症密码》一书中对这一问题进行了深入的讨论）。2 型糖尿病同样是一种高胰岛素血症的疾病，只不过在这种情况下，它通常被称为"胰岛素抵抗"。就像超人和克拉克·肯特（Clark Kent）是一个人，高胰岛素血症和胰岛素抵抗是一回事。

至此，让我们回顾一下：

· 肥胖症是一种高胰岛素血症；
· 2 型糖尿病是一种高胰岛素血症；

- 癌症也是一种高胰岛素血症吗？

胰岛素是由胰腺对食物的反应而释放到血液中的一种激素，特别是对食物中的蛋白质或碳水化合物，而不是脂肪。通常，胰岛素起着营养传感器的作用，因为它向身体其他部位发出碳水化合物和蛋白质有货可供的信号，身体其他部位就可以使用或储存这些食物能量。高胰岛素血症会致癌吗？30 年前，这个想法会贻笑大方。如今，它是癌症研究中最热门的领域之一。

胰岛素与癌症

早在 1964 年科学家就发现了胰岛素的致癌可能性[14]。在实验室培养中，加入胰岛素培养的正常乳腺细胞以高度的热情增殖，简直像癌细胞一样。在实验室里培养乳腺癌细胞也需要胰岛素，大量的胰岛素。这是一个有趣的现象，因为正常的乳腺细胞并不真的需要胰岛素。然而，乳腺癌细胞离开它就活不了[15]。如果你从乳腺癌细胞培养物中去除胰岛素，细胞会迅速萎缩并死亡。其他癌细胞，如结直肠癌、胰腺癌、肺癌和肾癌也同样如此。在小鼠身上，注射胰岛素可诱发乳腺癌和结直肠癌[16]。

这是一个令人费解的反常现象。通常参与葡萄糖代谢的主要组织有肝脏、脂肪细胞和骨骼肌，它们自然拥有最多数量的胰岛素受体。正常的乳房组织呢？没那么多。那么，为什么乳腺癌会依赖胰岛素而茁壮生长呢？乳腺癌细胞表达的胰岛素受体含量是正常乳腺细胞的 6 倍[17]。

高胰岛素含量可以通过一种叫作 C 肽的血液检验来测量，C

肽是人体在制造胰岛素过程中留下的蛋白质片段。C 肽水平高，导致紧随其后的患结直肠癌风险惊人地增加 270%[18] 至 292%[19]。在"护士健康研究"中，C 肽水平最高的妇女患结直肠癌的风险高出了 76%[20]。

过高的胰岛素不仅仅是那些体重超标者的问题。胰岛素水平形成了一个大致的范围。肥胖症和糖尿病患者的胰岛素水平最高，而正常体重的非糖尿病患者也可能有较高的胰岛素水平。美国国家健康和营养检查调查（NHANES）数据库从 1999 年到 2010 年的数据表明，无论体重状况如何，高胰岛素的癌症患病风险是正常水平的 2 倍多。胰岛素高而体重正常、没有糖尿病的人，他们的癌症死亡风险增加了 250%[21]。患高胰岛素血症，体重正常的女性（BMI < 25）患乳腺癌的风险增加了 1 倍[22]。

注射外源性胰岛素，不仅越来越常用于治疗 2 型糖尿病，同时也会增加癌症的患病风险。在英国，接受胰岛素治疗的 2 型糖尿病患者人数从 1991 年的 37000 人急剧增加到 2010 年的 277000 人[23]。体重增加是主要的副作用，每降低 1% 的糖化血色素（HgbA1C，一种血液检查，可反映 3 个月内平均血糖的水平），估计会增加 2 千克体重。这听起来就不祥，因为体重增加是已知的癌症风险因素。随着研究人员的深入挖掘，传来的更不是什么好消息。在英国 2000—2010 年的全科医学研究数据库中，与二甲双胍相比，胰岛素治疗使患癌症的风险增加了 44%，而二甲双胍是一种不会升高胰岛素水平的 2 型糖尿病治疗药物。44%！简直骇人听闻。这并不是唯一证明注射胰岛素会增加癌症患病风险的研究[24]。

来自加拿大萨斯喀彻温省的数据证实，与服用二甲双胍的患者相比，刚一诊断出糖尿病就开始接受胰岛素治疗的人，患癌症的风险要高出 90%[25]。磺酰脲类药物刺激胰岛素分泌，同时也增加了 36% 的癌症患病风险 [26]。更多的胰岛素等于更多患癌症的可能。这是显而易见的。注射胰岛素的时间越长，患癌症的风险就越高 [27]。

我们知道高胰岛素水平会增加患癌症的风险。但是为什么胰岛素对癌症的发展如此重要？胰岛素是一种在葡萄糖代谢中发挥作用而闻名的激素。当我们进食时，胰岛素水平升高。不吃了，胰岛素水平就随之下降。胰岛素是一种重要的营养传感器，它能发出食物到来的信号，但是它怎么与癌症发生关系呢？

答案是：本来就息息相关。营养传感器胰岛素也是一种非常强力的生长因子。

第十六章

生长因子

身高通常被认为是一种遗传特征，在很大程度上反映了青春期生长因子的影响。第二次世界大战后的日本，营养的改善促进人的身高逐渐增加，然而出乎意料的是，乳腺癌的发病率也同时上升了[1]。简而言之，高个子的人得癌症的可能性更大[2]。

令人震惊的是，在所有通常测量的生长参数（出生体重、现体重、身高、初潮年龄）中，患乳腺癌的最大风险因素是身高[3]（见图16.1）。在英国，"百万女性研究"发现，身材最高的女性患癌症的概率要高出 37%，尤其是乳腺癌[4]。身高每增加 10 厘米，患癌症的风险就增加 16%。生长因子促进身高，同时也会增加患癌症的风险。

除了身高，患近视眼的比率，在过去半个世纪里也一直在攀升。由于眼球长得太长，现在美国和欧洲有一半以上的年轻人患有近视，比 50 年前增加了 1 倍[5]。1969 年对阿拉斯加一个村庄的调查发现，131 人中只有 2 人近视。但是随着他们生活方式的改变，他们的子孙有一半是近视眼[6]。这个村庄的人的眼球长度一直在逐渐增加。

看看周围吧，我本人戴眼镜。我小时候在公立学校被无情地取笑，因为我有点书生气，还因为我是学校里为数不多的戴眼镜

随着身高的增加，患癌症的风险增加

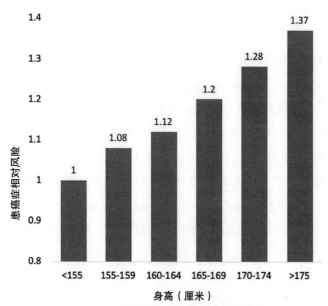

J. Green et al.，《百万女性研究中的身高和癌症发病率：
前瞻性队列研究，身高和癌症总风险前瞻性的研究》，
《柳叶刀 – 肿瘤学》12，no. 8 (2011 年 8 月): 785 – 94,
doi: 10.1016/S1470–2045(11)70154–1.

图 16.1

的孩子。再环顾当今的教室，我估计至少有三分之一的学生戴眼
镜。没有人会被取笑，因为很多人都戴眼镜。现在，如果男孩对
戴眼镜的女孩不感兴趣，那就没有多少女孩让他感兴趣了。很明
显，遗传不可能是近视率增长的主要因素，因为它发生在一代人
之内。那么，是什么造成近视的？

体重增加（肥胖）、身高增加、眼球长度增加（近视）和癌症，

贯穿以上这些现象的共同线索是它们都属于过度生长。我们常常认为生长是好的，但事实是，对成年人来说，生长既非必要也未必有益。很多时候，恰恰相反，生长不是好事，有时还非常糟糕。

你不希望眼球一直长到头那么大。你不希望肝脏持续生长，直到它挤压所有其他腹部器官。你不希望脂肪细胞持续生长，因为肥胖会导致许多疾病，癌症就是其中之一。

今天的大多数慢性病都是由过度生长引起的。美国人的头号杀手是心血管疾病，包括心脏病发作和脑卒中。动脉粥样硬化斑块的过度生长阻塞了心脏或大脑中的血管，使组织失去了生命所需的氧。美国人的第二大杀手是癌症，也是一种过度生长的疾病。肥胖症是一种生长过度的疾病，脂肪肝也是一种生长过度的疾病。对成年人来说，生长不是好事。此外，这种增长的主要决定因素不仅是遗传基因，还有生长因子——这又把我们带回到胰岛素。

胰岛素

1985 年，刘易斯·坎特利（Lewis Cantley）博士发现了磷脂酰肌醇 3 激酶（PI3K）信号通路。我们开始认识到胰岛素与癌症之间存在着惊人的联系。坎特利是哈佛大学和塔夫茨大学的教授，现在是威尔·康奈尔医学院迈耶癌症中心的主任。他的研究方向不是新陈代谢也不是癌症，而是极其神秘的细胞信号领域。被称为 PI3K 的新型脂质分子构成了一种先前未知的信号通路的一部分，它对细胞生长的调控至关重要。

因为揭示了 PI3K 在癌症中所起的关键作用，这一发现从一个小小的生化好奇心变成了一个改变游戏规则的重大突破。20世纪 80 年代末的实验发现，致癌病毒通常能激活 PI3K[7]，使它的水平达到正常细胞中的 100 倍[8]。出人意料的是，PI3K 被证明是人类癌症中最重要的癌基因之一，PI3K 突变在最常见的人类癌基因突变中排第四位[9]。

PI3K 水平升高会促进细胞生长并促使癌变，所以下一个合乎逻辑的问题是：是什么刺激了 PI3K？结果，令人惊讶不已的答案是大名鼎鼎的代谢激素胰岛素[10]。奇怪和意想不到的事情就在这里发生。胰岛素在新陈代谢（细胞如何产生能量）中起着巨大的作用，人们出乎意料地发现它还是细胞生长的主要调节剂。

从进化的观点来看，这种胰岛素/PI3K 通路古已有之[11]，从蠕虫、苍蝇到人类都保存了它。几乎所有多细胞生物都使用一些胰岛素/PI3K 通路的不同变体。

虽然今天我们认为胰岛素是一种代谢激素，但在原始生物中，它的主要功能是作为一种生长激素调节细胞的增殖和生存。当我们进化成多细胞生物时，胰岛素进化发展了第二个功能：营养传感器。如果你仔细想想，还蛮有道理，因为生长总是需要营养的。当食物充足的时候，细胞就应该生长，就像趁着天晴晒稻谷。当食物缺乏时，细胞就应该采取紧缩行为。多细胞生物在没有食物的情况下生长过快是自杀行为。

当我们吃东西的时候，胰岛素和 PI3K 会增加，这会使机体优先注重生长。当我们不吃东西的时候，胰岛素和 PI3K 就会下降，这会使机体重心转为细胞的修复和维护场所。PI3K 提供了营养感应和生长途径之间的重要联系[12]。换句话说，胰岛素刺激细胞生长，这对癌症有明显的影响。

单细胞生物如酵母直接与环境接触，因此不需要营养传感器。如果有食物，酵母就会生长。如果没有食物，它就停止生长，形成休眠孢子。所以，生活在面包片上的酵母就会生长，生活在塑料包装内的酵母则进入休眠状态。一旦暴露在水和糖中，孢子会重新苏醒并生长。地球上所有生命的存活，都依赖于生长和养分供应之间的紧密联系。

多细胞性意味着一些细胞与外界环境失去了联系。你的肾细胞一直生活在腹腔内，与外界没有任何接触。那么，肾脏怎么知道是否有食物可供？它们怎么知道该生长还是停止生长？营养传感器进化到能将外界食物供应转化为激素信号。现在这些营养传感器必须与生长信号连接起来。使用完全相同的分子（胰岛素）作为生长因子和营养传感器解决了这个基本的协调问题。当我们吃东西的时候，胰岛素会上升，这既是营养物质正在供应的信号，同时也是身体生长的信号。过度的营养感应意味着过度生长，这对癌症是一个非常重要的条件。当没有食物时，胰岛素会下降，这也是停止生长的激素信号。营养感应减少，意味着细胞生长减缓。生长信号和新陈代谢信号是同一个信号。

那么，这个过程是如何工作的？如图 16.2 所示，血液中的胰岛素必须首先激活细胞表面的胰岛素受体。许多癌细胞携带了太多的胰岛素受体，这解释了胰岛素对癌细胞生长的不成比例的影响。胰岛素激活 PI3K，PI3K 继而激活其他，其中两个关键途径是：代谢途径和生长途径。

众所周知的代谢效应是通过葡萄糖转运蛋白 4（GLUT4）介导的，它使得葡萄糖进入细胞并转化为能量。坎特利前所未有地发现了胰岛素 /PI3K 在刺激细胞生长中的重要性。胰岛素通过 PI3K 激活了 mTOR 系统（详见下一章），而 mTOR 系统则刺激了细胞生长和增殖。

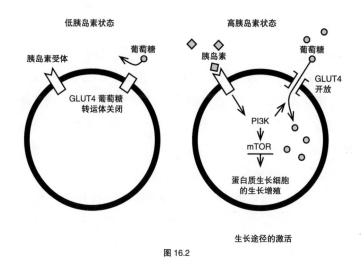

图 16.2

这就难怪癌症这种过度生长的疾病喜欢生长因子胰岛素。在一种名为考登氏（Cowden）综合征的罕见遗传病中，这一通路上的突变导致胰岛素信号增强，从而大大增加了患肥胖症和癌症的风险[13]。患有这种疾病的人一生患癌症的风险高达惊人的 89%[14]。

认识到生长与营养信号密切相关是一个惊人的启示。它为我们认识某些人类癌症，特别是与肥胖有关的癌症，如乳腺癌和结直肠癌，提供了一个完全不同的模式。生长与营养代谢，这二者现在通过营养传感器胰岛素而密不可分地联系在一起。过度生长的疾病（癌症）也是新陈代谢的疾病。

作为营养传感器的胰岛素是一种重要的生长因子。因此，高胰岛素血症过度刺激生长途径，使身体容易患上过度增殖的疾病。胰岛素也优先有益于癌细胞，因为糖酵解的能量生成途径相对低效，所以对葡萄糖的需求更高。肥胖症和 2 型糖尿病是高胰岛素血症的典型疾病，它们显著增加患癌症的风险。我们终于开始明白了饮食的什么方面对癌症的影响最为重大，不是纤维，不是脂肪，不是维生素缺乏，而是营养传感器胰岛素。

伯基特在 1973 年指出，在非洲，包括癌症在内的西方疾病，首先出现在上层社会阶级和城市中心，那里的人们更容易获得进口的加工食品。从 1860 年到 1960 年，脂肪消费量增加了不到 50%，但是糖的消耗量增加了 1 倍多。他提出，问题在于"对传统食物的第一个改变通常是添加糖。然后是白面包代替谷物"[15]。当营养界忙于妖魔化膳食脂肪时，科学证据直接指向糖和精制谷物，食用它们会导致高胰岛素血症。到几十年以后，刘易斯·坎特利博士说："糖把我吓坏了。"

胰岛素样生长因子 –1

在厄瓜多尔的一个偏僻村落，有一个大约 300 人的社区，是由一群逃离西班牙宗教迫害的犹太人在 15 世纪建立的。那里的人被称为拉隆矮人。地理隔离产生了近亲繁殖，导致了一种稀有基因的过度表达，生物学上称它为奠基者效应。在这种情况下，拉隆矮人被认为都是同一个共同祖先的后代，因为他们携带着一个共同的罕见突变，这个突变会导致人们身材矮小。他们的平均身高只有 4 英尺（1.2 米），但在其他方面他们都正常[16]。值得注意的是，这群人似乎对癌症完全免疫！

侏儒症通常是由低水平的生长激素引起的，生长激素是青春期身高增长的主要因素。生长激素刺激肝脏分泌胰岛素样生长因子 -1（IGF-1），将生长信息传递给身体其他部位。顾名思义，IGF-1 和胰岛素的化学性质非常相似。拉隆矮人并不缺乏生长激素，但由于生长激素受体基因突变，而不产生任何 IGF-1，因此身材矮小。但幸运的是，拉隆矮人的故事并没有就此结束。

到 1994 年，当地研究人员杰米·格瓦拉 - 阿吉雷（Jaime Guevara-Aguirre）注意到，拉隆矮人的癌症发病率不到 1%，而他们没有患侏儒症的亲属们的癌症发病率是 20%。在更加近期的 2016 年进行的调查中也没有在拉隆矮人中发现癌症病例 [17]。有趣的是，这些患者还可以免于另一种可怕的疾病：糖尿病。格瓦拉 - 阿吉雷可以找到肥胖症患者，却找不到糖尿病患者和癌症患者 [18]。这说明，如果没有 IGF-1 的促生长作用，患癌症风险就会大大降低。

那么，除了通常水平相当稳定的生长激素外，还有什么原因导致 IGF-1 升高呢？可能正如你所怀疑的，答案是胰岛素 [19]。胰岛素和 IGF-1 的信号网络都通过 PI3K 通路起作用，它们紧密地交织在一起，因此在科学出版物中通常将它们放在一起考虑。过多的胰岛素 /IGF-1 意味着过度的生长，导致癌症发生，如乳腺癌、子宫内膜癌 [20]、前列腺癌和结直肠癌 [21]。在细胞培养研究中，添加 IGF-1 可增加结肠癌细胞的迁徙和转移，这意味着它为癌细胞的扩散提供了肥沃的土壤 [22]。IGF-1 水平的升高，与发生结直肠癌的风险增加了 247%[23] 至 251% 相关 [24]。

但是胰岛素 /IGF-1 并不是人体内唯一的营养传感器。它连最古老的也不是。这项殊荣属于雷帕霉素的机械靶标（mTOR）。

第十七章

营养传感器

雷帕霉素的机械靶标营养传感器的故事始于 1964 年，当时微生物学家乔治·诺格拉迪（Georges Nógrády）在偏远的雷帕努伊岛(又称复活节岛)采集土壤样本,并将其交给研究员苏伦·塞加尔（Suren Sehgal）博士进行分析，塞加尔后来加入了惠氏公司 [Ayerst Laboratories，现在的辉瑞（Pfizer）]。1972 年，塞加尔博士分离出了吸水链霉菌，它能产生一种有效的抗真菌化合物，根据其起源的岛名，便称之为雷帕霉素。他本来希望制造一种治疗脚气的抗真菌药膏，但这一发现之后被证明具有更为深远的意义 [1]。

后来塞加尔博士换了实验室，他把几瓶雷帕霉素用厚塑料包好，带回家，存放在家里的冷冻箱中，就在冰激凌旁边。他把这些标本保存下来，想等有时间时再恢复对这种迷人新药的研究。由于其他的研究重点，这项研究直到 1987 年才得以恢复。恢复研究后，他发现雷帕霉素是一种效果普通的抗真菌药物，但它对免疫系统有很强的抑制作用。不过，作用的机理还不为人知晓。

到 1994 年，科学家发现了雷帕霉素的标靶蛋白，并富有想象力地将其命名为"哺乳动物雷帕霉素标靶蛋白"。这一蛋白质的发现，引发了科学家们的继续追踪，他们发现了人类营养和新陈代谢的一种生化途径，它是前所未知，也是未曾想到过的。

这对生物学家来说是一个令人震惊的发现，相当于突然在大西洋中发现了一片新大陆。几百年来的医学研究，不知为什么竟错过了这条对地球上的生命如此至关重要的基本营养感应通路，它保留在从酵母到人类所有的生物体内。从进化的角度来看，mTOR 甚至比众所周知的营养传感器胰岛素还要古老。mTOR 通路在几乎所有生命形式中都存在，而不仅仅是在哺乳动物中，因此这个名字被改为雷帕霉素的机械靶标，但仍然保留了它那引人注目的缩写"mTOR"。

它是做什么的呢？如图 17.1 所示，mTOR 通路的功能类似一个中央指挥站，它在决定细胞是否继续生长之前，对多个信息源进行评估。mTOR 要考虑几个关键的信息来源，包括饮食蛋白质[2]、胰岛素、含氧量和细胞压力。它本身既是一个营养传感器（用于蛋白质），也是其他营养传感器（如胰岛素）所提供信息的整合者。当 mTOR 被激活时，它会显著增加细胞的生长速度。

雷帕霉素可以阻断 mTOR，而 mTOR 又会阻止细胞生长，这就解释了它是如何同时发挥抗真菌和免疫抑制作用的。吸水性链霉菌分泌雷帕霉素，通过阻止生长来杀死周围的真菌。雷帕霉素还可以阻断人体免疫细胞分裂，从而起到免疫抑制剂的作用[3]。到 1999 年，雷帕霉素被用于肝脏、肾脏移植患者，来防止自身免疫系统产生器官排斥反应。

在这之前，给器官移植患者开的大多数免疫抑制剂都有一个不幸的副作用，那就是患癌症风险大大增加。根据美国国立卫生研究院的数据，器官移植接受者患 32 种不同类型癌症的

细胞生长及增殖

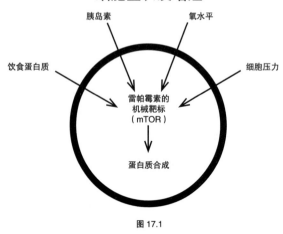

图 17.1

风险增加[4]。免疫系统通常在体内巡逻，寻找并杀死任何发现的癌细胞。如果为了防止器官排斥反应而使免疫系统受到严重抑制，癌细胞就会逃脱这种免疫监测。

但雷帕霉素完全不同。它既能抑制免疫系统，又降低了患癌症的风险[5]。这是前所未有的！雷帕霉素最终被证明对治疗乳腺癌、前列腺癌和肺癌有效。这是癌症治疗的重大突破，它引入了一种全新的化疗方法。

雷帕霉素揭示了一种前所未知的生长途径。mTOR 通路是如此深深地嵌入到正常人体细胞的生长决定中，以至于约 70% 的人类癌症中都会出现 mTOR 异常。重要癌基因如 PI3K、AKT、RAS、RAF、PTEN、NF1 和 APC 的突变，都是通过对 mTOR 的影响而起作用的[6]。当营养传感器 mTOR 功能增强时，细胞生长会加速，患癌风险也随之增加。

胰岛素和 mTOR 不是人体内仅有的营养传感器。还有一种营养传感器：一磷酸腺苷（AMP）活化蛋白激酶（AMPK）。

腺苷酸活化蛋白激酶（AMPK）

营养传感器胰岛素和 mTOR 主要对饮食中碳水化合物和蛋白质的摄入做出反应。然而，营养传感器腺苷酸活化蛋白激酶 (AMPK) 则评估整体可用的细胞能量。当细胞产生能量时，不管来源是什么（碳水化合物、蛋白质或脂肪），一磷酸腺苷（AMP）会转化为三磷酸腺苷（ATP）。你可能还记得，它储存了潜在的能量。当需要能量时，三磷酸腺苷释放能量并恢复为一磷酸腺苷。

当细胞的能量很少时，就有大量的一磷酸腺苷和少量的三磷酸腺苷，这就刺激了 AMPK。这个营养传感器不能反映出你刚刚吃了什么，而更像是一个量油表，用来标明细胞剩余的能量。

· 存储的能量很多 = 低 AMPK；

· 存储的能量很少 = 高 AMPK。

就像 mTOR 和胰岛素等其他营养传感器一样，AMPK 也与生长有着千丝万缕的联系。高 AMPK 降低 mTOR 活性，减缓生长。AMPK 增加新线粒体的产生——线粒体是细胞中的能量制造者，以增加细胞燃烧脂肪的能力。AMPK 还增加自噬，这是一种重要的细胞自我清洁和循环过程。

激活 AMPK（模拟低能量储存）的药物可以增进健康。例如，治疗糖尿病的药物二甲双胍，葡萄和红酒中的白藜芦醇，绿茶和巧克力中的儿茶素，辣椒中的辣椒素，姜黄、大蒜和中药的小檗碱。热量限制也会激活 AMPK，这可能解释了其在抗衰老方面的一些所谓的好处。

营养传感器

像人类一样，大多数杂食动物都在有食物时就进食。传统上，在夏秋季节食物充足时，我们享受大量的农作物，也消耗大量的能量。但在没有食品商店的年代，人们靠土地吃饭，在寒冷的月份几乎无食可吃。人类能在这些食物稀缺时期幸存下来，是因为我们身体拥有完善的能量储存系统（脂肪）以及高度保守的营养传感器。这些传感器在有食物时发出生长信号，在没有食物时发出停止生长的信号。

人体中 3 种最重要的营养传感通路是胰岛素、mTOR 和 AMPK。每种营养传感通路都提供不同但互补的信息（见图 17.2）。胰岛素的增加主要是为了响应膳食中的碳水化合物和蛋白质，这个响应在几分钟内就做出。mTOR 的增加主要是为了响应膳食中的蛋白质，并且持续作用超过 18 至 30 小时。AMPK 则响应整体细胞能量，反映所有主要营养素的摄入量，它的总体效果持续时间较长，从几天到几周不等。

通过使用 3 种不同的营养传感器，细胞可以获得有关可用食物类型及其可持续时间的精确信息。营养物质主要是脂肪、碳水化合物还是蛋白质？营养物质只能暂时得到，还是可以长期供应？经历数百万年进化，我们体内营养传感器所造就的生化奇迹远远超越了我们穴居祖先愚笨的大脑，他们只会说："看着像吃的，啃吧。"

营养传感通路	大量营养素	时期
胰岛素	碳水化合物，蛋白质	短期
mTOR	蛋白质	中期
AMPK	碳水化合物，蛋白质，脂肪	长期

图 17.2

这 3 种营养传感器相互连接，并直接与细胞增殖有关。当有营养物质可用时，细胞就会生长。充满营养和生长信号的环境为癌细胞提供了沃土。没有营养，细胞就不会生长。但是当食物短缺，简单地让整个细胞群体停止生长就不够了，它还必须主动地收缩。必须分别在细胞凋亡和自噬的过程中，剔除一部分细胞和亚细胞。如果这些重要的系统出了差错，则可能会导致过度增长和癌症。

细胞凋亡

生长在本质上是两种相反力量之间的平衡：细胞生长速率和细胞死亡速率。当细胞增殖太多或细胞死亡太少时，就会表现出整体生长。胰岛素 /IGF-1 促进细胞增殖，同时在防止细胞死亡或凋亡方面也发挥着同样重要的作用（见第三章）。物种的生存取决于生长与养分供应是否匹配。营养太少而细胞太多，就等于死亡。当营养缺乏时，合乎逻辑的行动是去除一些无关紧要的细胞。就像一个白吃白喝的大叔不受欢迎一样，这些多余的嘴必须被请走。

单细胞生物的主要使命是不惜一切代价地生存和繁殖。如果它们的死造成一片混乱，那也是别人要操心的事。然而，多细胞生物则需要仔细地协调增加或去除细胞。正在死亡和已经死亡的细胞会伤害周围的细胞——正如一粒老鼠屎坏了一锅汤。在多细胞生物中，去除老鼠屎的控制方法必不可少。

一个正常的人体每天都会产生大约 100 亿个新细胞。这也意味着每天有 100 亿个细胞必须死亡，并且被利落地清除干净[7]。细胞凋亡以有序和无害的方式去除这些细胞。那些被仔细标记为需要除掉的细胞会经历有控制的变化，并最终分裂成可以安全处置的碎片（凋亡小体）。细胞内容物不会像意外坏死时那样随机四溅。

细胞凋亡必须严格控制，因为过多或过少都是病态的。如果细胞抵抗凋亡（癌症的标志），微妙的平衡就会倾向于有利于生长，那就有利于癌症。因此，细胞凋亡形成了针对受损或危险（癌）细胞的关键防御机制。那么，它是如何控制的呢？

激活细胞凋亡有两个主要途径：外在途径（也称死亡受体途径）和内在途径（也称线粒体途径）。一旦激发，细胞凋亡就无法停止。为了在此讨论癌症的目的，我将重点放在线粒体途径上，该途径由正刺激和负刺激共同控制。正刺激是引起细胞凋亡的因素，包括毒素、病毒、辐射、高温和缺氧对细胞的损伤。身体不希望到处都是受损的细胞，因此，凋亡有效地将受损细胞清除，而不会造成机体混乱。这些对细胞凋亡的正刺激也是致癌物质，这并非巧合。受损的细胞应该死亡，如果不是如此，就可能发生癌变。

除非存在适当的信号，负刺激就是自动触发的默认路径。打个比方，你可以申请亚马逊付费服务的免费试用，如果在免费试用期结束前没有及时与他们联系，你将被自动注册收费。细胞凋亡的作用方式与此相同。如果没有收到停止凋亡的信号，细胞就会不由自主地开始凋亡。这种使用正刺激和负刺激的双重控制结构，要强大得多，使细胞凋亡成为一个特别有效的抗癌策略。

哪些生长因子能阻止细胞凋亡呢？经过深入研究，我们发现抗凋亡因子是胰岛素 /IGF-1，通过 PI3K 途径进行作用[8]。如在肥胖症和 2 型糖尿病中所见到的，高水平的胰岛素 /IGF-1 不仅促进细胞生长，而且阻断凋亡程序的自然运行，这就有力地增加了生长信号。高胰岛素 /IGF-1 因此成为癌症"种子"生长沃土的一部分。

在癌症中，增殖和毁灭之间的平衡，致命地向增殖倾斜。凋亡途径是否欠缺，使得受损细胞在本该被标记为死亡时存活下来。线粒体凋亡途径是否正确执行，取决于一个关键的细胞器：线粒体。如果线粒体功能失调，那么细胞凋亡的线粒体途径也将同样不起作用，这会使平衡向生长和癌症倾斜。

线粒体

在我们遥远的进化史中，线粒体曾作为独立的有机体存在。大约 30 亿到 20 亿年前，它们被一个原始的细胞吞并，并发展出了一种互惠互利的关系。细胞为线粒体提供庇护和营养，作为回报，线粒体执行各种任务，包括产生能量和最终凋亡。

线粒体很容易受到损伤，为了保持健康，线粒体不断地重塑。为了保证高质量的线粒体能够执行凋亡任务，必须保障两件事：通过被称为线粒体自噬的过程，将旧的或受损的线粒体去除，并产生新的线粒体。

线粒体自噬（mitophagy）与被称为自噬（autophagy）的细胞过程密切相关，这一过程由 2016 年诺贝尔生理学或医学奖获得者大隅良典（Yoshinori Ohsumi）博士提出。autophagy 一词来源于希腊语，auto 意为"自我"，phagein 的意思是"吃"，所以它的字面意思是"吃掉自己"。自噬是一个有规则、有序地降解细胞成分的过程，并以此而循环成新的成分。自噬的作用如一个细胞管家，主要通过营养传感器 mTOR 进行控制。当有大量的营养物质供应时，mTOR 较高，使细胞进入生长模式，自噬和线粒体自噬功能则会关闭。一如既往，细胞生长 / 降解过程与营养供应是分不开的。没有线粒体自噬并去除旧的线粒体，就不能形成新的线粒体。

产生新线粒体的主要信号是营养传感器 AMPK[9]。当可用的整体能量较低时，AMPK 较高，从而刺激新线粒体的生长。在动物模型中，AMPK 限制和食物限制可以维持健康的线粒体网络并延长寿命[10]。动物的间歇性禁食在线粒体网络中表现出显著的益处。

一方面，通过营养传感器胰岛素、mTOR 和 AMPK 检测到的过量营养，降低了线粒体自噬和新的线粒体形成。为了维持健康的线粒体，你不需要更多的营养，反而需要定期减少营养。有缺陷的线粒体损害细胞凋亡，从而破坏细胞生长和细胞死亡的微妙平衡。由于生存的选择压力，持续存在的受损细胞可能会癌变。这些细胞本应该被剔除，但却没有。定期清除老化或受损的细胞，是我们主要的抗癌防御措施之一。

另一方面，营养缺乏（尤其是蛋白质缺乏）会降低 mTOR 并激活自噬。这使细胞脱离生长模式，进入维持 / 修复模式。旧的、有缺陷的细胞和细胞器被剔除。如果没有足够的营养，那么细胞就不想保留这些多余的部分。当营养物质恢复供应时，自噬停止，细胞回归生长模式。

任何生长因子增加或细胞死亡（凋亡）减少的组合，都会使癌细胞趋向生长发展。最近的研究指出，生长因子与营养传感器是不可分割的。营养传感器就是生长因子。因此，生长性疾病也是代谢性疾病，这说明了胰岛素在促进癌症形成方面的独特重要性。也许并非巧合，线粒体是能量代谢和细胞凋亡的关键部分。

高血胰岛素（高胰岛素血症）引起肥胖症和 2 型糖尿病的代谢性疾病，并通过 PI3K 和 IGF-1 促进癌症生长。但是，认为细胞代谢在癌症形成过程中具有重要作用这一观点并不新鲜。一个多世纪前，历史上最伟大的生物化学家之一、1931 年诺贝尔生理学或医学奖得主奥托·瓦尔堡就提出，了解癌症起源的关键在于研究它的新陈代谢。

第五部分

癌症的转移

（癌症范式 3.0）

第十八章

瓦氏复兴

诺贝尔奖得主奥托·瓦尔堡出生于德国西南部的弗莱堡。他是弗莱堡大学著名物理学教授埃米尔·瓦尔堡（Emil Warburg）的儿子，在同时代的阿尔伯特·爱因斯坦和马克斯·普朗克（Max Planck）等人身边长大，这两人后来都成了传奇科学家。

奥托·瓦尔堡的研究专长是细胞能量学，他将化学和物理学的严密方法应用于生物学上。细胞需要多少能量？它们是如何产生所需能量的？这种痴迷最终将他引向毕生的研究，他称之为"癌症问题"。癌细胞能量代谢与正常细胞有何不同？

通常，细胞可以用两种不同的方式产生三磷酸腺苷：氧化磷酸化（也称呼吸作用）和糖酵解（也称发酵）。发生在线粒体中的氧化磷酸化，每个葡萄糖分子通过有氧燃烧而生成 36 个三磷酸腺苷。如果没有氧，正常细胞就必须依靠糖酵解，这样每个葡萄糖分子只能产生 2 个三磷酸腺苷和 2 个乳酸分子。例如，在剧烈运动中，肌肉需要大量的能量，血液流动常常不能跟上供氧需求。机体转而采用不需要氧的糖酵解，然而每个葡萄糖分子产生的能量要少得多。最终，乳酸积累，导致肌肉疲劳，这就是为什么在一个极富挑战性的运动中，有时你会觉得坚持不下去。正常细胞在酸性环境中不能很好地发挥作用。当你的身体休息时，对氧的需求减缓，一旦氧供应跟上，你的肌肉细胞就会恢复以氧化磷酸化来产生所需能量。

细胞利用氧化磷酸化产生大量能量，自然需要更多的氧。瓦尔堡在观察受精的海胆卵快速生长时，注意到了这一现象。他推测快速生长的癌细胞也会消耗大量的氧，但是他错了。1923年，瓦尔堡惊奇地注意到，快速生长的大鼠肿瘤细胞并不比普通细胞耗氧更多。

相反，癌细胞使用的葡萄糖比正常组织多10倍，产生的乳酸是正常组织的70倍[1]（见图18.1）。瓦尔堡计算出，癌细胞惊人地将其摄取的66%的葡萄糖转化为乳酸[2]。

尽管处于含氧量充足的环境中，癌细胞却仍在使用效率较低的糖酵解途径产生能量。现在将这种令人费解的现象称为瓦氏效应。

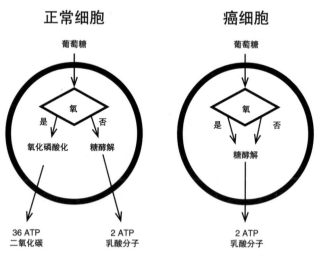

图 18.1

因为糖酵解途径使每个葡萄糖分子产生的三磷酸腺苷要少得多，所以癌细胞必须像骆驼在沙漠长途跋涉后饮水一样吸取葡萄糖。今天，我们用瓦氏效应做普通的癌症成像测试，即 PET 扫描。正如我们在第三章所讨论的，PET 扫描能够测量细胞消耗了多少葡萄糖。活跃的癌细胞要比正常的周围细胞更快地大量摄取葡萄糖，PET 扫描可以发现这些热点。

有氧糖酵解（在含氧量丰富的环境中进行的糖酵解）是癌症所特有的。如果有充足的氧，正常细胞几乎总是选择氧化磷酸化来产生能量。即使在细胞生长迅速、需要大量能量的情况下，比如在伤口愈合过程中，也没有发现瓦氏效应。为什么如此？看起来很奇怪。

好好想想。我们知道癌症有四个特征：

1. 它生长；
2. 它永生；
3. 它四处移动；
4. 它使用了瓦氏效应：它故意使用一种效率较低的能量获取方式。

其中有一项与其他的不相吻合。永生的癌细胞超级忙碌，不断生长，并在整个身体中移动。这需要很多很多的能量。那到底为什么癌细胞会选择效率较低的能量获取方式呢？

假设你造了一辆速度很快的跑车，流线型，车身很低，接近地面，后面有一个扰流器以减少阻力，然后你卸掉它 600 马力的马达，装上 9 马力的割草机引擎。这太怪异了吧！癌细胞就是如此行事，故意选择一种效率较低的能量产生方式。这绝非偶然，因为已知癌症中的大约 80% 都使用了瓦氏效应。不管是什么原因，它对癌症的发生至关重要，不可能是一个简单的新陈代谢的错误。从水螅到狗到猫再到人类，癌症持续了千万年，这不可能简单地以它犯了错误来解释。

在 1956 年一篇著名的研究论文《论癌症的起源》中，瓦尔堡假设，选择使用有氧糖酵解是如此怪异，它一定是癌症的诱因。让我们回顾一下，氧化磷酸化的两个主要条件，一是有氧，二是有正常的线粒体，即发生氧化磷酸化的细胞结构。由于有充足的氧，瓦尔堡推断，一定是线粒体功能失调，迫使癌细胞恢复到效率较低的糖酵解途径[3]。因此，瓦尔堡推测癌症主要由线粒体损伤引起。

虽然瓦氏效应是一个公认的事实，但许多观察结果都与瓦尔堡的假设不符[4]。癌细胞的线粒体通常在保持呼吸的情况下功能正常[5]。大多数癌细胞的线粒体功能正常，这意味着它们并不是只能依赖糖酵解来产生能量，如果必要的话，它们可以重新使用氧化磷酸化[6]。癌细胞不是被迫使用糖酵解，而是选择了它。这是为什么呢？

只有在能量短缺的情况下，高效产能三磷酸腺苷才是一个优势。如果周围有很多葡萄糖，那么每个葡萄糖只产生 2 个三磷酸腺苷而不是 36 个，这又有什么关系呢？糖酵解产生三磷酸腺苷的效率较低，但速度较快。在正常细胞将 1 个葡萄糖代谢成 36 个三磷酸腺苷的时间里，癌细胞可以将 11 个葡萄糖分子代谢成 22 个三磷酸腺苷和 22 个乳酸。因为乳酸可以一对一地转化为三磷酸腺苷，这就给癌细胞提供了潜在的总共 44 个三磷酸腺苷。

癌细胞产生能量的速度更快，尽管这需要多消耗10倍的葡萄糖[7]。

设想有两个人，一个每天燃烧2000卡路里，而另一个更节能，只燃烧1000卡路里。如果你每天摄入2500卡路里的热量，那提高能量效率也并不占什么优势。氧化磷酸化只有在葡萄糖缺乏时才有优势，但考虑到肥胖症和2型糖尿病的流行，葡萄糖水平往往偏高，而不是偏低。因此，在目前的环境下，氧化磷酸化在能量效率方面的"优势"，在很大程度上是虚幻的。

几乎所有已知的癌症都使用这种有氧糖酵解途径。事实表明，这既不是巧合，也不是错误，而是癌症发展不可或缺的一部分。它必然具有某些选择性优势，那是什么呢？

细胞生长需要的不仅仅是能量，它们还需要基本的构件。因为我们是以碳为基础的生命形式，我们的细胞生长依赖于碳来构建基本分子。在氧化磷酸化过程中，葡萄糖中的大部分碳被代谢为能量，剩下的二氧化碳被呼出。在糖酵解过程中，只有一小部分碳被完全燃烧为能量，剩下的碳可以被代谢成碳构件来制造新的氨基酸和脂肪酸。

打个比方：盖房子既需要能量（建设者的辛勤劳动），也需要材料（砖块）。有建筑工人，却没有砖，这是无用的。同样，快速生长的细胞需要能量（三磷酸腺苷）和材料（碳）。氧化磷酸化仅能产生纯能量，这并不能使生长最大化。糖酵解能更好地支持快速生长，因为它同时提供能量和材料，而氧化磷酸化只产生能量[8]。这或许可以解释瓦氏效应对癌细胞生长的优势。

到20世纪70年代，瓦尔堡对癌细胞代谢的关注和投入显得越来越不牢靠。基因革命正在顺利进行，癌症研究人员被体细胞突变理论所吸引，就像铁屑被磁铁吸引一样。癌症是如何促进自己生长的，以及对糖酵解的异常、奇怪的偏好，这是一个很容易被忽视的谜团。整整几年都没有见到任何关于瓦氏效应的科研文章。癌症的生长和新陈代谢这两个科学研究领域之间完全素不相识。然而出乎意料的是，在20世纪90年代末，它们在一场"奉子成婚"中结合在了一起。

瓦氏复兴

一直以来，控制细胞生长和新陈代谢这两者的途径被认为是截然不同的。但是刘易斯·坎特利的开创性研究，将众所周知的代谢激素胰岛素，通过 PI3K 直接与生长途径联系起来。癌细胞的生长和代谢，被完全相同的基因和激素密不可分地连在一起[9]。例如，癌基因 myc 不仅控制生长，而且还控制一种开启瓦氏效应的代谢酶。坎特利发现营养传感器、新陈代谢、瓦氏效应和细胞增殖之间存在着直接联系[10]。控制生长的基因也控制着新陈代谢。

所有这些新发现的癌基因和肿瘤抑制基因也影响代谢途径。许多癌基因控制着一种被称为酪氨酸激酶的酶，该酶调控细胞生长和葡萄糖代谢。普遍存在的 p53 肿瘤抑制基因影响生长，并通过影响线粒体呼吸和糖酵解来调节细胞代谢。

癌细胞不能停止生长，也不能停止进食。癌细胞是因为无法停止进食而生长，还是因为无法停止生长而进食？很可能是二者兼而有之。生长疾病就是新陈代谢疾病，这不仅仅适用于葡萄糖的代谢。

癌细胞喜欢葡萄糖，但并不仅限于此。氨基酸谷氨酰胺的代谢途径在癌症中同样被破坏 [11]。氨基酸是蛋白质的基本构件，谷氨酰胺是血液中最丰富的氨基酸。一些癌细胞消耗的谷氨酰胺是正常量的 10 倍以上 [12]。一些癌症，如神经母细胞瘤、淋巴瘤、肾癌和胰腺癌，似乎对谷氨酰胺如此"上瘾"，以至于没有谷氨酰胺它们根本无法生存 [13]。

瓦尔堡认为癌症完全依赖葡萄糖来获取能量，但这并不完全正确。癌症也可以代谢谷氨酰胺，最近的研究表明，癌症也可以代谢脂肪酸和其他氨基酸 [14]。癌症在拥挤的环境中与其他细胞争夺燃料，因此，它会灵活地运用各种燃料来帮助自己生长。尽管瓦尔堡最初的假设可能并未得到证实，但他对癌症的新陈代谢至关重要的预测是非常正确的。瓦氏效应确实目的明确，它使癌细胞在生存之战中具备了战略优势。在瓦氏效应过程中产生的大量乳酸，并不像先前所认为的那样是一种废物，而是一种主要的有益物质，为癌细胞提供了显著的生存优势。

乳　酸

随着肿瘤的生长，新的癌细胞离提供氧和清除废物的主要血液供应越来越远。靠近血管的细胞，燃料供应充足，生长旺盛。远处的细胞得不到足够的氧来维持生命。在这两个区域之间被称为缺氧区，其中的细胞所接受的氧几乎不足以维持生存，从而激活一种被称为缺氧诱导因子（HIF）的酶。在这个缺氧区域中，生存挣扎是一种强大的选择性进化压力。

首先，缺氧诱导因子刺激血管内皮生长因子（VEGF）的释放，促进新血管的生长。新的血液储备提供了更多的氧，使肿瘤长大。"诱导血管生成"是温伯格和道格拉斯·哈纳汉描述的癌症的主要特征之一。

其次，缺氧诱导因子使通常静止的细胞更容易移动。将细胞固定在适当位置的黏附分子被破坏，将细胞限制在特定区域的基底膜被降解[15]。这使得细胞更容易"激活侵袭和转移"，这是癌症的另一个关键标志。

最后，由于缺氧，缺氧诱导因子将细胞的新陈代谢重新编程，从氧化磷酸化转向糖酵解。因为产生能量需要更多的葡萄糖，缺氧诱导因子增加了细胞葡萄糖受体的表达。同时，缺氧诱导因子减少了新线粒体的产生，而线粒体对于氧化磷酸化来说必不可少[16]。从本质上讲，缺氧诱导因子是造成瓦氏效应这一现象的原因，也是另一个关键特征[17]。

缺氧诱导因子引起的这一系列变化，提高了癌细胞在低氧环境下的存活率。缺氧的细胞试图建立新的血管，远离缺氧区域，减少氧的消耗。并非巧合的是，这些也正是癌细胞的典型行为，正是这种环境为单细胞生物提供了胜过多细胞生物的优势。瓦氏效应不仅仅是一个代谢上的"错误"，在与其他细胞的竞争中，它为癌细胞提供了独特的生存优势。

癌细胞在糖酵解过程中产生乳酸，它们将乳酸倾倒在周围的环境中，就像化工厂可能向四邻倾倒有毒废物一样。这并非偶然，乳酸不仅仅是一种废物副产品。肿瘤正是利用宝贵的能量故意制造更多的酸，并将其排入已经是酸性的周围环境[18]。与生活在 pH 值为 7.2 到 7.4 环境中的正常细胞相比，肿瘤产生一个 pH 值为 6.5 到 6.9[19] 的周围微环境。为什么癌症制造的酸性环境是癌细胞一个巨大的生存优势呢[20]？因为正常细胞在酸性环境中受到损伤并发生凋亡，而癌细胞对酸的耐受性相当好。

赢得胜利有两种方法，一是使自己变得更加强大，二是削弱对手的战斗力。如能运用两者则必胜无疑。癌症在玩一个细胞的"权力的游戏"，不成功便成仁。当正常细胞友好合作时，单细胞生物却通过破坏对手，强占优势。癌细胞利用有害的乳酸来伤害附近的细胞。杀死邻居是一种久经考验的生存之道，在单细胞世界中不足为奇。

1928年，亚历山大·弗莱明发现真菌青霉菌向周围环境分泌了一种有害的化学物质，杀死了竞争细菌。这种化学物质最终成为突破性的抗生素——青霉素。在复活节岛上，雷帕霉素是在一种细菌中被发现的，这种细菌会向周围环境分泌一种有毒化学物质，来杀死与之竞争的真菌。

腐蚀性的酸性环境使细胞外基质降解，细胞外基质是细胞的正常支撑结构。这使得癌细胞更容易通过基底膜侵入，这是癌转移的重要前提。乳酸引起的损伤也会引起炎症。这吸引了分泌生长因子的免疫细胞，这将有助于伤口愈合，但最终却有利于癌细胞。

癌症被称为"永不愈合的伤口"，因为它类似于伤口愈合过程中的过度生长。在正常的伤口愈合过程中，新的血管生成取代了撕裂的旧血管，细胞碎片被清除，伤口逐渐愈合，整个程序就此结束，而癌细胞却继续生长，永不停步。

即使有足够的氧可供使用，癌细胞也会继续使用糖酵解，因为糖酵解提供了排出乳酸的独特生存优势。乳酸引起的炎症也会抑制那些通常针对癌细胞并杀死癌细胞的免疫细胞[21]。简而言之，瓦氏效应增加了乳酸，并导致以下结果：

- 抑制正常细胞功能；
- 降解细胞外基质，以便侵袭；
- 引起炎症反应和生长因子分泌；
- 降低免疫反应；
- 增加血管生成。

癌症并不是偶然选择糖酵解而弃用氧化磷酸化的。这不是一个错误，而是一个合乎逻辑的选择，因为乳酸提供了生存优势。交换条件是需要更多的葡萄糖作为原料。在葡萄糖供应充足的情况下，这有利于癌症的生长。正是瓦氏效应使癌细胞更容易侵入其他组织并四处移动，从而为癌症的下一步发展奠定了基础。而下一个阶段，在很大程度上，正是癌症致命的原因。

第十九章

侵袭和转移

在癌症词典中，没有比转移更可怕的词了。美国国家癌症研究所对转移的定义是："癌细胞从最初形成的地方扩散到身体的另一个部位。"[1] 这一明显特征使得癌症比现存的任何其他疾病都更具杀伤力。一个事实凸显了这种现象的严重性：90% 的癌症死亡都是由转移引起的[2]。

像癌细胞一样，感染性疾病也可能转移。尿路感染的细菌可能会扩散到肾脏，然后扩散到血液，最后进入心脏瓣膜。细菌不断移动，但并非天生怀有恶意——它们只不过是生物在寻求自身的生存。转移，或细胞的移动，是地球上单细胞生命的固有特征。

肿瘤分为良性和恶性。这两种类型的肿瘤在各个方面的表现都是相同的，只是良性肿瘤缺乏转移能力，因此，几乎不会引起严重后果。例如，脂肪细胞良性肿瘤，即脂肪瘤，是非常常见的，估计影响百分之二的人口。这些肿瘤大多是无害的，可以长得很大。在 1894 年切除的一个脂肪瘤，估计重 50 磅（22.7 千克）[3]。尽管脂肪瘤的发病率很高，有时体积也很大，但通常不会比痤疮更致命。

相比之下，恶性肿瘤之所以被归为恶性，就是因为它们可以转移。如果乳腺癌留在乳房内，那么治疗起来就容易多了，只需将其切除即可。一旦乳腺癌细胞扩散到全身，它就成为一种极其致命的疾病。那么，这种转移过程是如何发生的呢？

转移级联反应分为两个步骤：侵袭周围组织和转移到远处。

首先，癌细胞必须从原来的肿瘤中挣脱出来，即使肿瘤很小，这种情况也可能发生。在被称为原发性不明的癌中，由于原发癌太小或已经消失，在没有发现原发部位的情况下却发现了转移肿瘤。多细胞物种中的大多数细胞都有黏附分子，将细胞锚定在它们的适当位置上。癌细胞必须克服这些锚定才能自由游荡。

其次，癌细胞必须通过正常组织的基底膜才能侵入。就像装在塑料袋里的盆栽土不会把你的车弄脏一样，所有的细胞都受到一层膜的约束，这层膜将细胞保存在它们所属的地方：原始组织内部。为了扩散到其他组织，癌细胞必须首先冲破包裹自身的基底膜。

一旦冲破基底膜，它就可以扩散到周围组织、局部淋巴结，或进入血管壁，这一过程被称为血管内渗。一旦进入血液，癌症就可以沿着这条公路传播到远方。

侵　袭

1. 原发性肿瘤形成；

2. 局部外侵；

3. 血管内渗。

转　移

1. 循环中生存；

2. 外渗；

3. 远端存活。

前 3 个过程（原发性肿瘤形成、局部外侵和血管内渗）可以概括为侵袭过程。由瓦氏效应产生的肿瘤周围的缺氧酸性环境，为肿瘤的侵袭扫清了道路 [4]。信不信由你，这对癌细胞来说是最容易的部分。只要有足够的时间，大多数癌症都能完成这一步骤。在动物实验模型中，癌细胞很容易逃逸到血液中，几乎占80%。就好比一个即将上大学的青少年，离开父母的家并不困难，而独自一人成长才是挑战。为了转移，癌细胞必须在血液中存活下来，离开血管，侵入一个全然陌生的器官，然后学会如何在新的环境中生存和成长。

一旦癌细胞进入血液，损伤率就会非常高，转移的难度大了不止一个数量级。血液对于癌细胞来说是一个残酷、充满敌意的环境，在这里它们有无数种被毁灭的可能。免疫系统中的自然杀手细胞会追捕并立即击毙它们。攻击癌细胞是杀手细胞与生俱来的天性和本领。血液的激流对癌细胞来说也是一个时刻存在的危险。细胞通常是静止的，缺乏对付血液激流冲击的能力。许多癌细胞在血流中被撕成碎片。

如果癌细胞历经磨难幸存下来，到达一个陌生器官的遥远彼岸，那么接下来它必须离开血管，进入这个器官，这个过程称为外渗。这听起来容易，但做起来很难。血液在不断地流动，所以要附着在血管壁上并不简单。想象一下被汹涌的河水冲击着，你试图用小拇指把自己拽上岸去。河水不断地拍打着你，胁迫着要把你再次卷回激流。癌细胞必须在快速流动的血液中想办法紧紧抓住光滑的血管壁，再穿透它进入新器官。

然后，癌细胞面对的是一个陌生器官的恶劣环境，而它对这个环境的适应能力极其差。例如，一个乳腺癌细胞在肺部登陆，面对陌生的环境一片茫然，不知所措。怎么有这些空气吹进来吹出去的？乳管在哪里？就像一只通常生活在南极寒冷的气候中，却突然出现在炎热干燥的撒哈拉沙漠上的企鹅。

即使在新地点落脚之后，新移民癌细胞们仍旧面对生死存亡的挑战。对付充满敌意的当地居民细胞可不是一件容易的事情。此外，免疫系统一直都保持着高度警惕，要灭杀外来者。在落脚地上的许多癌细胞集群，它们奋力拼搏，虽不能生长，但足够强壮，可以坚持下去[5]。然后，癌细胞不仅要学会如何在陌生之地生存，还要学会增殖和成长。这种转移过程需要非凡的新的生存技能，与它们以前所做的完全不同。很明显，癌细胞必须从根本上改变其基因组成。那么这些变化是如何发生的呢？

按照经典的体细胞突变理论，设想出一个相对有序的疾病过程，从一个单一的癌细胞开始，它随机地积累了几个合适的突变，于是肿瘤越长越大，就像白桌布上的一滴红酒渗透并扩大范围。当它变得足够大时，癌细胞就会进入血液。有些寄宿在遥远的器官，如肝脏，并不断生长。过去人们普遍认为，所有这些侵袭和转移所需的基因突变都是偶然积累的，但这种"基因突变随机积累"的假设现在被证明是错误的。

经过几十年的研究和千万次的全基因组测序研究，还没有发现过单一的"转移"基因。在过去的半个世纪里，肿瘤转移一直藐视所有的基因研究。这是因为它不是一个单一的基因，而是需要数百个基因的协同和精确突变才能成功达到转移的目的。

那么，为什么一个癌细胞在离家出走之前，就想发展出数百种在恶劣的陌生环境中生存所需的突变呢？这就好像将你的房子抵押贷款，去购买昂贵的设备和接受在土星上生存的培训。由于目前没有在土星上建立人类定居点的计划，这是对金钱和时间的巨大浪费。为什么癌症会在扩散之前就将大量的资源投入到对肝、肺或骨头的转移上呢？这不是一个随机积累的过程，而是一个进化的过程。也就是说，癌症不会随机积累侵袭和转移的能力。它进化出了这种能力。

循环肿瘤细胞与微转移

转移是一个非常低效的过程。考虑到转移中遇到的几乎无法克服的困难，从原发肿瘤中出发的大多数癌细胞面临的将是死亡。癌细胞每1到2天就繁殖一次，但是肿瘤的倍增时间是60到200天，这意味着绝大多数癌细胞实际上无法存活下来[6]。

那么，癌症是如何克服这些障碍，绝处求生的呢？再一次，我们可以通过进化生物学在癌症问题上的应用中找到答案。癌症并不是循序渐进地生长、侵袭和转移的。最近的研究令人震惊，转移并不是癌症发展的晚期现象，它实际上是癌症最早采取的步骤之一。

如果癌症从生长到侵袭再到转移是逐步进行的，那么在转移之前的任何时候，及早做广泛的局部切除就可以将其治愈。但是，20世纪上半叶实施的"根治性"癌症手术失败的结果，却与这种认识相悖。许多只有在显微镜下才能观察到，而通过其他手段无法检测到的癌细胞（微转移），早在临床检测和手术前就已经逃之夭夭了。

在约占癌症病例 5% 的 "原发病灶不明"的病例中[7]，发现了广泛转移的癌细胞。尽管进行了深入的研究和影像检查，仍无法确定原发性肿瘤位置何在。即使在尸检中，仍有 20% 到 30% 的病例没有发现原发病灶。原发癌是如此之小，以至于我们所有的现代技术都无法检测到，但它的癌细胞还是成功地转移了。这主要是因为，转移是肿瘤在其早期而不是晚期所采取的步骤。

最近的技术进步使我们能够检测到血液中的癌细胞，即循环肿瘤细胞（CTCs），即使在极低的浓度下也能检测到。血液中这些短命癌细胞的发现，彻底改变了我们对转移级联反应的认识。原发性肿瘤从初期阶段就开始把癌细胞排到血液中，常常是在原发性肿瘤本身还无法被检测到的时候。在血液中，循环肿瘤细胞存活时间不长。据估计，大多数只能活几个小时[8]，因此，我们直到最近才查出它们的踪迹。几乎所有的循环肿瘤细胞刚一释放就被摧毁。就像第一波勇敢冲上诺曼底海滩的士兵一样，癌细胞立即被人体强大的抗癌防御系统消灭殆尽。

大量的循环肿瘤细胞不断从原发肿瘤中脱落，并在血液中迅速被消灭，这就是转移性癌在早期阶段很少被发现的原因[9]。即使每天有数百万癌细胞涌入血流，循环肿瘤细胞也极难建立永久性的聚集地。大多数循环肿瘤细胞就这样被杀死了[10]，但并非总是如此。

微转移解释了不明原发癌的现象。循环肿瘤细胞很早就离开了原发肿瘤，并且由于一些未知的原因，在新的环境中比在原来的家园中立足更为成功。原发肿瘤可能很小，或在原发部位被完全摧毁了，而转移的癌细胞却在找到肥沃土壤后蓬勃发展。这样就使得转移性病变先于原发性肿瘤被发现，而原发性肿瘤有时则从未被发现。

早期转移的癌细胞可能在犄角旮旯的掩体中潜伏多年，躲避抗癌的力量。例如，有微转移的乳腺癌患者在 10 年内发生临床可检测转移的概率只有 50%[11]。乳腺癌已经播散出致命的种子，但没有肥沃的土壤，它还是无法生长。

在潜在转移现象中，被"治愈"的癌症患者在癌症消失多年甚至数十年后，偶尔会出现远处转移复发。人体的抗癌防御系统能够暂时控制微转移病灶，但随着时间的推移，癌细胞获得了立足点。

早期转移也解释了术后放疗和化疗的必要性。在手术中，所有可见的肿瘤都被切除了。然而，大多数癌症治疗方案仍然包括术后放疗或化疗。如果癌症确实是一个按部就班的过程，那么这些措施就没有必要了。根治性手术会清除所有癌症的痕迹。但由于癌症转移可能早已发生，我们仍然需要这些额外的治疗，来杀死有可能在身体其他部位已存在的癌细胞。

肿瘤的进化和自给播种

经典的体细胞突变理论认为，转移是数百个必要的突变"随机累积"在一起工作的过程。考虑到转移的复杂性，这几乎是不可能的。癌症范式 3.0 的肿瘤进化学说，更能解释癌细胞是如何适应生存的。癌细胞的早期转移活动为进化提供了一切必要的条件：遗传多样性和选择压力。有数以百万计的基因不同的循环肿瘤细胞受到抗癌防御系统施加的选择压力。重要的不是特定的突变，而是了解是什么驱动了这些突变。为什么这些基因会变异？因为这些突变决定了它们的生死存亡。

即使在最早期进行诊断，原发性肿瘤已经每天脱落数百万个循环肿瘤细胞进入血液，并且微转移可能已经建立[12]。循环肿瘤细胞可以作为单个细胞分离，也可以作为细胞簇分离，后者使它们可以协同合作，相依为命[13]。

虽然大多数循环肿瘤细胞在离开原发肿瘤时会立即毙命，但偶尔也会有一种罕见的基因突变体，在血液中勉强熬过痛苦的折磨。但是这些癌细胞还没有能力在肝脏、骨骼或肺的充满敌意的彼岸上生存下来。当癌细胞登岸以后，它们会被立即杀死。其他循环肿瘤细胞继续在体内循环，拼命寻找安全的港湾。最后，一些幸存者坚持了足够长的时间，终于找到了一块绿洲。这就是它们的起源地：原发肿瘤。

这些回头的癌细胞浪子们在其祖籍定居下来，这里为它们提供了一个避风港。返回的循环肿瘤细胞不需要基因的改变，就可以在肿瘤微环境中生存和成长。在这个肿瘤避难所里，酸性的缺氧环境抑制了免疫监视，正是免疫监视把它们从血液中清除出来的[14]。这种现象被称为肿瘤自体植入。乳腺癌、结肠癌和黑色素瘤的细胞系模型已经证明了它的存在[15]。当肿瘤重新植入它们自己的原发部位时，它们被安置在一个保护性的环境中——这对返回的癌细胞来说是一个温床。

然而，当这些癌细胞的后代返回时，它们再不是最初离开原发肿瘤的那些睁大天真眼睛的无辜者了。它们目睹了同伴被残杀。只有那些能够激活内心深处最无情的生存主义意识的，那些具有单细胞生物体本能的癌细胞，才能历险归来。想象一下，一个商店扒手在西伯利亚的古拉格被判 5 年监禁。他一开始可能并不是个坏人，但劳改营的恐怖环境把他磨炼成了一个无情的罪犯。他演化了，变得更坏。癌细胞重新植入原发肿瘤也是同样的情况。只有那些有足够的韧性和适应能力极强的癌细胞才能存活下来。自然选择的条件已经成熟。癌细胞具有遗传多样性，又暴露于选择压力下，如此，这些癌细胞发生了使它们能够在血液中生存下来的进化。

返回的循环肿瘤细胞重新渗入原有的肿瘤中，它们胜过了侵袭性较弱的亲代肿瘤细胞。原发性肿瘤被一种更具侵袭性的细胞株所取代，而现在流入血液的循环肿瘤细胞则是这种新细胞株的后代。虽然在血液中的旅程仍然充满危险，但现在这些更具攻击性的细胞，比父辈们的承受能力更强了。

这并不是故事的结束，而是一个新的开始。癌细胞的进化是一个周而复始的过程（见图 19.1）。

新的循环肿瘤细胞面临另一轮激烈的选择压力。大多数新的循环肿瘤细胞还是被杀死，但同样，少数循环肿瘤细胞在血液中发展出了增强生存机制的罕见突变，并再次回到原发肿瘤中。这个循环周而复始，通常是几年或几十年，每一个周期都会带来新的突变，使癌细胞在血液中的生存能力变得更强。原发性肿瘤成了自身的转移后代再返回后的家园。这些基因突变绝不是随机发生的，而是达尔文的自然选择过程。癌细胞就这样进化了。

每次迭代都会进化出更强的生存能力和攻击性。随着时间的推移，癌细胞选择了数百种突变，这些突变是它们通过血液成功转移并建立新的细胞集落所必需的。肿瘤的自给播种，增殖了最具攻击性的癌细胞，并得以选择性地增强了生存的特性。

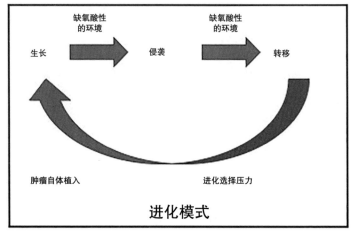

图 19.1

自给播种过程解释了原发肿瘤部位的遗传多样性，即肿瘤内异质性（ITH）。单个肿瘤中的癌细胞不是由单个基因克隆组成的。同一肿瘤内有多个不同的克隆，反映了不同时期的迁移和自给播种浪潮。

经过了足够的时间和进化，癌细胞现在可以在血液中存活，并在不同的器官中落地，这种陌生的新环境仍旧是充满敌意的土壤。它们首先建立一个群体，一种可以潜伏数十年的微转移。不利的环境对这一小部分癌细胞构成进化选择的压力。经过一代又一代的细胞增殖，那些能够存活和生长的突变具有选择优势。这些新细胞变异成转移性肿瘤，如今可以生长了。

转移在癌症的进化过程中创造了一个新的分支。转移部位显示出与原发肿瘤完全不同的遗传特征[16]，这反映了在转移部位生存的特殊挑战。大多数癌细胞在试图转移的过程中死亡，很少幸存下来，这限制了遗传多样性[17]，这在生物学上被称为"瓶颈效应"。

终于，我们有了一个有效的癌症范式，它能够解释癌症的发展过程，从变异形成到扩散转移。自始至终，使癌症能够成为癌症的是生物学中最强大的力量——进化，而不是不同突变的随机拼凑。在所有阶段中，癌症背后的驱动力是地球上所有生命中最原始的使命：细胞的生存。

癌症范式 3.0 的癌症进化模式，可以分为 3 个阶段：

1. 转化：正常细胞转化为癌症的第一步，是对慢性亚致死性损伤的进化反应。癌症表型发展为一种对抗多细胞生命规范的生存主义机制。这是癌症的"种子"。

2. 发展：营养传感器胰岛素、mTOR 和 AMPK 影响控制生长因子，为癌细胞增殖生长提供肥沃的"土壤"。

3. 转移：癌细胞早期脱落到血液中，使其面临生存的巨大选择压力。由于原发肿瘤由自己的后代重新植入，自然选择压力将有利于其获得更具侵略性和更原始的特征。

第二十章

癌症的奇异故事

我们对癌症这一医学奥秘的认识，经历了几次重大的修正。进化范式3.0为癌症的起源提供了惊人的全新见解，以及从转化、发展、转移到治疗和复发不同阶段的新认识、理解和分析。其重点从单纯的基因遗传（种子）转移到环境（土壤）以及两者的相互作用上。在进化生物学中，决定哪些突变是有益的，哪些是有害的，环境起着最重要的作用。至此，我们已经讨论了很多新的领域和理论，所以在下一步讨论新范式的预防和治疗意义之前，先用一个吸烟者患上肺癌并转移到肝脏的例子，简要回顾并总结一下要点。

几十亿年前，最早的生物是简单的单细胞原核生物。当它们进化成更复杂的真核生物后，细胞间合作的增加导致了多细胞生物的出现和发展。这些更大、更复杂的生物主宰了更小、更简单的有机体，就像城市对孤立的个体占主宰地位一样。但这需要在细胞优先权上做出根本性的重大转变。

之前的基因程序训练细胞为了生存而互相竞争，现在则需要协调与合作。你的肝脏不会试图杀死你的肺，两者要互相帮助。其他细胞是朋友，不是食物。通过合作，整个有机体获得了专业化的巨大优势。单个细胞不可能学会如何读莎士比亚巨著。

随着细胞从竞争对手转变为队友，它们需要建立新的行为规则。祖先的竞争手册没有被抹去。相反，新的程序（基因）被添加到旧的编码之上，以改变和控制旧的规则。肿瘤抑制基因抑制了"不惜一切代价生长"的旧程序。癌基因所产生的生长因子，只在正确的时间和地点才会激活旧的生长程序。癌症精确地出现在单细胞性和多细胞性发展阶段之间，或者说是细胞竞争与合作之间的交界处。

这就好像是训练野熊跳舞。通过早期的大量训练，野熊可以被驯服去做一些滑稽的人类小把戏，比如穿着短裙跳舞。熊的原始"野生动物"程序处于休眠状态，但完好无损，它只是被覆盖上了一个"穿短裙跳舞"的新程序而已。但当这只熊被激怒的时候，它会停止跳舞并恢复野生动物的行为，尽管仍旧穿着芭蕾舞短裙。癌症本质上是头野兽，一个凶猛的竞争者和幸存者。

强化竞争和生存能力的单细胞基因，正是那些在多细胞生物体中导致癌症的基因。癌症的种子已经存在于每一个多细胞生物中，因为它是我们进化史的遗存。当新的规则被打破时，旧的单细胞行为就重新出现。单细胞（癌症种子）的本性是生长、永生、移动，并使用瓦氏效应。这个生存反应的古老法宝，也正是癌症的特征。但是，我们的免疫系统已经把癌症视为一种新的入侵物种。

因为癌症是我们自身休眠的一部分，并且是一直存在的已知危险，多细胞生物已经进化出有效的抗癌策略，包括 DNA 修复、凋亡、海佛烈克分裂极限和免疫监视。自然杀手细胞是我们先天免疫系统的一部分，它们能自然地杀死癌细胞，这让人惊讶不已。自然杀手细胞像高度警惕的警员一样，不停地在体内巡逻，寻找潜在的癌细胞。它们得到的命令是：格杀勿论！如果这个抗癌防御系统受损，癌症就可能得以发展，行凶作恶。多细胞生物抑制自己细胞之间的竞争，就像社会强制人人合作而不是竞争一样。癌症是由于细胞间失去合作而导致的，它分为三个阶段：转化、发展和转移。

转 化

为什么一个细胞会拒绝有礼貌的多细胞社会而去独立竞争？因为它自己的生存受到了威胁。当多细胞社会的正常法则和秩序失效时，癌细胞会演变，以抵抗慢性亚致死性损伤。如果损伤过于严重，细胞会死亡。如果损伤轻微，则只需简单地修复即可。在受到介于二者之间的一定程度的慢性损伤时，细胞会变得像困在陷阱里的老鼠一样疯狂，被迫寻找生存之道。

在我们的例子中，香烟烟雾的持续损害使肺细胞面临生存危机。一些细胞被彻底杀死，有些细胞未受影响，但有相当一部分细胞承受了慢性亚致死性损伤，这些细胞激活了伤口愈合机制。多细胞社会的正常规则崩溃了，很快所有细胞各自为政。

因此，受损的肺细胞面临着一个两难境地：是否应该继续以正常的工作方式与其他细胞合作？如果没有正常的法律和秩序，这很可能会导致它自身的死亡。另一种选择是为了自身的生存而竞争，忽视多细胞社会的正常规则。在前临深渊大海，后有魔鬼追击的困境中，一些细胞重新开始竞争。

慢性亚致死性烟雾损伤产生了强大的选择压力，细胞必须激活那些很少使用的从单细胞而来的古代生存子程序来拯救自己。

为了生存，自然选择有利于某些基因。而那些不能调整自己的细胞和不能重新启用旧生存手册的细胞就无法存活。癌变就这样形成了。

突变不是随机积累的，而是经过达尔文进化过程精心选择的。激活旧的单细胞、生存主义编程内核的突变，可以提高细胞存活的概率来对抗这种慢性烟雾损伤。当正常肺细胞向单细胞化方向逆转时，就会转化为癌细胞。

肿瘤，一小簇癌细胞，开始在肺部生长。这些激进的细胞对生物体是危险的，因此生物体激活其高度进化和有效的抗癌机制，来维持多细胞的规则和秩序。大多数时候，身体会杀死这种入侵物种，在它们建立滩头阵地之前将其消灭。在这些情况下，癌症甚至在被发现之前就被彻底扼杀了。

但这个人仍然在吸烟，慢性细胞损伤持续存在。偶尔，一种罕见的突变能使癌细胞在机体的抗癌防御系统中存活下来。它没有蓬勃发展，但也并没有完全死亡。这种小肿瘤会产生遗传变异（肿瘤内异质性），从而允许分支进化和自然选择。随着时间的推移，肿瘤演变缓慢地选择了更具有生存特征的表达，这可能需要几十年的时间。癌症通过基因突变揭开了先前被抑制的竞争能力，但这些返祖现象并不是随机的。相反，肿瘤内异质性所促成的选择性进化压力是这些突变的引导力量。

发 展

随着肿瘤的生长，它面临着新的挑战，需要新的解决方案，而这些方案在旧的生存手册中是找不到的。部分生长中的肿瘤离它们的重要供应线，即供氧的血管太远了。这会激活缺氧诱导因子 1，刺激新血管的生长。这并不是原始生存子程序的一部分，而是进化出来支持肿瘤生长的。

此外，缺氧诱导因子 1 会促进细胞移动和进行瓦氏效应。癌细胞产生乳酸，乳酸被倾倒在周围的微环境中。这种酸不仅会抑制正常的免疫细胞功能，还会降解支持结构，使癌细胞更容易通过基底膜出入，进入局部组织，最终通过血液传播。酸性造成的损伤会吸引产生生长因子的炎症细胞。正常细胞在这种低氧酸性环境中表现较差，而癌细胞表现相对较好。这就像在盲人群落里，独眼称大王。

癌症的"种子"到处都有，但如果没有肥沃的"土壤"，它们就不足为惧。多细胞生物严格控制增长，就像城市通过建筑许可证杜绝粗制滥造一样。但是在某些条件下，营养物质，特别是葡萄糖的随时供给，可以使正常细胞和癌细胞都容易生长。

人体使用 3 种主要的营养传感途径：胰岛素、mTOR 和 AMPK，它们也是生长因子。当身体感应到更多的营养物质（高胰岛素、mTOR 和低 AMPK）时，情况有利于生长，也有利于癌细胞。肺癌细胞现在不仅存活下来了，而且还要找到适宜生长的好"土壤"。它已发育得身强力壮，是该离家出走的时候了。

转 移

细胞通常被表面黏附分子固定在其起源地。但是，癌细胞不移动就不能生长。对于入侵物种来说，移动是完全正常的行为。癌细胞脱离原发肿瘤，去寻找更多的生长空间。这种情况在癌症的早期阶段就发生了，因为循环肿瘤细胞快速消耗营养物质，并且很快受到日益激烈的资源竞争的驱动。这种新的环境逼迫产生了新的进化选择压力。

不幸的是，这些循环肿瘤细胞发现血液是一个非常恶劣的环境，它们大多数阵亡，但不是全军覆灭。有一天，一种罕见的基因突变出现了，它能够抵御免疫细胞的攻击，在血液中存活足够长的时间，循环回到肺部原始的肿瘤部位。

它返回故乡，找到了一个庇护所来防备所有试图杀死它的可怕的对手，并得以恢复体能，这就是肿瘤的自给播种。但是这种返回的癌细胞更具侵袭性，在血液中存活的能力也胜于往昔。这种更具攻击性的变异细胞在原发肿瘤的安全范围内繁殖。它主宰并超越了原有的癌细胞。在渴望不断生长的驱使下，肺癌新的病株又开始向血液中排出循环肿瘤细胞。这种肿瘤自给播种和转移的循环不断重复，随着时间的推移，其生存于血液中的能力不断进化提高。

但是癌细胞不能像漂流在海洋中的筏子一样永远在血液中循环。那些在血流中艰难地挣扎，勉强存活下来的细胞，登上了其他器官的岸边。这些肺癌细胞可能落在肾脏、肝脏、骨骼或大脑上。几乎所有这些癌细胞，在一个新的充满敌意的陌生环境中都会被立即消灭。肺细胞不能在肾脏、肝脏、骨骼或大脑中存活，它像一条离开水的鱼，面临着即将到来的死亡。

数百万肺癌细胞在这些陌生的岸滩上死去。但紧随其后的是，原发肿瘤仍有数百万癌细胞脱落到血液中。一拨又一拨的癌细胞"前仆后继"地死去。原先的肺癌细胞要适应肝脏这个全新的环境，需要的不仅仅是少量的调整。

最终，一种罕见的基因突变，使肺癌细胞能够到达遥远的其他器官（如肝脏）的新岸，并设法存活下来。它们可能不会茁壮成长，但至少它们大难不死。这种微转移是如此之小，无法被检测到，并可能休眠数十年之久。侵袭和转移是很难掌握的技能，因此大多数癌细胞的命运都以失败告终。

如果有足够的时间，达尔文的进化过程会选择一种罕见的基因变异来繁衍生息，转移癌细胞的前哨站就会发展。癌症刚刚开始转移，患者的预后也从良好下降到了可接受。这种从最初的癌变到转移的缓慢过程需要几十年的时间。

一旦发现癌症，患者就开始化疗、放疗、使用激素或做手术。这些大规模杀伤性武器消灭了癌症这一陷入重围的敌人，但它们的功效却因对正常细胞的破坏而受到限制，会引起副作用。癌症似乎已经得到缓解，但即使只有少数癌细胞存活，这种治疗也会给癌症带来新的选择压力。最终，出现了一种罕见的变异，它对所接受的治疗产生了耐药性。这些耐药的细胞复制并增殖，结果癌症复发了。现在它对治疗有了耐药性，于是预后从可接受的程度跌到了糟糕无望的困境。

癌症范式

癌症的进化 / 生态模型，包括肿瘤进化和自给播种，反映了癌症复杂、动态和不断进化的生态系统。它不仅要考虑癌细胞本身，还要考虑它与其他细胞及其环境的关系。细胞总体的动态、进化和选择压力是这种癌症新模型的关键因素。进化模型是一幅多彩的镶嵌画，而不是像体细胞突变理论那样的黑白照片。

我们对癌症的认识经历了三个主要的范式，每一个范式都产生了革命性的治疗方法，并增进了我们对癌症的理解，但这一过程也暴露了我们对这个古老敌人的认知偏差。癌症范式 1.0 认为，癌症纯粹是一种过度生长、不受控制的疾病，按此逻辑的解决办法是用毒药（化疗）、烧灼（放疗）和切割（手术）消灭那些过度生长的区域。这种范式在 20 世纪 70 年代中期达到了极限。

在一件事上，癌症是无与伦比的，那就是生长。癌症治疗范式 1.0 试图在癌症本身的游戏规则中战胜癌症。我们攻击的是癌症的强项，而不是它的弱点。如果说癌症是一只螃蟹，我们迎面攻击它，试图撕开它坚硬的外壳，同时却可能遭受它凶恶钳子的暴击。癌症范式 1.0 最终未能解释为什么这些细胞过度生长。

癌症范式 2.0 的解释是基因突变的累积导致过度生长。一些关键生长基因中的少许突变导致了癌细胞的生长，这适用于某些癌症，但问题很快就出现了。当我们追踪不同癌症基因突变时，发现的不是预期中的几个，而是数百万个突变。

癌症是基因变形大师，变异频繁，在这方面，它比已知的宇宙中任何其他事物都要强大。因此，针对一种特定的突变来战胜癌症，在很大程度上是徒劳的，因为癌症可以再次突变。癌症是一种动态疾病，任何单一的静态治疗方法，无论是化学疗法，还是基因靶向药物，往往都会失败。相反，治疗可能会带来新一轮的选择压力，就像持续使用抗生素可以使细菌产生耐药性一样。癌症是最终的幸存者，为躲避威胁，它经历过数十亿年的进化。

再一次，我们攻击的又是癌症的强项，并抱有能侥幸获胜的期望。癌症有着几乎无限数量的突变组合，基因靶向的精准治疗被证实只是一场白日梦。

与其前身一样，癌症范式 2.0 又失败了，因为它忽略了解释原因。对于为什么细胞会变异等问题，它并没有提供答案。这种癌症范式在 21 世纪初达到了极限。我们把目光过于集中在了癌症的特定基因上，而忽略了环境的重要性以及细胞间的相互作用。这就是见木不见林。

新的曙光

这引导我们最终找到了目前的癌症进化 / 生态理论：癌症范式 3.0。达尔文进化论是生物宇宙中唯一已知的力量，它能够创造并协调导致癌症的巨大数量的突变。细胞对生存的追求，促成了每一种癌症中数十种或数百种突变的积累。

癌症不仅是一个"种子"问题，也是一个"土壤"问题。生态学研究一个生物体和另一个生物体之间的关系，以及这些生物体与环境的关系。癌症的进化论并没有否定基因突变范式的重要性，但它将其扩展到包括"种子"和"土壤"两个方面。癌症不仅仅是一种遗传病。进化 / 生态学范式认识到，细胞间相互作用以及细胞与环境相互作用的重要性，使之成为一个更具动态性、包容性和综合性的癌症理论。进化生物学将癌症的转变、发展和转移联系起来，而遗传基因学则将它们视为单独的问题。

这并不是什么新鲜的想法，只是需要重新揭示出来。癌症研究人员 D.W. 史密瑟斯（D. W. Smithers）在 1962 年写道："癌症不是细胞的疾病，就像交通堵塞不是汽车的毛病一样。"交通堵塞是由于汽车、相邻汽车和环境之间的相互作用造成的。如果你只看每一辆车刹车是否灵敏，最近是否维修过——你发现不了真正的问题。

与此相仿，癌症不仅是一种遗传疾病，也是一种生态疾病。环境对癌症是否生长有着巨大的影响作用。在某些情况下，比如胰岛素含量较高时，癌症会茁壮成长，而在其他条件下，它将无法形成。

这种对癌症的全新认知，对预防和治疗癌症具有重大意义。一个对抗癌症的全新战线已经拉开。我们已经能够确定充满希望的目标，并将打破过去 50 年的僵局。一场研究的风暴，使得研制出战胜癌症的全新武器成为可能。预期寿命正在上升，癌症死亡率正在下降。癌症可能正处于退却中，这束曙光在人类历史的长河中还是首次出现。

第六部分

对治疗的影响

第二十一章

癌症的预防和筛查

如今，心脏病是美国人的主要死亡原因，癌症是这场疾病竞赛中的长期亚军。但这种情况有可能很快就会改变。从 1969 年到 2014 年，由于预防和治疗水平的提高，男性心脏病死亡率下降了 68.4%，女性心脏病死亡率下降了 67.6%[1]。

然而，在同一时期，癌症死亡率的下降则相对较小，男性 21.9%，女性 15.6%，这还不到心脏病死亡率下降的三分之一（见图 21.1 和 21.2）。1969 年，死于心脏病的风险是死于癌症风险的 2 到 3 倍。在 2019 年，这些风险几乎相当[2]。在 2000 年，只有 2 个州（阿拉斯加州和明尼苏达州），癌症是导致死亡的主要原因。到 2014 年，则有 22 个州报告说癌症是主要原因[3]。根据美国癌症协会的数据，美国人一生中被诊断出患有癌症的风险超过三分之一[4]，更糟的是，许多与肥胖相关的癌症患病率正在上升，这原本是可以避免的。

尽管抗癌的进展远远落后于心脏病，但仍有一些亮点。癌症死亡总人数在 1991 年达到峰值以后，在到 2016 年的 25 年中稳步下降了 27%，这主要归功于对烟草业监管力度的加大和有效的禁烟运动，肺癌死亡人数减少了。

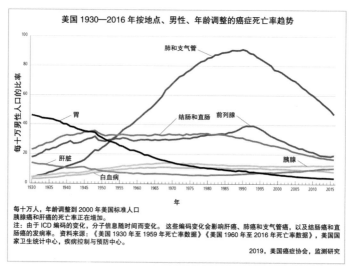

図 21.1

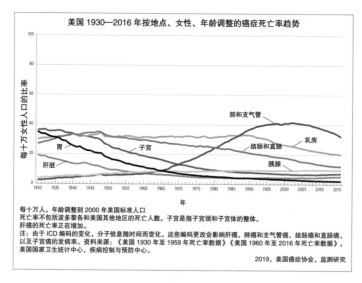

図 21.2

预防是战胜癌症最可靠的途径，这正是减少肺癌死亡人数取得重大胜利的原因。1900 年前后，吸烟在美国开始流行，在第一次和第二次世界大战期间势头强劲，到 1964 年达到顶峰，当时 42% 的美国人吸烟[5]。吸烟是时尚的、普遍的，而且看起来并无危害。许多医生和其他大多数男性一样也吸烟。在 20 世纪 60 年代，女性吸烟显然不大时髦，但在此之后，却变得越来越流行。讽刺的是，这成了女权运动的象征。

1964 年，发生了癌症预防史上最具深远意义的事件。美国公共卫生署医务总监卢瑟·特里（Luther Terry）宣布，吸烟导致肺癌。据估计，81% 的肺癌是由吸烟造成的（见图 21.3）。特里本人是个长期吸烟者，他几乎单枪匹马地挽救了数亿人的生命。

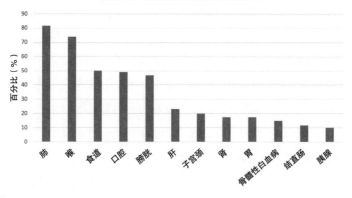

吸烟导致的癌症死亡比例

图 21.3

1964 年报告发表后，公众对吸烟的看法逐渐发生了不可逆转的改变。仅仅 1 年后，新的立法规定，在香烟包装上贴上警示标签，让消费者知道吸烟危害健康。其他公共卫生措施包括限制香烟广告，特别是针对年轻人的。在接下来的数年里，美国的吸烟率稳步下降，2016 年降到了 15.5%[6]。

肺癌的死亡遵循相同的轨迹，不过延迟了 25 年左右才显示出来，这正是由吸烟发展成癌症的时间。从 1990 年到 2016 年，男性肺癌死亡率下降了 48%。女性吸烟的起始时间晚于男性，因此呈现出较慢的下降趋势。

但是吸烟不仅仅会导致肺癌。烟草的烟雾引起的慢性刺激会导致至少 12 种其他癌症，并增加患心脏病、脑卒中和慢性肺病的风险[7]。

肺癌依然是 2019 年男性和女性癌症死亡的主要原因，尽管这一数字正在显著下降。毫无疑问，治疗肺癌的最佳方法是戒烟。没有什么其他方法的效果可以和戒烟相提并论。这是执行的问题，而不是知识的问题。

由细菌和病毒等传染源引起的癌症也在稳步下降。自从 1930 年以来，随着公共卫生条件的改善，幽门螺杆菌的感染率急剧下降，胃癌的发病率也随之稳步下降。在 20 世纪上半叶的大部分时间里，亚洲人口稠密，卫生条件不佳，导致了地方性幽门螺杆菌感染和胃癌的高发病率。例如在日本，胃癌的死亡率直到 20 世纪 60 年代中期才开始下降[8]。

从 1930 年到 1980 年，由于在乙型和丙型肝炎病毒的识别和预防方面取得了重大进展，美国的肝癌发病率稳步下降。与亚洲相比，这两种病毒在美国不那么普遍，亚洲的乙型肝炎因母婴传播而持续流行。直到 20 世纪 90 年代，日本的肝癌死亡人数才达到峰值[9]。如今，通过广泛的乙肝疫苗接种和有效的丙肝抗病毒药物，我们可以预期肝癌发病率可能会随之持续下降。

最近关于肝癌的消息并不好，却是由于另外一个完全不同的原因。在过去的40年里，美国的肝癌诊断病例增加了2倍，死亡人数增加了1倍多。为什么会如此？原因并不神秘：肝癌是与肥胖相关的癌症之一，肥胖和体重超标的人患肝癌的风险几乎是体重正常者的2倍[10]。脂肪肝可引起慢性炎症，导致肝硬化和肝癌。胰腺癌也是一种与肥胖相关的癌症。从2006年到2015年，发病率以大约每年1%的速度增长，现在还在继续上升。

筛　查

仅次于肺癌的第二大癌症杀手是前列腺癌（男性）或乳腺癌（女性），第三位是结直肠癌。在这三种类型的癌症中，还不能确定单一的主要致病因素，尽管乳腺癌和结直肠癌是与肥胖相关的两种最主要的癌症。如果病因不明，就无法采取相应的有效预防措施。下一个最佳步骤可能是通过筛查，进行早期发现和早期治疗。如果早期发现，乳腺癌、结直肠癌和前列腺癌的5年生存率超过90%（见图21.4）。

然而，癌症一旦转移，这些生存率就会下降到低于30%。因此，关键是减少疾病晚期患者的数量。一个行之有效的策略是施行筛查，使疾病早期被发现，减少出现更致命的晚期癌症的人数。虽然一些基于大规模人群的筛查计划，在减少宫颈癌和结直肠癌方面取得了巨大成功，但对另外三种常见癌症如乳腺癌、前列腺癌和甲状腺癌的筛查却明显不太成功。不幸的是，仅仅测

五年生存率（百分比），美国，2008—2014 年

转移性扩散	早期	局部进展	远处转移
乳腺癌（女性）	99	85	27
结直肠癌	90	71	14
前列腺癌	> 99	> 99	30
食道癌	45	24	5
胰腺癌	34	12	3

美国癌症协会《2019 年癌症事实与数据》

图 21.4

查出更多的早期癌症本身并没有什么用。在前两种癌症（宫颈癌和结直肠癌）中，筛查减少了晚期病例数，但在后三种癌症（前列腺癌、食道癌和胰腺癌）中却没有，这一结果引起了对筛查项目的不同评估和实施。

宫颈癌

自 20 世纪 40 年代以来，宫颈癌死亡人数急剧下降，主要是由于巴氏涂片的引入。目前已知 70% 的宫颈癌是由两种人类乳头状瘤病毒株（HPV-16 和 HPV-18）引起的，HPV 是一种主要通过性接触传播的疾病。在感染这些致癌的 HPV 亚型后，子宫颈会有异常细胞脱落，在数年后才发展为浸润性宫颈癌[11]。

1928 年，妇科医生乔治·N.帕帕尼古拉乌（George N.Papanicolaou）发现，用小刷子刮宫颈取得细胞样本，在显微镜下观察，可以检测到以前隐藏不露的癌细胞[12]。妇女在这一阶段没有任何症状，感觉完全正常。到 1939 年，帕帕尼古拉乌在他工作的纽

约医院对所有在妇产科住院的妇女进行常规细胞取样。1941年，他的里程碑式的研究论文描述了"巴氏涂片"是如何检测到未被怀疑的癌前病变的[13]。早期诊断和随后的病变部位切除，阻止了癌前病变进一步发展成为癌症晚期。今天，宫颈癌作为筛查项目的代表，是迄今为止最早和最成功的癌症干预措施。

在整个20世纪40年代和50年代，美国癌症协会热情地推广使用巴氏涂片进行大规模筛查。该协会培训医生和病理学家使用它，并建立了一系列癌症检测诊所，主要关注的就是宫颈癌[14]。从1969年到2016年，宫颈癌死亡人数估计下降了71%。许多国家已经制订并批准了大规模的、基于人群的疫苗接种计划，这是好消息。预防了HPV-16和HPV-18的病毒传播，有望进一步降低宫颈癌的发病率。

结直肠癌

全民性的结直肠癌筛查，是提高癌症治疗成功率的另一个很好的例子，因为结直肠癌死亡的人数自20世纪80年代中期以来呈稳步下降趋势，这主要是基于人群的筛查计划。

1927年，研究人员发现，在人们患结直肠癌的过程中，正常的结肠组织并不是直接转化为结直肠癌，而是要经过一个被称为腺瘤性息肉的初级癌前阶段[15]。息肉阶段要持续数年甚至数十年，才转化为浸润性癌症。在20世纪60年代以前，发现腺瘤性息肉并非易事。

在历史上，直肠指检是首选的筛查方法。作为常规体检的一部分，患者们先听到乳胶手套可怕的啪啪声和要弯腰的严厉指示，然后医生用手指插入患者的直肠，凭手指来感觉周围是否有任何异常。这项检查不仅不受欢迎，而且收效甚微，因为人类的结肠大约有 5 英尺长，医生只能感觉到头几英寸。幸运的是，技术的进步最终提供了一个更好的解决办法。

在 20 世纪 40 年代，一种被称为乙状结肠镜的刚性相机被研发出来了。它可以插入乙状结肠，即最后 15 英寸左右的大肠。这是一个艰难而痛苦的过程。然而，从 1948 年开始，使用这种原始技术的大规模筛查项目，在 25 年内使结直肠癌的发病率下降了 85%，这是令人惊叹的成就[16]。癌症普查这一概念得到了成功证实，但其程序本身尚未被公众普遍接受。

医疗技术的进步再次改变了游戏规则。直肠息肉可能间歇性出血，使得少量血液进入粪便，肉眼无法看到。在 20 世纪 60 年代末，粪便隐血检测（FOBT）被研发出来，可以检测到看不见的血液，并作为结直肠癌的早期预警信号。这只需要一个简单的粪便样本，不需要将管子插入任何部位。

到 20 世纪 70 年代中期，柔性结肠镜被研发出来了。结肠镜不再是一个触及范围有限的刚性镜，而是灵活软性的，可以通过弯折而更容易地穿过整个结肠。粪便隐血检测呈阳性后，现在可以进行相对简单的结肠镜检查，可以同时发现并切除息肉[17]。

1993 年，美国国家息肉研究的结果证明，这种联合治疗方法使结直肠癌的发病率惊人地降低了 76% 至 90%[18]，癌症死亡率降低了 51%[19]。1993 年明尼苏达结肠癌对照研究证实，粪便隐血筛查和结肠镜检查使结直肠癌的死亡率降低了 33%[20]。以全球作比，这不仅是癌症预防和治疗的本垒打，这简直是大满贯。

美国预防服务工作组（USPSTF）建议从 50 岁到 75 岁使用粪便隐血检测或结肠镜进行筛查。结肠镜检查的优点是既能发现息肉，又能立即将其切除。在美国，筛查率已从 20 世纪 90 年代的 20% 上升到今天的 65% 左右[21]。

筛查的增加稳步降低了结直肠癌的死亡人数，但 2019 年的统计包含一些令人不安的数据：这种癌症在年轻患者中的比例越来越高，这可能与正在持续和不断加剧的肥胖危机有关。美国癌症协会估计，55% 的结直肠癌可归因于可改变的危险因素，主要是体重超标。从 2006 年到 2015 年，55 岁以上的结直肠癌患者每年减少 3.7%，而 55 岁以下的患者每年增加 1.8%。

宫颈癌和结直肠癌都以一种相当有序的方式进展，从癌前状态到浸润性癌症。这给我们提供了一个机会，早期发现和早期干预可以阻止癌症的进展。对阻止其他癌症，人们寄予了同样的厚望，希望通过乳房 X 光摄影和前列腺特异性抗原（PSA）血液检测，在防治乳腺癌和前列腺癌方面能够获得同样的成功。

乳腺癌

乳腺癌筛查的重点是乳房摄影，这是一种 X 光检查，因为乳房的自我检查变数太多，很不可靠。几十年来，癌症协会建议从 40 岁开始每年对妇女进行乳房 X 光检查，而且从各方面来看，早期筛查似乎是一种成功的干预措施。乳腺癌死亡率在 1989 年达到峰值，从 1989 年到 2016 年下降了 40%。然而，令人疑惑不解的是，最近许多国家建议减少筛查，特别是对 40 至 50 岁的妇女。

2013 年，被公认为循证医学世界专家的考克兰图书馆
（Cochrane Library）审查了所有可以得到的关于乳房 X 光摄
影的数据，并得出结论，它在减少乳腺癌死亡方面没有整体
益处[22]。这怎么可能呢？但并非只有考克兰图书馆对此持怀
疑态度。

20 年内每 1000 名女性乳腺癌筛查的预期结果

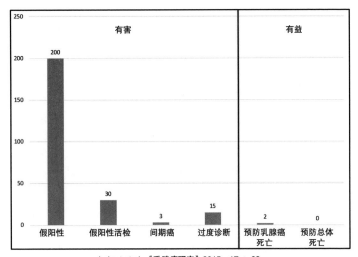

Lobert et al.《乳腺癌研究》2015, 17：63.

图 21.5

2014 年，瑞士医学委员会（Swiss Medical Board）指出："利
大于弊的说法并不明确。"[23] 对于这些专家来说，并没有发现筛
查乳房 X 光检查的益处。瑞士医学委员会估计，对于 50 岁的妇
女，每 1000 名接受筛查的妇女中，只防止了 1 人死于乳腺癌。
这意味着其他 999 名妇女并未直接从乳房 X 光筛查中获益，反

而可能在过度诊断中受损。

相比之下，任何一个观察者轻而易举地就可发现，巴氏涂片筛查明显减轻了宫颈癌的负担。不必进行随机试验，因为好处显而易见。那么，乳腺癌筛查为什么不同呢？

乳腺癌筛查有 3 个主要问题：提前期偏差（见图 21.6），癌症死亡与总体死亡之比，以及未能减少晚期癌症患者数量。由于一种被称为提前期偏差的现象，筛查的许多好处是虚幻不实的。假设两位妇女都在 60 岁时患上了乳腺癌，并且都在 70 岁时因病去世。第一位患者在 61 岁时接受筛查并发现了此病，另一个在 65 岁时未经筛查也发现该病。第一位女性在癌症中"存活"了 9 年，而第二位"存活"了 5 年。筛查看似提高了 4 年的癌症存活期，但这只是一种错觉。

提前期偏差

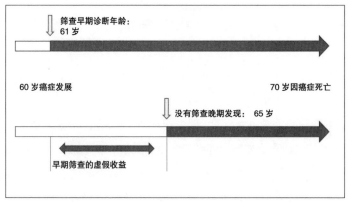

图 21.6

第二个问题是一种方法论问题。许多筛查项目通过减少癌症死亡人数而不是总体死亡人数来宣称自己的成功。为什么这很重要呢？假设一个由100名癌症患者组成的小组，其成员将在未来5年内死于这种疾病，而早期筛查是完全无效的。然而，治疗（手术、放疗和化疗）的害处会导致心脏病发作和感染，导致25名患者死亡。那么未经筛查，是100名患者死于癌症；但经筛查，只有75人死于癌症，25人死于其他病因。看似筛查减少了25%的癌症死亡数，但其益处完全是虚幻的（见图21.7）。这些患者实际上并没有从筛查中获得任何益处，而且大多数患者实际上受到了伤害（见图21.5）。故此，唯一相关的结果是整体生存率，而不是癌症死亡率。

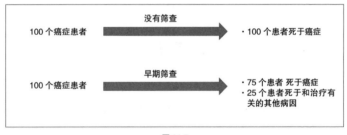

图 21.7

第三个问题更为严重，即未能减少晚期癌症患者诊断数量。乳房 X 光检查，如预期那样，检测出大量早期乳腺癌。从 1976 年到 2008 年，筛查发现，早期乳腺癌的数量是普查前的 2 倍多（见图 21.8）。从逻辑上看，你可以预期早期发现和治疗这种疾病会减少乳腺癌晚期的诊断数量。但事实并非如此，晚期癌症的发病率仅略微下降了 8%。

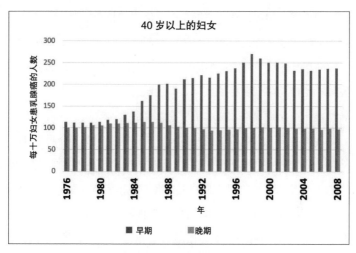

40 岁以上的妇女

数据来源：*N Engl J Med* 2012;367:1998–2005.

图 21.8

晚期癌症是高度致命的，而在早期阶段是高度可治愈的。被发现的早期病例不太可能发展为更严重的疾病。只有 6.6% 的早期病例会发展为浸润性癌。换句话说，对筛查发现的 93.4% 的早期病例，治疗没有明显的益处。我们发现了一些不需要治疗的病例。我们并没有显著减少晚期最致命病例的数量[24]。

但是为什么更多的早期发现不能转化为整体上更少的晚期癌症呢？在宫颈癌和结直肠癌中，从微小肿瘤到较大肿瘤再到转移阶段，病情发展遵循一条有序且明确的路径。因此，几乎每一个早期癌前病变的发现和治疗，实际上就减少了一个未来的晚期病例。但是乳腺癌并非如此。

癌症的进化模型可以帮助我们理解，为什么切除小肿瘤并不能降低晚期癌症的发病率。癌症并不遵循线性演变，并不是按部就班地发展。相反，癌症遵循分支进化。因此，就像一棵树可以穿过栅栏生长一样，砍断一根树枝并不能阻止癌症的总体发展。

转移是癌症致死的主要原因。如果转移发生得晚，那么早期发现和治疗将降低转移的风险。但是新的癌症研究范式认识到，转移是一个早期事件。在非常早期的癌症发展阶段，通常是原发性癌症本身尚无法被检测到的时候，转移的癌细胞就会脱落到血液里。发现更多的早期癌症并不一定减少晚期癌症的数量，因此，乳腺 X 光筛查的好处远不如我们曾经希望和相信的那样大。

可悲的是，还有更坏的消息。筛查不仅费用昂贵（对患者和医疗保健提供者而言），而且会导致过度诊断，即在筛查时发现可能不会发展成有症状或危及生命的肿瘤。据估计，在所有确诊的乳腺癌中，有高达 31% 的病例是过度诊断，涉及人群是 30 岁以上的 130 万名美国妇女。几乎所有在乳房 X 光检查中发现的肿瘤都接受了治疗，并导致过度治疗。过度治疗指的是不必要或有害的治疗。

十分之一的女性乳房 X 光片呈阳性，但这些阳性中只有 5% 是癌症。换句话说，95% 的乳房 X 光片阳性的女性接受了最终没有任何益处的侵入性处置。这包括活组织检查、肿块切除，有时还有不必要的化疗。接受乳房 X 光检查的妇女也更可能接受乳房切除术和放射治疗。在美国，假阳性率为 30% 到 50%[25]。此外，已证实乳房 X 光检查呈阳性的妇女，甚至在筛查后长达 3 年的时间里，都会遭受不同程度的心理问题，并且影响了她们的生活质量。

通过乳房 X 光照片筛查诊断出的大多数乳腺癌，被归类为导管原位癌（DCIS），这是一种非常早期的癌症。这一诊断约占所有乳腺癌的 20%，随着普查的开始，其发病率急剧上升[26]。从 1983 年到 2004 年，其发病率增加了 10 倍。许多这样的早期乳腺癌不太可能发展到危险的状态，正如进化模型所解释的那样，癌症完全可能被人体自身的抗癌机制所遏制。早期癌症的积极治疗是完全没有必要的。

乳房 X 光检查在 40 岁至 49 岁的妇女中尤其成问题，她们的乳房组织坚实，使图像更难辨析，导致假阳性率超过 12%[27]。这些妇女中大多数并没有证据表明其患有癌症，通常需要采用重复的乳房 X 光检查或活检等侵入性处理方法。

越来越多的人认识到假阳性筛查的危害性，这导致美国预防服务工作组改变了对乳房 X 光检查的建议。2016 年，美国预防

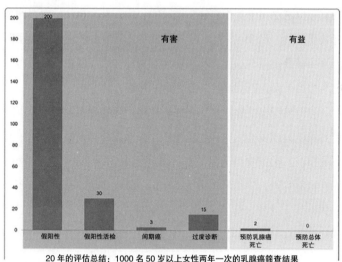

20 年的评估总结：1000 名 50 岁以上女性两年一次的乳腺癌筛查结果
Lobert et al.《乳腺癌研究》2015，17：63.

图 21.9

服务工作组对乳腺癌的最新研究发现，39 岁至 49 岁年龄段的患者死亡率没有降低，所以不再建议对该年龄段的妇女进行常规筛查[28]。早期筛查对女性的益处不到 0.1%，而过度诊断的风险为 31%。这样的做法弊大于利（见图 21.9）。

乳房 X 光检查并不如我们所期望的那样，不是癌症筛查的灵丹妙药。在男性中，前列腺癌也出现了类似的情况。

前列腺癌

一种叫作前列腺特异性抗原（PSA）的蛋白质，最早发现于 20 世纪 60 年代，它使精液液化，让精子自由游动。前列腺特异性抗原检测法用于测量血液中抗原的含量，是为执法机构办理强奸案研发的。到 1980 年，在前列腺癌患者的血液中也发现了前列腺特异性抗原，这使得基于前列腺特异性抗原的血液检测有望成为相当于女性巴氏涂片的癌症早期筛查方法[29]。

前列腺特异性抗原水平高并不是前列腺癌独有的特点，因为前列腺肥大或发炎的男性中也经常存在前列腺特异性抗原水平升高的情况。美国食品药品监督管理局于 1986 年批准了前列腺特异性抗原筛查，将临界值设为 4.0 ng/mL（纳克 / 毫升），85% 的男性低于此值。这意味着，100 名男性中有 15 人的前列腺特异性抗原水平高于 4.0 ng/mL，他们将接受进一步的前列腺活检，其中 4 至 5 人将被诊断为患有侵袭性前列腺癌[30]。

20 世纪 90 年代和 21 世纪初，人们对前列腺特异性抗原筛查的热情高涨，每年进行的检测超过 2000 万次，诊断出的早期前列腺癌比以往任何时候都多。1986年，只有不到三分之一的男性被诊断为患有属于前列腺癌的早期疾病。到2007年，超过三分之二的前列腺癌病例处于早期阶段（见图21.10）。前列腺癌的死亡率开始下降，这看起来像是又一个令人感觉良好的癌症治愈成功案例。但遗憾的是，前列腺特异性抗原的故事并不那么简单。

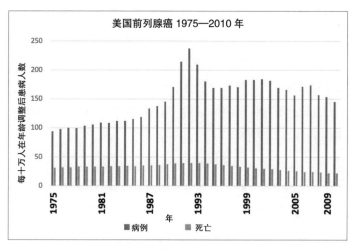

图21.10

筛查发现了更多的早期前列腺癌，但它是否提高了总体生存率呢？三项基于前列腺特异性抗原筛查的大型长期研究回答了这个问题。在美国，在一场前列腺癌、肺癌、结直肠癌和卵巢癌（这4种癌症合称为PLCO）筛查试验里，参与者中有76000多名男性[31]。欧洲的一项前列腺癌筛查随机研究（ERSPC）有近182000人参与[32]。英国的前列腺癌检测和治疗（PROTECT）

研究有 408825 人参与 [33]。经过 10 至 14.8 年的随访，这 3 项大型试验均未发现前列腺特异性抗原检测对总生存率有明显益处。美国预防服务工作组估计过度诊断率为 16.4% 至 40.7%。筛查发现了早期、侵入性较小的前列腺癌，但没有减少晚期疾病。再一次，筛查似乎是在检测那些不需要治疗的癌症。

前列腺特异性抗原呈阳性的患者接受了有明显副作用的侵入性治疗。被筛查的男性中大约 10% 得到了至少一次假阳性结果，导致每年进行 100 多万次前列腺活检 [34]。在 PLCO 筛查组中，12.6% 的男性接受了一次或多次活检。其中，2% 至 5% 的患者出现活检相关并发症。考虑到接受筛查的男性人数众多，这种并发症的数量巨大。与乳房 X 光摄影一样，过度诊断是一个主要问题。被诊断为前列腺癌的男性在确诊后的 1 年中，更容易有心脏病发作或自杀行为 [35]。

2012 年，美国预防服务工作组建议不再进行基于前列腺特异性抗原的筛查，在一定程度上说明了筛查的益处并不大于危害。2018 年，美国预防服务工作组再次审查了证据，并建议不要进行常规筛查 [36]。由此基本可以确定，采用基于前列腺特异性抗原的方法进行筛查比什么都不做更糟糕。

根据美国预防服务工作组指南，年龄小于 55 岁或大于 70 岁的男性不应进行前列腺特异性抗原检测。在 55 岁到 69 岁之间，做不做前列腺特异性抗原检测则是个人的选择。他们指出："筛查对于降低一些人死于前列腺癌的风险有着很小的潜在益处。许多男性会受到筛查的潜在危害。"[37] 显然，这并不是一个高调的支持。

甲状腺癌

1999年，韩国在其开展的"抗癌战争"中进行了全国性筛查，为所有人免费进行乳腺癌、宫颈癌、结直肠癌、胃癌和肝癌的筛查。甲状腺癌的筛查不包括在内，但只需支付30到50美元的少量费用，患者就可以选择同时进行颈部超声波检查。到2011年，甲状腺癌的确诊率是1993年的15倍[38]（见图21.11）。在几乎所有确诊病例中，甲状腺要么部分切除，要么完全切除。这种治疗并非没有后果。甲状旁腺功能减退的风险为11%，由于神经损伤导致声带麻痹的风险为2%。

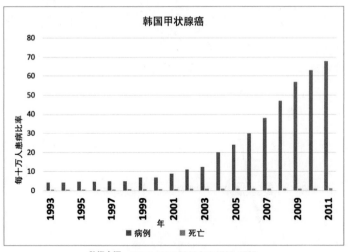

数据来源：*N Engl J Med* 2014;371:1765–1767.

图21.11

尽管为根除早期甲状腺癌付出了巨大的努力，但甲状腺癌的致死风险几乎没有变化。简单地说，这是一个典型的过度诊断病例，在筛查中发现的大多数甲状腺癌不需要治疗。发现和治疗早期疾病是无用的。只有降低晚期疾病的发病率才有用，由于癌症转移可能发生在早期，这些早期的发现和治疗并不一定减少晚期的发病率。据估计，多达三分之一的成年人患有甲状腺癌，但绝大多数人不会产生症状或出现健康问题[39]。发现和治疗不需要治疗的癌症，并不是一个有用的策略。

结　论

癌症的进化范式可以解释一些筛查项目为什么会成功，或者失败。当癌症按部就班地有序进展，从癌前阶段到小肿瘤到大肿瘤再到转移时，筛查是成功可行的（见图 21.12）。筛查出早期癌症可以防止晚期癌症的发展，这可以挽救生命。

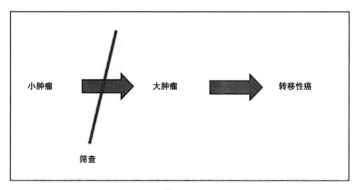

图 21.12

但是如果早期癌症的移除不能减少晚期癌症的发生，那么筛查就不能算是成功可行的，而过度诊断就成为一个问题。并不是所有的早期癌症都需要治疗，因为许多小肿瘤被免疫系统所遏制，永远不会对健康构成严重威胁。使用诸如手术、放疗和化疗等有害性治疗方法，治疗可能比疾病本身更为有害。

想想你肠道里的正常细菌，也就是肠道菌群。你体内的每一种细菌都必须被消灭吗？不。大多数生活在你胃肠道内的细菌是中性无害的，甚至是好的。譬如益生菌补充剂和含有活菌的食物（如酸奶），通过促进这些"好细菌"的生长，可以获得许多惊喜的益处。用强力抗生素杀死每一种细菌，几乎是弊大于利。同样，带着前列腺癌而长寿的人比因前列腺癌而死亡的人更多。根除发现的每一个前列腺癌细胞的激进治疗，可能是弊大于利。

虽然公众认为癌症筛查"拯救生命"，但事实上却要微妙得多。有一些癌症筛查确实拯救了生命，有些却没有。即便如此，仅从筛查中"预防了癌症"的数量上着眼，也非常容易产生误导，因为它只考虑阳性。有多少人因为筛查而受到伤害？假设你发现一个微小的乳腺癌，它注定不会进一步发展。在筛查中发现它，会让你考虑是否进行乳房切除手术、化疗，并引发伴随一生的担忧。乳房切除术可能毁坏你的体形，还有可能让你的手臂终生肿胀。化疗增加了心力衰竭和未来患癌症的风险。早期筛查和检测所涉及的风险是非常客观真实的，但公众很少听说过。

如果没有充分的证据证明筛查的好处，也无法更好地理解筛查失败的原因，我们就必须依循古老的医学指导原则"Primum non nocere"，即以无害为优先。今天的癌症范式提供的视角，解答了为什么许多国家的机构开始缩减筛查种类和数量。

第二十二章

癌症的饮食决定因素

现在已经非常清楚了，癌症不是一种罕见的疾病，而是一种常见病。不幸中的万幸是，大多数癌症并未造成很大的危害，只是在人死后才被偶然发现。尸检调查发现，50 岁以上的男性中有 30% 的人患有生前未被发现的前列腺癌[1]；70 岁的比例是 50%[2]；90 岁的这一比例高达 80%。如果活得足够长，每个男人都可能患前列腺癌。其他癌症也是如此。估计有 11.2% 的成年人患有甲状腺癌。尽管甲状腺癌的发病率很高，但很少导致死亡。结肠镜筛查研究发现，80 岁以前，几乎一半的普通人群患有腺瘤（一种癌前病变）[3]。

因为癌症的"种子"一直存在于我们所有的细胞中，所以一个重要的问题是：你为什么没有得癌症？如果不是"种子"问题，那么可能是"土壤"问题。饮食是决定癌症发展的极为重要的因素，因为营养的供应和细胞的生长有着密不可分的联系，特别是对癌细胞而言。正常细胞需要营养物质和生长因子才能增殖，但癌细胞的生长信号始终开启着，因此，唯一的限制因素就是营养物质。

据估计，35% 的癌症归因于饮食 / 营养，这使其成为癌症的第二重要决定因素，仅次于吸烟，远远超过几乎所有其他危险因素[4]。更具体地说，体重超标可能是造成这种风险的

主要原因 [5]。随着时间的推移，大多数癌症的患病率都在缓慢下降，但是与肥胖相关的癌症发病率却在显著上升，这使得饮食成为我们当今可行的最重要的防癌策略之一。

知道我们可以控制癌症风险中至少一个因素是令人鼓舞的，但恐怕许多读者会觉得这一章令人失望。我很想揭示预防或治疗癌症的"秘诀"，但是癌症并不那么简单，没有什么神奇的食物或饮食习惯可以阻止癌症。一些初步研究表明，某些食物可能提供一些保护作用，但仅此而已。在很大程度上，靠饮食预防癌症可以归结为一个关键策略：避免高胰岛素血症疾病，包括肥胖症和 2 型糖尿病。

减 肥

在欧洲和北美，大约 20% 的癌症病例是由肥胖引起的 [6]，对于那些超重的人来说，有意减肥可以减少 40% 到 50% 的癌症死亡风险 [7]。减肥手术的研究提供了最明确的证据。减肥的方法有很多，但这些外科研究的数据特别有指导意义，因为它们有明确的干预日期和减肥的幅度。

有几项研究表明，主动有意减肥有很大的好处。2008 年，加拿大的一项研究发现，通过手术减肥可以降低约 78% 的癌症风险 [8]。瑞典肥胖受试者研究（SOS）是一项前瞻性的对照干预试验，发现减肥手术 [9] 可使女性癌症发病率降低 42%，这一结果令人印象深刻，但男性发病率基本不变。犹他州肥胖症减肥手术研究也显示了这一出乎意料的性别差异 [10]。在女性中，癌症总发病率降低了 24%；但在男性中，这一比例同样保持不变。

然而，胃旁路手术也有其自身的风险，一些研究结果显示结直肠癌的风险增加了 1 倍[11]。手术损伤和炎症可刺激肠黏膜增生，导致癌症[12]。考虑到成本、手术风险和结直肠癌增加的潜在风险，减肥手术不能被广泛推荐用于癌症预防。那么，还有什么其他的选择呢？

热量限制，其定义为减少能量摄入而不致引起营养不良。1909 年，它首次被证明能抑制小鼠肿瘤的生长[13]。对实验的小鼠仅仅提供维持生存所需的食物，它们的肿瘤几乎没有生长。在随意进食的小鼠身上，肿瘤生长得最快。在猴子身上也发现了这种保护作用，结果表明，限制喂食可降低 50% 的癌症风险[14]。当然，将动物研究的结果直接转化为人类的实际解决方案是不现实的，维持严格的热量限制对人类极具挑战。我猜大多数人在生活中的某个时期都尝试过限制饮食，我还进一步猜测，他们没能持之以恒。

除了限制热量摄入总量，另一个策略可能是减少最能刺激胰岛素生成的食物，如糖和精制碳水化合物。营养传感器胰岛素 /IGF-1 是一种重要的生长因子，在引起肥胖症和 2 型糖尿病中起着关键作用。

研究表明，降低血液中的胰岛素水平可降低患癌风险[15]。胰岛素含量较高也与癌症患者的不良预后相关[16]。两项大型前瞻性研究，即"护士健康研究"和"卫生专业人员随访研究"表明，癌症患者的高胰岛素饮食负荷，与癌症复发和死亡的风险增加有关[17]。对于结肠癌患者，胰岛素效应最高的饮食与低胰岛素饮食相比，死亡风险增加 1 倍以上[18]（见图 22.1）。

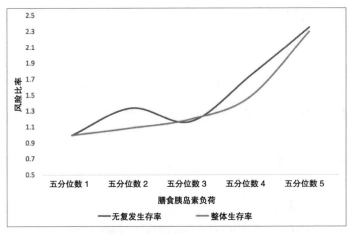

数据来源：《美国国家癌症研究所杂志》111，第 2 期（2019 年）：1–10.

图 22.1

有理由假设以降低胰岛素效应为目标的饮食可能对预防癌症有益，但缺乏明确的研究。汉斯·克雷布斯（Hans Krebs）[19] 在 1966 年首次描述了生酮饮食，它是一种高脂肪、适中蛋白质和低碳水化合物的饮食。这迫使身体代谢以脂肪作为燃料，而不是葡萄糖。保持低碳水化合物饮食可以减少葡萄糖和胰岛素。生酮饮食可以降低胰岛素、胰岛素样生长因子 -1 和 mTOR，但不一定会降低热量，这对某些人的健康有益，但这项研究还没有支持生酮饮食在治疗或预防癌症方面的效益。

虽然保持低胰岛素水平可能有助于预防癌症，但一旦癌症发展了，营养问题就变得更加复杂。

癌性恶病质

癌性恶病质是指在晚期阶段和预后不良的患者中观察到的非主动体重减轻的现象。这种综合征也可以发生在患有其他慢性疾病的人身上，如慢性肾病、肺结核和艾滋病毒携带者。体重减轻出现在 30% 到 80% 的癌症患者中，而且往往是渐进的[20]。一般来说，体重减轻越多，癌症预后越差。恶病质不同于正常的体重减轻，因为患者身体的脂肪和肌肉都会减少。

恶病质不仅仅是由于治疗的副作用引起的食欲下降。癌性恶病质的具体机制尚不清楚，但它可能是由于释放了促炎性细胞因子（炎症信号分子），如肿瘤坏死因子 α 而引起的。缺乏食物（有意或无意）导致的体重减轻，与癌性恶病质有根本性的区别。以神经性厌食症为例，在禁食头几天后，超过 75% 的新陈代谢能量来自身体脂肪，而保留了功能性蛋白质和肌肉。相比之下，癌性恶病质中产生能量所消耗的肌肉和脂肪的数量大致相等[21]。这导致了癌性恶病质典型的肌肉消耗。一般禁食时不会发生这种情况，除非禁食到了极端的程度。

有意的减肥通常伴随着基础代谢率（BMR）的减慢，以补偿食物供应的减少。这种情况在癌性恶病质中不会发生，其基础代谢率依然过高。即使患者越来越营养不良，体重仍在持续下降。从概念上讲，恶病质是另一种以生物体为代价使癌症受益的机制。当脂肪被代谢为能量时，就会产生一种叫作酮体的分子，癌细胞很难利用这种分子。通过刺激肌肉蛋白质的分解，氨基酸被输送到肝脏并转化为癌细胞所喜爱的葡萄糖。癌性恶病质的治疗非常困难，因为单纯多吃食物并不能减少促炎性细胞因子，因此，不能防止肌肉的丧失或消瘦综合征。即使体重增加了，也会是脂肪的增加，而肌肉的丧失却在持续。

因此，虽然减肥可能是预防癌症发展的有效策略，但癌性恶病质一旦出现，就会限制饮食对癌症治疗的影响。减少葡萄糖以试图"饿死"癌细胞只起不大的作用，因为晚期癌症可以分解其他组织来释放癌细胞所需要的葡萄糖。癌细胞也可能代谢氨基酸，如谷氨酰胺，这些氨基酸在肌肉分解过程中会释放出来。在这个阶段，饮食疗法必须与其他疗法相结合才有效。

禁食与癌症

间歇性禁食是预防癌症的一种很有前途的营养方法，因为它可以预防许多危险因素，如肥胖症、2型糖尿病[22]和炎症[23]。低碳水化合物饮食可降低葡萄糖和胰岛素含量，但不能降低其他营养传感器mTOR和AMPK。禁食同时减少所有人类营养传感器和大多数生长途径，如PI3K、mTOR和IGF-1[24]，并增加自噬和线粒体自噬。最近的一项研究发现，每晚禁食时间少于13小时的女性，尽管其身体质量指数低于研究中禁食13小时的其他女性，但其乳腺癌的复发风险却高出36%[25]。

在化疗期间，禁食也可以减少治疗的副作用，同时提高疗效。化疗的目标是打击癌症快速增殖的细胞，在这个过程中，其他正常但快速生长的细胞，如毛囊和胃肠系统的内壁，也会受到损伤。禁食通过使正常细胞处于静止状态或维持模式来保护它们，这可能有助于减轻化疗的副作用，如脱发和恶心。癌细胞不具备这种保护状态，因为它们的基因编程使它们进入持续生长模式。

在小型临床试验中，患者在化疗前后禁食都没有困难[26]，似乎可以防止副作用，如疲劳、虚弱和胃肠道不适[27]。更重要的是，禁食还可以提高化疗的效果[28]。在动物和细胞系模型中，饥饿状态增加了 17 种哺乳动物癌细胞系中 15 种的化疗效果。副作用的减少可以增加药物剂量，从而增加对癌细胞的杀伤作用。

化学预防

1976 年，美国国立卫生研究院引入了癌症化学预防这一术语，以表示可能阻止癌症发展的食物、补充剂或药物。最有前途的化学预防药物之一是治疗糖尿病的老药二甲双胍。研究表明，在 2 型糖尿病患者中，二甲双胍可能降低癌症风险高达 21% 至 57%[29]。患有 2 型糖尿病的妇女中长期服用二甲双胍，可降低乳腺癌风险 50% 以上[30]。在没有胰岛素 /IGF-1/PI3K 途径的促生长效应下，二甲双胍通过降低癌细胞生长中所需的葡萄糖而起到抗癌作用。它还激活 AMPK 这个重要的营养传感器和生长途径，AMPK 能迅速抑制细胞蛋白质的合成和生长。一些研究表明，这种有益的抗癌作用也可能扩展到非糖尿病患者[31]。

应用于化学预防的最广泛的天然食品是绿茶，它含有高浓度的化学化合物儿茶素[32]。绿茶含有的儿茶素浓度比红茶高得多，儿茶素在绿茶叶干重中占比高达 30%，在冷萃绿茶结晶中所占的比例可能更高。喝绿茶有几个潜在的健康益处，尽管这些临床研究大多规模不大。喝绿茶可能有助于减少癌症的一些危险因素，如体重超标[33]、胰岛素抵抗[34]、炎症[35]、2 型糖尿病等[36]。

2000 年，日本的研究人员发现，大量饮用绿茶可将癌症的平均发病年龄推迟 7.3 年[37]，并可减少乳腺癌的复发率[38]。在小型试点研究中，绿茶提取物补充剂可将大肠腺瘤的发病率降低 50% 以上[39]。在前列腺癌中，绿茶提取物可阻止高级别癌前病变的进展[40]。这些研究很有前景，虽然目前还处于非常初级的阶段。在化学预防工具中，绿茶是为数不多的既低成本又无副作用的天然食品之一。

到目前，现有的科学研究只能提出以下肯定的建议：
· 如果你超重，请减肥；
· 避免或逆转 2 型糖尿病。

另外两个不太确定的建议：
· 如果你患有 2 型糖尿病，考虑使用二甲双胍；
· 考虑多喝绿茶。

饮食在癌症治疗中的主要作用是减少癌症的发展，而不是治疗疾病。治疗的主要方法是减少生长因子的可用性，主要是胰岛素，并避免肥胖症和 2 型糖尿病的高胰岛素状态。

但还是请设想一下改变饮食具有多么大的威力。试想一个在美国的日本妇女，能把患乳腺癌的风险降低到在日本的日本妇女的水平。试想如果我们能改变饮食习惯吃天然食物，从而降低患某些癌症的风险，就像遥远北方的原住民一样，那么，我们也可以被认为对癌症"免疫"了。

第二十三章

免疫疗法

我能打败迈克尔·乔丹（Michael Jordan），也能打败泰格·伍兹（Tiger Woods）。说什么呢？你可能想我是不是脑子进水了。一点儿也不。其实很简单，我既不是在说打篮球，也不是打高尔夫球，而是在医学生理学知识方面向他们发出挑战。在篮球比赛中挑战迈克尔·乔丹，那我是疯了；在高尔夫球场挑战泰格·伍兹，那我也是昏了头了。正如中国古代战略家孙子在公元前5世纪的《孙子兵法》中所说："兵之形，避实而击虚。"

如何将这一理念应用于癌症治疗呢？以前的癌症研究范式都失败了，因为它们专注于攻击癌症的强项，而不是弱点。

癌症范式1.0将癌症视为一种过度生长的疾病。癌症的核心优势在于，它比世界上任何其他东西都生长和存活得更好。我们试图杀死它，但我们玩的是癌症自己的游戏。虽然取得了一些显著的成绩，但这种方法的局限性很快就暴露出来了。我们正面攻击疾病的强项，虽然有时我们赢了，但更多的时候，我们输了。当癌症复发时，它对以前的治疗产生了耐药性并继续生长。癌症随着时间和空间的推移而演变，但我们的治疗却没有跟进。

癌症不是一台盲目生长的机器。它是一个充满活力、不断演化的物种，致力于自己的生存。化疗对准的目标是细胞的生长，它可以说是生物体最基本的能力。但是 40 亿年的进化，癌细胞为这场终极生存之战做足了准备。化疗所针对的生长途径，可能是癌细胞最不易受伤害、最坚韧的能力。

癌症范式 2.0 认为癌症基本上是一种随机累积的基因突变疾病。阻断这个突变（或者最多 2 到 3 个突变），癌症就能被治愈。这种方法虽然取得了一些巨大的成功，但它的局限性很快又一次显现出来。这又是怎么回事？再一次，我们打击的是癌症的强项。癌症在不断地变异，我们设法阻止这些突变，相当于我们企图在高尔夫球比赛中击败泰格·伍兹。

阻断一条途径，癌症通常会找到另一条途径。使癌细胞成为最终幸存者的突变不是随机的，而是由肿瘤进化过程驱动的。癌症的进化 / 生态学范式，解释了一些癌症治疗是如何失败的，同时也为我们指明了一个新的、更具战略性的方向。癌症是一种为自身生存而战的入侵物种。

幸运的是，我们已经进化出了抵御外来入侵者的多重防御系统。打赢这场战争的合乎逻辑的策略是，增强我们自身的先天防御，即免疫系统。这给我们带来了过去 30 年来最有希望的治疗方法：免疫疗法。

科利毒素

1829 年，一位患有进行性乳腺癌的妇女拒绝接受手术。与癌症抗争了 18 个月后，她卧床不起，恶病质严重，到发高烧时已奄奄一息。肿瘤发炎了，所以医生在肿瘤上做了几个切口以排除一些脓液。在 8 天之内，肿瘤缩小到了原来的三分之一大小，4 周之内，消失得无影无踪。怎么会这样？感染怎么会治愈了她的癌症[1]？

1867 年，德国医生威廉·布施（Wilhelm Busch）在一名女性患者的颈部烧灼了一个无法治愈的肿瘤。在康复期间，她躺在一位患有由链球菌引起的丹毒患者旁边。这位癌症患者很快受到了同样的病菌感染并发起高烧，她的肿瘤立即开始缩小。另一位德国医生弗里德里希·费莱森（Friedrich Fehleisen）在 1882 年重复了这种疗法，取得了一些成功。他记录了一个感染了气性坏疽（一种梭状芽孢杆菌属细菌的感染）的患者，在高烧之后癌症得到缓解的病例。

我们自身的免疫系统可以对抗癌症，这样的想法并不新鲜。但是恶性肿瘤的自发消退是罕见的，在癌症病例中它的发生率大约是十万分之一[2]，它几乎涵盖所有不同的癌症类型。自发消退的定义是，癌症在没有药物治疗的情况下部分或完全消失。它通常与急性发热性疾病有关，通常由于感染或接种疫苗所致。

这些偶然的治愈病例鼓励了早期的医生研发一种原始的免疫疗法来治疗无法治愈的癌症。古埃及医生伊姆霍特普在约公元前 2600 年，建议用膏药包裹肿瘤区域，然后切开。细菌可以进入皮肤引起感染，偶尔可以治愈癌症。这种情况并不常见，但这是患者和医生绝望中的最后一线希望[3]。这种用有意感染来治疗癌症的方法一直持续到 19 世纪。手术伤口被故意开放着以促进感染。故意用带菌敷料来感染化脓性溃疡[4]。

19 世纪 80 年代，纽约的一个德国移民弗雷德·斯坦（Fred Stein）的颈部出现了一个快速增长的肿瘤。医生们绝望地宣布，这病无药可救，还说他很快就会成为众病之王的手下败将，并通知他准备后事。但是命运发生了转折。斯坦患上了面部丹毒，当时抗生素还没有研制出来。令人难以置信的是，他增强的免疫系统不仅击退了感染，并且还摧毁了癌症。

美国外科医生威廉·科利（William Coley）博士于 1891 年追寻到了弗雷德·斯坦。科利对人体内在的抗癌能力很感兴趣，在接下来的几十年里，他一直试图推动利用免疫系统作为癌症的杀手[5]。他研发了被认为是世界上第一次尝试的癌症疫苗。科利给患者接种化脓性链球菌，引发丹毒，以刺激免疫系统。科利希望这种免疫反应能扩展到对抗恶性肿瘤[6]。这种原始治疗的结果参差不齐。有一些巨大的成功，也有一些可怕的失败。在抗生素问世之前，故意使人感染并不是一个稳操胜券的策略。

但科利并没有被吓退。问题不在于疗效，而在于毒性。他通过添加其他细菌（黏质沙雷氏菌）来改进配方，并在给药前加热使其失活。这种配方现在被称为科利毒素，它治疗了总共 1000 多个无法进行手术的癌症患者，包括淋巴瘤、骨髓瘤、恶性上皮肿瘤和黑色素瘤。每天直接向肿瘤内注射科利毒素 1 到 2 个月，然后逐渐减少剂量。

有些结果令人震惊。超过一半之前不能手术的肉瘤显示出完全缓解的结果，患者存活超过了 5 年。即使 20 年后，还有 21% 的患者存活，完全没有癌症复发的迹象。在当时，这简直是奇迹。有趣的是，这种疗法甚至可以用于癌症晚期，因为免疫系统可以找到并攻击身体任何部位的癌症，即使癌症已经扩散。

科利本人强调，发烧是诱发癌症自发性消退的首要因素。科利毒素最后一次使用是 1980 年在中国，当时一名肝癌晚期患者接受了为期 34 周的治疗。他的症状完全消失了。随着化疗的出现和癌症基因范式问世，科利毒素只有在历史书上才能找到，几十年来，癌症免疫治疗的想法被抛到一边。

免疫编辑

一些癌症可以自发消退这一事实，意味着我们身体的内在力量既可以预防癌症，也可以摧毁癌症。1909 年，德国科学家保罗·埃尔利希（Paul Ehrlich）提出了一个激进的癌症新理论。当时的观点普遍认为癌细胞比较罕见，埃尔利希却推测癌细胞是相对常见的，人体通过一种内在的宿主防御系统（现在称为免疫系统），可以防止癌细胞造成更大的伤害[7]。尽管他当时并不知道，他所描述的是"免疫监视"的概念，即人类免疫系统不断地识别并消灭演化中的肿瘤。

1970 年，诺贝尔奖生理学或医学奖获得者、免疫学家弗兰克·伯内特爵士（Sir Frank Burnet）进一步完善了这一假说[8]，他认为恶性肿瘤的基因改变并不罕见。伯内特提出，作为日常监测的一部分，免疫系统会消除这些危险的细胞，以使身体保持良好的工作状态。伯内特写道："一小部分肿瘤细胞可能会发展……并激发有效的免疫反应使肿瘤消退，从而在临床上看不到肿瘤存在的迹象。"[9]癌细胞在不断发展，但它们被我们固有的免疫防御系统消灭了。这个最初的免疫监视概念被进一步扩展（现在被称为免疫编辑），它包括 3 个阶段：消除（免疫监视）、平衡和逃逸。

消　除

社会经常雇用专门的力量，如警察和缉毒机构，来寻找和摧毁破坏分子。与此类似，人类免疫系统利用专门的细胞定期在全身巡逻，寻找破坏性的元素，如病毒、细菌，当然还有癌细胞。当免疫系统发现有潜在癌变的受损细胞时，便疾恶如仇地杀死它们。在扩散之前，癌症的威胁被迅速消除。

据估计，人体内的每一个细胞每天都会经历超过 2 万次的DNA 损伤事件[10]。对，每天！慢性亚致死性细胞损伤并不罕见，每天都在发生。常见的损害源包括烟雾、空气污染、病毒、细菌和辐射。幸运的是，我们的细胞已经进化出了强大的 DNA 修复途径，但当细胞损伤过重，超过了平衡点，修复机制可能就无法应对。所有受损的细胞都可能癌变。当损伤达到一定程度，这些细胞最好通过凋亡或被免疫系统摧毁而被清除。

任何免疫力的削弱，如感染艾滋病毒或服用药物，都会使细胞易于癌变。免疫系统也会随着年龄的增长而退化，这可能有助于解释为什么癌症风险会随着年龄的增长而如此显著地增加。如果免疫系统不再强大到足以完全消灭癌细胞，那么我们就从"消除"癌症转向"平衡"。

平　衡

2004 年，一名 64 岁的肺纤维化患者接受了单肺移植，并接受了标准的大剂量免疫抑制剂以防止器官排斥。1 年后，他出现了呼吸急促和咳嗽的症状。不久，在右肺结节以及几个淋巴结内诊断发现了转移性黑色素瘤。

这是癌症！这个人一生中从未患过黑色素瘤，为什么黑色素瘤现在会在他的肺部大面积扩散呢？对他的周身皮肤进行彻底检查后，没有发现任何黑色素瘤的迹象。随着担心的加剧，医疗小组要求得到更多关于器官捐赠者病史的信息。

捐赠者是一位 51 岁的妇女，死于外伤。她的病史并没有什么特殊之处，但经过进一步调查，发现了一个问题。这位妇女在 21 岁时，接受过切除黑色素瘤的手术。她没有接受过进一步治疗，癌症也从未复发。癌症大概在很多年前就已经治愈，即使移植小组当时知道这个情况，也不会阻止她捐献器官。在器官采集时，她的肺看起来完全正常，十分健康。

进一步的 DNA 测试证实，这位器官接受者的黑色素瘤确实来自捐赠者。在这个病例中，微小的休眠细胞存活在捐赠者的肺中，没有任何疾病的临床症状。癌症只是处于休眠状态，被那位妇女的免疫系统控制了 30 年。癌细胞并没有被她的免疫系统消灭，但也不足以进一步发展扩散，癌症和免疫系统之间保持着一个令人不安的僵局。当她的肺脏移植到免疫系统被抑制的接受者体内时，癌症和免疫系统之间的微妙平衡偏向了癌症[11]。在确诊后的 7 个月内，这名男子死于转移性黑色素瘤。

在免疫编辑的平衡阶段，部分癌细胞存活下来，但由于免疫系统的抑制而不能增殖。癌细胞可以潜伏数年或数十年。在这段时间里，癌细胞生长的努力与免疫系统抑制生长的抗争相对等，促癌和抗癌的力量势均力敌。

逃　逸

随着年龄的增长，免疫系统通常会逐渐弱化，有时甚至不能再遏制癌症。在癌症这一入侵物种和免疫系统之间的斗争中，优势偏向到了癌症一侧。结果，癌细胞逃出了免疫系统的抑制。

如果没有治疗，癌症将继续生长，然后转移。在这一时刻，增强免疫系统很可能会使平衡朝着有利于我们的方向倾斜。这就涉及癌症医学下一个前沿领域：免疫疗法。

免疫疗法

早期免疫疗法

早在 1929 年，约翰·霍普金斯大学的医生就指出，肺结核患者似乎在某种程度上被保护免于患癌。结核病使患癌症的风险降低了近 60%[12]！结核病在世界许多地方流行，是由一种生长缓慢的叫作结核分枝杆菌的细菌引起的。它对大多数抗生素都有耐药性，即使在今天，治疗方法仍然是围绕着异烟肼进行的，这是 1912 年首次发现的一种药物。结核病的流行和其基本上不可治愈的性质，导致在 19 世纪建立了许多疗养院，在那里对患者进行隔离。由于缺乏有效的治疗方法，1921 年人们对卡介苗（BCG）的研发产生了极大的兴趣，这种疫苗使用的是密切相关的牛型分枝杆菌。

20 世纪 50 年代的动物研究表明，卡介苗也能预防癌症。到 1976 年，研究证明卡介苗能有效治疗人类浅表性膀胱癌[13]。1990 年，美国食品药品监督管理局批准卡介苗经膀胱镜直接注入膀胱内治疗膀胱癌。

令人震惊的是，71% 的早期膀胱癌患者对卡介苗治疗有反应[14]，这代表了当今膀胱癌的一线治疗水平。这种结核疫苗究竟是如何作用于浅表性膀胱癌还完全未知，我们只知道它确有疗效。卡介苗能极大地刺激免疫系统[15]，这在某种程度上改善了对癌细胞的识别，以及随后将其摧毁。

1992 年，人们对癌症免疫治疗产生了另一波短暂的兴趣，这是因为白细胞介素 -2（IL-2）治疗的发展。白细胞介素 -2 将免疫系统不可或缺的 T 细胞带入疯狂状态，癌细胞在交火中被杀死。但由于免疫系统的普遍激活，白细胞介素 -2 也引起了许多副作用，如发热、寒战、恶心、腹泻等。最终，白细胞介素 -2 治疗被认为仅对约 6% 的黑色素瘤患者有效，但约有 2% 的患者死于其副作用[16]。幸运的是，现在癌症免疫治疗的发展已远远超过了这些早期试验的水平。

现代免疫疗法

2018 年诺贝尔生理学或医学奖得主詹姆斯·艾里森（James Allison）博士对癌症怀有深仇大恨，他的母亲死于淋巴瘤，叔叔死于肺癌，弟弟死于前列腺癌。1978 年，他开始研究 T 细胞如何攻击肿瘤，他是癌症免疫学的先驱，早于癌症免疫学被认为是一个有发展的学科之前。

人类的免疫系统包含多种类型的细胞。T 细胞是专业杀手，是用来消灭病原体的高致死性细胞。因此，人体对这些致命武器保持着严密的控制。T 细胞必须杀死生病的或感染的细胞，但不去碰正常的细胞。如果不加以控制，T 细胞会摧毁人的身体。自身免疫性疾病，如系统性红斑狼疮和类风湿性关节炎，是由免疫系统反应过度引起的。免疫系统的目标是杀死所有入侵者，但要避免向友军开火。要做到这一点，它必须准确区分"自身"和"非自身"组织。就像核导弹一样，健康的免疫系统必须具有高度的杀伤力，但也必须受到严格的监管。为此，我们采用正、反向两种控制手段。

要发射核导弹，必须同时用两把钥匙来启动，以减少错误发射的可能。为了增加保护，除了发射的正向控制机制，还有一个反向控制，这就是"紧急停止开关"，能够在紧急情况下立即终止发射。在好莱坞的动作片中，紧急停止开关引发过很多惊心动魄的场面，英雄在最后一秒钟终止了即将毁灭人口稠密城市的导弹。人类的 T 细胞也以同样的方式工作。两个受体必须同时被激活，T 细胞才能触发。T 细胞必须同时检测肿瘤抗原和第二个开关，即共刺激受体 CD28。

在艾里森进行研究时，没有人想到可能还有另一层保护：反向控制，或称紧急停止开关。20 世纪 90 年代，艾里森正在研究一种新的受体——细胞毒性 T 淋巴细胞相关蛋白 -4(CTLA-4)，大多数研究人员认为它是一种 T 细胞激活剂。艾里森的突破是认识到，CTLA-4 不是激活开关而是紧急停止开关。以前从来没有人想到过这种可能性：T 细胞有紧急停止开关 [17]。

如果两个"发动"信号都发出了，那么 T 细胞就会启动兰博（Rambo）模式，开始摧毁敌人，尤其是癌细胞。紧急停止开关 CTLA-4 充当 T 细胞的检查点，它是最后的决策者。如果 CTLA-4 不参与，T 细胞就会发动核攻击。如果按下了紧急停止开关，免疫攻击就会关闭。癌细胞通过模仿这种紧急停止开关，来避开高致死性的 T 细胞。

因此，如果能禁用这个紧急停止开关，我们就能释放 T 细胞对癌细胞的全面攻击。到 1996 年，艾里森设计了一种能够阻断 CTLA-4 的单克隆抗体，它成为世界上第一个检查点抑制剂[18]。在他的第一个动物试验中，他使用了这种新药，惊讶地看着肿瘤完全消失了。而没有接受抗体的老鼠体内的肿瘤则继续生长。艾里森回忆说："这是一个完美的试验。100% 生对100% 死。"

这种被称为伊匹单抗（Ipilimumab）的抗体，于 2011 年被美国食品药品监督管理局批准用于治疗转移性黑色素瘤。它是第一个改善晚期黑色素瘤生存率的药物，并为癌症免疫治疗的概念提供了证据。接受伊匹单抗治疗的转移性黑色素瘤患者中，超过 20% 的患者在 10 年后仍然存活[19]。如果考虑到伊匹单抗仅给药 3 个月，这结果就更为惊人了。因为癌症具有令人沮丧的进化能力，这种持久的疗效在肿瘤学中几乎前所未闻。

但是 CTLA-4 并不是人类免疫系统中唯一的 T 细胞紧急停止开关。1992 年，在日本京都大学工作的本庶佑（Tasuku Honjo）博士独立发现了另一种 T 细胞紧急停止开关——程序性细胞死亡蛋白 -1（PD-1）。正常健康细胞在其表面表达 PD-1 以保护其免受免疫攻击。例如，胎儿细胞被 PD-1 覆盖，PD-1 可以保护它们免受母亲免疫细胞的侵害。

癌细胞也使用同样的伎俩，产生大量的 PD-1 来伪装成正常细胞，保护自己抵御免疫系统的攻击——狼披上了羊皮，这是一种经典的生存策略。一种阻断 PD-1 的抗体会释放紧急停止开关，让 T 细胞瞄准被暴露的癌细胞。到 2012 年，针对 PD-1 的第二类检查点抑制剂被证明对治疗人类癌症有效，并于 2014 年获得美国食品药品监督管理局批准。这些药物对多种肿瘤治疗有效，包括黑色素瘤、肺癌和肾癌。本庶佑和艾里森共同获得了 2018

年诺贝尔生理学或医学奖，因为他们"建立了癌症治疗的全新理念"[20]。结合 PD-1 和 CTLA-4 阻断抗体，可能提供更有效的治疗方法[21]。

另一种有前途的免疫疗法是一种被称为过继性 T 细胞转移的技术。在这种治疗方法中，患者自身的 T 细胞被提取出来，然后在实验室中培养，把一种叫作嵌合抗原受体（CAR-T）的癌症靶向系统附着在 T 细胞上，然后再转移回患者体内。这些被激活的、致命的 T 细胞就像一枚精确制导的导弹一样，驻留在患者的特定癌症中。最早的两种 CAR-T 疗法于 2017 年获得美国食品药品监督管理局批准：用于治疗白血病的 tisagenlecleucel 和用于治疗淋巴瘤的 axicabtagene ciloleucel[22]*。CAR-T 与其说是一种药物，不如说是一种给药平台，因为新的嵌合抗原可以附着在患者的 T 细胞上。理论上，CAR-T 可以提供靶向治疗治愈任何癌症的机会。

与传统治疗相比，免疫治疗有一些固有的优势。

第一，癌症总是处于一种随环境动态演化的状态。而药物攻击的是一个静态的目标。因此，癌症很容易黏附在药物周围，产生耐药性，并且随着时间的推移，使这些治疗变得无效。而增强的免疫系统是一个动态系统，能更好地跟上癌症的发展。免疫系统可以随着癌症一起调整和演化。

第二，免疫系统有记忆，它可以防止复发。当我们小时候接种麻疹疫苗时，我们的免疫系统会记住这种病毒并提供终生保护。同样的道理，增强的免疫系统使一些黑色素瘤患者延长了生存期，可能是由于这种记忆效应。

---

* 这两种新药暂无官方中文译名。

第三，免疫治疗的副作用比标准的化疗少，因为免疫系统是一种靶向治疗。而常规化疗是一种毒性治疗，杀死癌细胞的速度略快于杀死正常细胞。免疫疗法在本质上没有毒性，除了对被人体识别为入侵者的细胞外。

第四，免疫治疗是一种全身性治疗，这是至关重要的，因为癌症是一种全身性疾病。转移发生在疾病过程的早期，因此系统治疗可以治疗遍布全身的潜在的微转移。免疫系统可以锁定和破坏癌细胞，不需要像外科手术和放射治疗那样进行人工靶向定位。治疗的系统特性也意味着，免疫治疗甚至在疾病过程的中晚期，在癌症已经转移之后也可能有效。甚至从免疫治疗开始时，科利博士就观察到这种全身效应可能对晚期癌症患者有益。

然而，可负担性并不是免疫治疗的优势之一。考虑到这些治疗的高昂价格，许多医疗服务提供者质疑使用这些先进药物的可行性。在统一支付 *（比如加拿大的公费医疗）的医疗制度下，为挽救少数人生命可能花费的高昂成本，必须与其他因素一起权衡，例如更多的医院病床、更多的专业护理或更多的家庭护理，等等。这不是一个简单的问题，也超出了本书的范围，但是这个问题，很快将进入医疗保健前沿的讨论之中。

远隔效应

2008 年，一位 33 岁的妇女在接受黑色素瘤手术治疗之后，进行了一次 PET 扫描，发现一个新的 2 厘米长的肺结节。癌症转移复发了。她的一部分肺被切除，并且开始进行化学疗法和使

---

* 这里指的是像加拿大的全民医保。

用伊匹单抗的维持免疫治疗，肿瘤得到了缓解，但只是暂时性的。到 2010 年，她的脾脏、胸部和胸膜均发现了新的转移病灶。她的脊柱附近有一处疼痛的病变，用了分次放射治疗方法来处置。正如预期，病灶缩小了，但值得注意的是，她的脾脏和胸部转移的病灶同时也缩小了，虽然它们没有在放射治疗的范围之内[23]。局部放射治疗怎么能对侵入她身体的多区域的肿瘤产生全身的反应呢？

《新英格兰医学杂志》2012 年刊登的病例报告发现了一种被称为"远隔效应"（abscopal effect）的现象，这种现象在 1973 年首次被观察到。术语 abscopal[24] 源自拉丁语，前缀 ab-，意思是"远"，而 -scopus[25]，则意味着"目标"。产生远隔效应的部位与靶向目标相去甚远。放射疗法会烧灼癌组织或沿途的任何相关组织。有时，出乎意料的是，在远离治疗的部位，未经照射的转移病灶也得到了缓解。

放射通常只影响照射区域内的癌细胞，但是在极少数的病例中，该区域外甚至远离该区域的癌细胞也对治疗有反应。这种结果在历史上是罕见的，至少在免疫疗法出现之前是如此。1969 年至 2018 年的医学文献报告了 94 例远隔效应，但引人注目的是，其中一半的报告来自过去 6 年，即现代免疫治疗时代[26]。当与免疫治疗相结合时，放射可诱导有效的全身抗肿瘤反应，这远远超过两种治疗单独使用的预期效果。最近的一项研究发现，在同时接受免疫治疗和放射治疗的转移实体瘤患者中，有 27% 的患者体内惊人地出现了这种远隔效应[27]。免疫治疗的广泛应用，使远隔效应从一种罕见奇观转变为一种可能使四分之一以上的癌症患者受益的现象。

乍看之下，这种现象似乎很奇怪，但癌症的进化范式可以帮助我们理解为什么会发生远隔效应。放射会损伤细胞的 DNA 并导致坏死。这种不受控制的细胞死亡就像生鸡蛋掉在人行道上一样，把细胞碎片溅落到周围的组织中。通常被紧紧地包裹在细胞核内的 DNA 突然暴露出来，这种高度炎症的状态吸引免疫细胞来清理混乱。此外，免疫系统也高度警觉寻找和摧毁看起来类似的非正常细胞。

但是癌细胞是受保护的，因为它们用 PD-1 和 CTLA-4 掩盖自己，不会引起足够的免疫反应。当患者同时接受放射治疗和免疫治疗时，免疫系统不仅被激活，而且专门用来杀死未掩盖的癌细胞。这种协同作用是造成远隔效应的原因。局部放射引起的细胞损伤就像疫苗一样，将激活的免疫系统像导弹一样对准 DNA 目标。在这种情况下，使用正确的给药方案是至关重要的。

正常情况下，暴露的 DNA 被一种名为三启动子修复核酸外切酶 1（TREX1）的细胞酶清除。这种酶以恐龙中霸王龙的名字命名，它贪婪地吞噬周围的任何游离 DNA，以防止进一步的问题。较高的放射剂量会激活 TREX1，它摧毁游离 DNA，阻止免疫系统被激活，从而降低了远隔效应[28]。较小放射剂量的分次照射，保证放射剂量足够低，避免激活 TREX1，可能会更有效地产生远隔效应[29]。

2019 年，科学家首次发表了针对远隔效应的小型人体对照试验的结果[30]。所有患者均接受免疫治疗，并随机接受了额外的放射治疗。这些接受放射治疗的患者的客观反应率增加了 1 倍，总生存期的中位数从 7.6 个月延长到 15.9 个月，增加了 1 倍多。由于试验中患者人数较少，这些数据在统计学上并不显著，但结果仍然令人鼓舞。

普通运动员和名人堂成员之间的区别在于，后者有能力让周围的人变得更好。免疫疗法代表了癌症医学的发展进步，不仅因为它本身是有疗效的，而且它比之前在临床上使用过的其他治疗方法效果更佳。

适应性治疗

标准的癌症治疗方案存在的最大问题并不是不能杀死癌细胞，它们能做到这一点，问题是癌症会产生耐受性。化疗、放疗和激素治疗都能杀死癌细胞，但同时也会产生一种有利于耐受性的自然选择压力。这些都是天生的双刃剑，同时具有潜在的治愈力和杀伤力。癌症的进化范式提出了一个重要的问题：是否有必要根除癌症？或是只需控制癌细胞的数量就够了？

1989 年，癌症研究者罗伯特·盖恩比（Robert Gatenby）被肿瘤进化的理论深深吸引。他推断，癌细胞必定争夺资源。20 世纪 20 年代以来，科学家发明了数学模型用来描述在恶劣条件下种群如何增长。例如，洛特卡 - 沃尔泰拉方程（Lotka-Volterra equations）模拟了雪兔和以雪兔为食的猞猁种群的增长。盖恩比将这一方程应用于癌细胞的研究上[31]，开创了数学肿瘤学领域。

一个入侵物种群落的发展涉及扩散、增殖、转移和进化，癌症所做的事情与此一模一样。例如，当食物充足时，吃庄稼的害虫就会迅速生长。杀虫剂会消灭害虫，但不可避免的是，甚至对最有效的杀虫剂（如臭名昭著的滴滴涕），害虫也会产生耐药性。

癌细胞也会对最有效的化疗药物产生耐药性。成功地根除大范围分布的害虫是罕见的，因为杀虫剂作为一种天然的选择压力，有利于害虫产生耐药性。这些具备耐药性的害虫面对的竞争减少了，反倒泛滥成灾。

假设你用杀虫剂喷洒 10 亿只蝗虫，使其数量减少 99.9%，只剩下 100 万只。这 100 万只蝗虫现在少了很多食物的争夺者，它们的数量开始成倍增长。最终，你会得到 10 亿只抗杀虫剂的蝗虫。癌细胞也一样。你可以通过化疗杀死 99.9% 的癌细胞，但是那些存活的癌细胞面对的竞争减少了，因此有足够的资源来供它们茁壮成长。而且，新的癌细胞群体具有耐治疗性，它们不再惧怕化疗。

化疗的标准治疗口号是给予最大耐受剂量（MTD）——也就是说，在不导致患者死亡的前提下，给予尽可能大的药物剂量。当盖恩比用数学方法对该策略进行模拟时，癌细胞几乎每次都会产生耐药性，最终导致治疗失败[32]。

2014 年，盖恩比根据他的数学模型，测试了一种有前景的新策略——适应性治疗。他认为，如果"治疗－杀死"策略对转移性癌症不起作用，那么"治疗－遏制"策略也许可行。他没有采用最大耐受剂量对肿瘤进行地毯式轰炸，而是有选择地只在癌症活动达到一定程度以上时进行化疗，试图控制而不是根除癌细胞。初步研究的结果逐渐显现，令人惊喜。采用适应性治疗，即使只使用了不到一半剂量的昂贵化疗药物，生存率却提高了 64%[33]。

必须对耐药菌株投入更多的资源来维持其耐药性。如果药物没有形成自然选择的压力，耐药菌株便会处于不利的地位，它们要用宝贵的资源维持相对无用的耐药性。虽然这些研究结果是初步的，但它们确实凸显了利用新的癌症范式为指导，探索创新治疗的方向和途径。也许在某些情况下，对癌症加以控制而不是根除，是更为明智的选择。这就像打篮球，有时在比赛中通过轻松上篮而不总是扣篮，你可以得分更多。

结　论

免疫治疗、远隔效应和适应性治疗，是癌症进化范式揭示的癌症治疗新策略的例子。免疫疗法背后的技术是革命性的，目前还处在起步阶段，有进步和发展的潜力，未来是光明的。尽管美国食品药品监督管理局在 2002 年至 2014 年间批准了大量药物，但癌症总体生存率仅提高了 2.1 个月 [34]。尽管如此，几十年来头一回，我们对抗癌战争充满信心。

将进化生物学的知识应用到我们对癌症的认识理解中，为未来的治疗带来了新的希望。我们会在攻克癌症问题上扭转被动局面吗？只有时间会给出答案。我们对这一宿敌的新认识，预示着在黑暗隧道的尽头，已出现了一道希望之光。

结束语

癌症绝对是医学上的千古奥秘。长期以来，医学已经揭示了困扰我们的许多疾病的病因，譬如感染是由细菌、病毒和真菌引起的，动脉阻塞会导致心脏病、脑卒中和周围血管疾病，囊性纤维化是一种遗传性疾病，痛风是由尿酸过量引起的……在常见疾病中，癌症与众不同。它是什么原因造成的？它为什么存在？它到底是什么？

在研究癌症的历程中，我们建立和运用了3个较大的范式。癌症范式1.0认为癌症是一种过度生长的疾病。癌症范式2.0认为癌症是一种随机累积的基因突变导致过度生长的疾病。这两种范式都促进了我们对癌症发展的认识，取得了一些成绩，但它们都有缺陷和不足之处。通过探索癌症起源的奥秘，超越人类的起源而直抵多细胞生命的开端，癌症范式3.0带来了理解癌症这一宿敌的全新视角。

癌症的"种子"存在于所有多细胞生物的细胞中。癌症是一种返祖现象，是细胞为生存斗争（转化）而回归到早期的遗传法则。"种子"是否能茁壮生长、开花结果，取决于环境（土壤）和条件。癌症发展最重要的方面是身体的生长途径，同时也是营养传感器的途径。

因此，生长疾病是新陈代谢疾病，新陈代谢疾病也是生长疾病，两者密不可分。癌症是一种进化和生态疾病。毫无疑问，还有很多的奥秘有待我们去探索发现，然而，这一新范式代表着一个巨大的飞跃。

这些对癌症的新鲜见解带来了全新的治疗方法。我们终于看到了癌症和癌症死亡率的下降，这是由于我们理解了筛查项目的好处和局限性。由于我们认识到大规模杀伤性武器的两面性，我们正在更精确地对其进行磨砺。也许我们不需要总是把癌细胞消灭殆尽。我们正在研制新的系统性免疫介导武器，它将追捕癌细胞，并将它们杀死在任何可能的藏身之处。

现在又出现了一个新的障碍。日益严重的肥胖危机增加了与肥胖相关的癌症的发病率，包括乳腺癌和结直肠癌。在大多数癌症发病率逐渐下降的情况下，这些癌症的发病率却在上升。但我们仍有理由保持乐观。营养是我们对抗与肥胖相关癌症的主要武器。通过改变饮食习惯，将有助于减少癌症的威胁。

新的希望

几十年来，科学界和医学界在各种范式的研究道路上步履艰难，进展缓慢，癌症医学一直停留在空挡状态。然而，现在我对未来充满希望，因为全新的视角和创新的技术能够以前所未有的方式推动进步。癌症这种疾病不同于我们在医学领域所面对的任何其他疾病。癌症的故事比科幻小说更离奇神秘，它需要一位天体生物学家的远见卓识，来引导我们走向正确的路途。

对癌症医学新范式的认同，意味着数十年来，我们第一次有机会在漫长的抗癌战争中取得真正的进展。新的希望出现了，黎明已至，天将破晓。

从研究人员到医生，从患者到家属，对所有遭受癌症困扰的人们，我希望这本书能对揭示癌症这一最古老的医学奥秘投射出几缕微光。

注释

第一章 阵地战

1. "Adult Obesity Prevalence Maps," Centers for Disease Control and Prevention, updated October 29, 2019, https://www.cdc.gov/obesity/data/prevalence-maps.html.

2. Max Frankel, "Protracted War on Cancer," *New York Times*, June 12, 1981, https://www.nytimes.com/1981/06/12/opinion/protracted-war-on-cancer.html.

3. J. C. Bailar III and E. M. Smith, "Progress Against Cancer?," *New England Journal of Medicine* 314, no. 19 (May 8, 1986): 1226–32.

4. Barron H. Lerner, "John Bailar's Righteous Attack on the 'War on Cancer,' "Slate, January 12, 2017, https://slate.com/technology/2017/01/john-bailar-reminded-us-of-the-value-of-evidence.html.

5. Clifton Leaf, *The Truth in Small Doses* (New York: Simon & Schuster,2013), 25.

6. J. C. Bailar III and H. L. Gornik, "Cancer Undefeated," *New England Journal of Medicine* 336, no. 22 (May 29, 1997): 1569–74.

7. Gina Kolata, "Advances Elusive in the Drive to Cure Cancer," *New York Times*, April 23, 2009, https://www.nytimes.com/2009/04/24/health/policy/24cancer.html.

8. Alexander Nazaryan, "World War Cancer," *New Yorker*, June 30, 2013,https://www.newyorker.com/tech/annals-of-technology/world-war-cancer.

9. James D. Watson, "To Fight Cancer, Know the Enemy," *New York Times*, August 5, 2009, https://www.nytimes.com/2009/08/06/opinion/06watson.html.

10. David Chan, "Where Do the Millions of Cancer Research Dollars Go Every Year?," Slate, February 7, 2013, https://slate.com/human-interest/2013/02/where-do-the-millions-of-cancer-research-dollars-go-every-year.html.

11. J. R. Johnson et al., "End Points and United States Food and Drug Administration Approval of Oncology Drugs," *Journal of Clinical Oncology* 21, no. 7 (April 1, 2003): 1404–11.

第二章　癌症的历史

1. Siddhartha Mukherjee, *The Emperor of All Maladies* (New York: Simon & Schuster, 2010), 6.

2. "Anesthesia Death Rates Improve over 50 Years," CBC, September 21, 2012, https://www. cbc.ca/news/health/anesthesia-death-rates-improve-over-50-years-1.1200837.

3. E. H. Grubbe, "Priority in the Therapeutic Use of X-rays," *Radiology* 21 (1933): 156–62.

4. M. A. Cleaves, "Radium: With a Preliminary Note on Radium Rays in the Treatment of Cancer," *Medical Record* 64 (1903): 601–6.

5. E. B. Krumbhaar, "Role of the Blood and the Bone Marrow in Certain Forms of Gas Poisoning: I. Peripheral Blood Changes and Their Significance," *JAMA*, 72 (1919): 39–41.

6. I. Berenblum et al., "The Modifying Influence of Dichloroethyl Sulphide on the Induction of Tumours in Mice by Tar," *Journal of Pathology and Bacteriology* 32 (1929): 424–34.

7. Sarah Hazell, "Mustard Gas—from the Great War to Frontline Chemotherapy," Cancer Research UK, August 27, 2014, https://scienceblog .cancerresearchuk.org/2014/08/27/ mustard-gas-from-the-great-war-to-frontline-chemotherapy/.

8. R. J. Papac, "Origins of Cancer Therapy," *Yale Journal of Biology and Medicine* 74 (2001): 391–98.

9. S. Farber et al., "Temporary Remissions in Acute Leukemia in Children Produced by Folic Acid Antagonist, 4-aminopteroyl-glutamic Acid (Aminopterin)," *New England Journal of Medicine* 238 (1948): 787–93.

10. M. C. Li, R. Hertz, and D. M. Bergenstal, "Therapy of Choriocarcinoma and Related Trophoblastic Tumors with Folic Acid and Purine Antagonists," *New England Journal of Medicine* 259 (1958): 66–74.

11. E. J. Freireich, M. Karon, and E. Frei III, "Quadruple Combination Therapy (VAMP) for Acute Lymphocytic Leukemia of Childhood," *Proceedings of the American Association for Cancer Research* 5 (1964): 20.

12. V. T. DeVita, A. A. Serpick, and P. P. Carbone, "Combination Chemotherapy in the Treatment of Advanced Hodgkin's Disease," *Annals of Internal Medicine* 73 (1970): 881–95.

第三章 什么是癌症

1. Letter from Charles Darwin to J. D. Hooker, August 1, 1857, DCP-LETT-2130, Darwin Correspondence Project, https://www.darwinproject.ac.uk/letter/?docId=letters/DCP-LETT-2130.xml.

2. D. Hanahan and R. A. Weinberg, "The Hallmarks of Cancer," *Cell* 100, no. 1(January 2000): 57–70.

3. D. Hanahan and R. A. Weinberg, "Hallmarks of Cancer: The NextGeneration," *Cell* 144, no. 5 (March 4, 2011): 646–74, doi: 10.1016/j.cell.2011.02.013.

4. A. G. Renehan et al., "What Is Apoptosis, and Why Is It important?," *BMJ* 322 (2001): 1536–38.

5. J. F. Kerr, A. H. Wyllie, and A. R. Currie, "Apoptosis: A Basic Biological Phenomenon with Wide-Ranging Implications in Tissue Kinetics," *British Journal of Cancer* 26, no. 4(August 1972): 239–57.

6. J. W. Shay et al., "Hayflick, His Limit, and Cellular Ageing," *Nature Reviews Molecular Cell Biology* 1, no. 1 (October 2000): 72–76, doi: 10.1038/35036093.

7. G. Watts, "Leonard Hayflick and the Limits of Ageing," *Lancet* 377, no. 9783(June 18, 2011): 2075, doi: 10.1016/S0140-6736(11)60908-2.

8. Robin McKie, "Henrietta Lacks's Cells Were Priceless, but Her Family Can't Afford a Hospital," *Guardian*, April 3, 2010, https://www.theguardian.com/world/2010/apr/04/henrietta-lacks-cancer-cells.

9. O. Warburg, F. Wind, and E. J. Negelein, "The Metabolism of Tumors in the Body," *General Physiology* 8, no. 6 (March 7, 1927): 519–30.

第四章 致癌物质

1. "Cancer," Mayo Clinic, December 12, 2018, https://www.mayoclinic.org/diseases-

conditions/cancer/symptoms-causes/syc-20370588.

2. D. E. Redmond, "Tobacco and Cancer: The First Clinical Report, 1761," *New England Journal of Medicine* 282, no. 1 (January 1, 1970): 18–23.

3. J. R. Brown and J. L. Thornton, "Percivall Pott (1714–1788) and Chimney Sweepers' Cancer of the Scrotum," *British Journal of Industrial Medicine* 14, no. 1 (January 1957): 68–70.

4. Daniel King, "History of Asbestos," Asbestos.com and the Mesothelioma Center, https://www.asbestos.com/asbestos/history/.

5. K. M. Lynch and W. A. Smith, "Pulmonary Asbestosis III: Carcinoma of the Lung in Asbesto-silicosis," *American Journal of Cancer* 24 (1935): 56–64.

6. B. I. Casteman, "Asbestos and Cancer: History and Public Policy," *British Journal of Industrial Medicine* 48 (1991): 427–32.

7. J. C. McDonald and A. D. McDonald, "Epidemiology of Mesothelioma, " in D. Liddell and K. Miller, eds., *Mineral Fibers and Health* (Boca Raton, FL: CRC Press, 1991).

8. M. Albin et al., "Asbestos and Cancer: An Overview of Current Trends in Europe," *Environmental Health Perspectives* 107, Suppl. 2 (1999): 289–98, https://ehp.niehs.nih.gov/doi/10.1289/ehp.99107s2289.

9. J. LaDou, "The Asbestos Cancer Epidemic," *Journal of Environmental Health Perspectives* 112, no. 3 (2004): 285–90.

10. "Agents Classified by the IARC Monographs, Volumes 1–127," International Agency for Research on Cancer, June 26, 2020, https://monographs.iarc.fr/agents-classified-by-the-iarc/.

11. D. J. Shah et al., "Radiation-induced Cancer: A Modern View," *British Journal of Radiology* 85, no. 1020 (2012): e1166–73.

12. K. Ozasa et al., "Studies of the Mortality of Atomic Bomb Survivors: Report 14, 1950–2003: An Overview of Cancer and Noncancer Diseases," *Radiation Research* 177 (2012): 229–43.

13. B. R. Jordan, "The Hiroshima/Nagasaki Survivor Studies: Discrepancies between Results and General Perception," *Genetics* 203, no. 4 (2016): 1505–12.

14. J. F. Kerr et al., "Apoptosis: A Basic Biological Phenomenon with Wide-Ranging Implications in Tissue Kinetics," *British Journal of Cancer* 26(1972): 239–57.

第五章 癌症与病毒

1. D. A. Burkitt, "Sarcoma Involving the Jaws in African Children," *British Journal of Surgery* 46 (1958): 218–23, doi: 10.1002/bjs.18004619704.

2. I. Magrath, "Denis Burkitt and the African Lymphoma," *Ecancermedicalscience* 3, no. 159 (2009): 159, doi: 10.3332ecancer.2009.159.

3. M. A. Epstein, B. G. Achong, and Y. M. Barr, "Virus Particles in Cultured Lymphoblasts from Burkitt's Lymphoma," *Lancet* 1 (1964): 702–3, doi: 10.1016/S0140-6736(64)91524-7.

4. J. S. Pagano et al., "Infectious Agents and Cancer: Criteria for a Causal Relation," *Seminars in Cancer Biology* 14 (2004): 453–71.

5. D. P. Burkitt, "Etiology of Burkitt's Lymphoma: An Alternative Hypothesis to a Vectored Virus," *Journal of the National Cancer Institute* 42 (1969): 19–28.

6. Magrath, "Dennis Burkitt and the African Lymphoma."

7. M. L. K. Chua et al., "Nasopharyngeal Carcinoma," *Lancet* 387, no. 10022(2016): 1012–24.

8. F. Petersson, "Nasopharyngeal Carcinoma: A Review," *Seminars in Diagnostic Pathology* 32, no. 1 (2015): 54–73.

9. E. Chang and H.-O. Adami, "The Enigmatic Epidemiology of Nasopharyngeal Carcinoma," *Cancer Epidemiol, Biomarkers and Prevention* 15 (2006): 1765–77.

10. Nicholas Wade, "Special Virus Cancer Program: Travails of a Biological Moon Shot," *Science* 174 (December 24, 1971): 1306–11.

11. Harold M. Schmeck Jr., "National Cancer Institute Reorganizing 10-Year-Old Viral Research Program," *New York Times*, June 19, 1974, https://www.nytimes.com/1974/06/19/archives/national-cancer-institute-reorganizing-10yearold-viral-research.html.

12. T. M. Block et al., "A Historical Perspective on the Discovery and Elucidation of the Hepatitis B Virus," *Antiviral Research* 131 (July 2016): 109–23, doi: 10.1016/j.antiviral.2016.04.012.

13. R. P. Beasley et al., "Hepatocellular Carcinoma and Hepatitis B Virus: A Prospective Study of 22 707 Men in Taiwan," *Lancet* 8256 (1981): 1129–33.

14. V. Vedham et al., "Early-Life Exposures to Infectious Agents and Later Cancer Development," *Cancer Medicine* 4, no. 12 (2015): 1908–22.

15. H. J. Alter et al., "Posttransfusion Hepatitis After Exclusion of Commercial and Hepatitis-B Antigen-Positive Donors," *Annals of Internal Medicine* 77, no. 5 (1972): 691–99.

16. Zosia Chustecka, "Nobel-Winning Discovery of HPV–Cervical Cancer Link Already Having an Impact on Medicine," Medscape Medical News, October 16, 2008, http://www.vch.ca/Documents/public-health-nobel-winning-hpv.pdf.

17. J. M. Walboomers et al., "Human Papillomavirus Is a Necessary Cause of Invasive Cervical Cancer Worldwide," *Journal of Pathology* 189, no. 1(September 1999): 12–19.

18. L. Torre et al., "Global Cancer Statistics," *CA: A Cancer Journal for Clinicians* 65 (2012): 87–108.

19. M. Arbyn et al., "Prophylactic Vaccination Against Human Papillomaviruses to Prevent Cervical Cancer and Its Precursors," Cochrane Database of Systematic Reviews 5, Article No. CD009069, 2018, doi: 10.1002/14651858.CD009069.pub3.

20. K. D. Crew and A. I. Neugut, "Epidemiology of Gastric Cancer," *World Journal of Gastroenterology* 12, no. 3 (January 21, 2006): 354–62.

21. B. Linz et al., "An African Origin for the Intimate Association between Humans and *Helicobacter pylori,*" *Nature* 445 (2007): 915–18.

22. Pamela Weintraub, "The Doctor Who Drank Infectious Broth, Gave Himself an Ulcer, and Solved a Medical Mystery," *Discover*, April 8, 2010, http://discovermagazine.com/2010/mar/07-dr-drank-broth-gave-ulcer-solved-medical-mystery.

23. S. Suerbaum and P. Michetti P., "*Helicobacter pylori* Infection," *New England Journal of Medicine* 347 (2002): 1175–86.

24. H. S. Youn et al., "Pathogenesis and Prevention of Stomach Cancer," *Journal of Korean Medical Science* 11 (1996): 373–85.

25. A. M. Nomura, G. N. Stemmermann, and P. H. Chyou, "Gastric Cancer among the Japanese in Hawaii," *Japanese Journal of Cancer Research* 86(1995): 916–23.

26. D. M. Parkin et al., "Global Cancer Statistics, 2002," *CA: A Cancer Journal for Clinicians* 55 (2005): 74–108.

27. R. Mera et al., "Long-term Follow-up of Patients Treated for *Helicobacter pylori* Infection," *Gut* 54 (2005): 1536–40.

28. M. E. Stolte et al., 2002. "*Helicobacter* and Gastric MALT Lymphoma," *Gut* 50, Suppl. 3 (2002): III19–III24.

29. R. M. Peek Jr. and J. E. Crabtree, "*Helicobacter* Infection and Gastric Neoplasia," *Journal of Pathology* 208 (2006): 233–48.

30. D. Parkin, "The Global Health Burden of Infection-associated Cancers in the Year 2002," *International Journal of Cancer* 118 (2006): 3030–44.

第六章　体细胞突变理论

1. J. Gayon, "From Mendel to Epigenetics: History of Genetics," *Comptes Rendus Biologies* 339 (2016): 225–30.

2. T. Boveri, "Über mehrpolige Mitosen als Mittel zur Analyse des Zellkerns," *Verh. D. Phys. Med. Ges. Würzberg N. F.* 35 (1902): 67–90.

3. A. Balmain, "Cancer Genetics: From Boveri and Mendel to Microarrays," *Nature Reviews* 1 (2001): 77–82.

4. K. Bister, "Discovery of Oncogenes: The Advent of Molecular Cancer Research," *PNAS* 112, no. 50 (2015): 15259–60.

5. L. Chin et al., "P53 Deficiency Rescues the Adverse Effects of Telomere Loss and Cooperates with Telomere Dysfunction to Accelerate Carcinogenesis," *Cell* 97 (1999): 527–38.

6. "Known and Probable Human Carcinogens," American Cancer Society, last updated August 14, 2019, https://www.cancer.org/cancer /cancer-causes/general-info/known-and-probable-human-carcinogens.html.

7. A. Balmain and I. B. Pragnell, "Mouse Skin Carcinomas Induced *in vivo* by Chemical Carcinogens Have a Transforming Harvey-ras Oncogene," *Nature* 303 (1983): 72–74.

8. "Age and Cancer Risk," NIH National Cancer Institute, April 29, 2015, https://www.cancer. gov/about-cancer/causes-prevention/risk/age.

9. P. Nowell and D. Hungerford, "A Minute Chromosome in Human Chronic Granulocytic Leukemia," abstract, *Science* 132 (1960): 1497.

10. E. H. Romond et al., "Trastuzumab Plus Adjuvant Chemotherapy for Operable HER2 Positive Breast Cancer," *New England Journal of Medicine* 353 (2005): 1673–84.

第七章 癌症的普洛克路斯忒斯之床

1. P. Lichtenstein, "Environmental and Heritable Factors in the Causation of Cancer," *New England Journal of Medicine* 343 (2000): 78–85.

2. M. C. King, J. H. Marks, and J. B. Mandell, "Breast and Ovarian Cancer Risks Due to Inherited Mutations in *BRCA1* and *BRCA2*," *Science* 302, no. 5645 (2003): 643–46.

3. L. A. Mucci et al., "Familial Risk and Heritability of Cancer among Twins in Nordic Countries," *JAMA* 315, no. 1 (January 5, 2006): 68–76.

4. A. R. David and M. R. Zimmerman, "Cancer: An Old Disease, a New Disease or Something in Between?," *Nature Reviews Cancer* 10 (2010): 728–33.

5. James W. Hampton, "Cancer Prevention and Control in American Indians/Alaska Natives," *American Indian Culture and Research Journal* 16, no. 3(1992): 41–49.

6. M. L. Sievers and J. R. Fisher, "Cancer in North American Indians: Environment versus Heredity," *American Journal of Public Health* 73(1983): 485–87; T. K. Young and J. W. Frank, "Cancer Surveillance in a Remote Indian Population in Northwestern Ontario," *American Journal of Public Health* 73 (1983): 515–20.

7. I. M. Rabinowitch, "Clinical and Other Observations on Canadian Eskimos in the Western Arctic," *Canadian Medical Association Journal* 34 (1936): 487.

8. O. Schafer et al., "The Changing Pattern of Neoplastic Disease in Canadian Eskimos," *Canadian Medical Association Journal* 112 (1975): 1399–1404.

9. F. S. Fellows, "Mortality in the Native Races of the Territory of Alaska, with Special Reference to Tuberculosis," *Public Health Reports* (1896–1970) 49, no. 9 (March 2, 1934):

289–98.

10. J. T. Friborg and M. Melbye, "Cancer Patterns in Inuit Populations," *Lancet Oncology* 9, no. 9 (2008): 892–900.

11. R. G. Ziegler et al., "Migration Patterns and Breast Cancer Risk in Asian-American Women," *Journal of the National Cancer Institute* 85, no. 22(November 17, 1993): 1819–27.

12. J. Peto, "Cancer Epidemiology in the Last Century and the Next Decade," *Nature* 411, no. 6835 (May 17, 2001): 390–95.

13. Andrew Pollack, "Huge Genome Project Is Proposed to Fight Cancer," *New York Times,* March 28, 2005, https://www.nytimes.com/2005/03/28 /health/huge-genome-project-is-proposed-to-fight-cancer.html.

14. Pollack, "Huge Genome Project Is Proposed to Fight Cancer."

15. G. L. G. Miklos, "The Human Cancer Genome Project—One More Misstep in the War on Cancer," *Nature Biotechnology* 23 (2005): 535–37.

16. "NIH Completes In-depth Genomic Analysis of 33 Cancer Types," NIH National Cancer Institute, April 5, 2018, https://www.cancer.gov/news-events/press-releases/2018/tcga-pancancer-atlas.

17. T. Sjöblom et al., "The Consensus Coding Sequences of Human Breast and Colorectal Cancers," *Science* 314, no. 5797 (2006): 268–74.

18. Heidi Ledford, "End of Cancer-Genome Project Prompts Rethink," *Nature Magazine*, January 5, 2015, https://www.scientificamerican.com/article/end-of-cancer-genome-project-prompts-rethink/.

19. L. D. Wood et al., "The Genomic Landscapes of Human Breast and Colorectal Cancers," *Science* 318, no. 5853 (November 16, 2007): 1108–13.

20. S. Yachida et al., "Distant Metastasis Occurs Late During the Genetic Evolution of Pancreatic Cancer," *Nature* 467, no. 7319 (October 28, 2010): 1114–17.

21. Bert Vogelstein et al., "Cancer Genome Landscapes," *Science* 339, no. 6127(March 29, 2013): 1546–58, doi: 10.1126/science.1235122.

22. B. Pereira et al., "The Somatic Mutation Profiles of 2,433 Breast Cancers Refines Their

Genomic and Transcriptomic Landscapes," *Nature Communications* 10, no. 7 (2016): 11479, doi: 10.1038/ncomms11479.

23. C. Greenman et al., "Patterns of Somatic Mutation in Human Cancer Genomes," *Nature* 446, no. 7132 (March 8, 2007): 153–58.

24. Vogelstein et al., "Cancer Genome Landscapes," 1546–58.

25. Yachida et al., "Distant Metastasis Occurs Late During the Genetic Evolution of Pancreatic Cancer," 1114–17.

26. L. A. Loeb et al., "A Mutator Phenotype in Cancer," *Cancer Research* 61, no. 8 (April 15, 2001): 3230–39.

第八章 分母问题

1. D. Humpherys et al., "Abnormal Gene Expression in Cloned Mice Derived from Embryonic Stem Cell and Cumulus Cell Nuclei," *Proceedings of the National Academy of Sciences* 99, no. 20 (October 1, 2002): 12889–94.

2. K. B. Jacobs et al., "Detectable Clonal Mosaicism and Its Relationship to Aging and Cancer," *Nature Genetics* 44, no. 6 (May 6, 2012): 651–58.

3. Carl Zimmer, "Researchers Explore a Cancer Paradox," *New York Times*, October 18, 2018, https://www.nytimes.com/2018/10/18/science/cancer-genetic-mutations.html.

4. I. Martincorena et al., "Somatic Mutant Clones Colonize the Human Esophagus with Age," *Science* 362, no. 6417 (October 18, 2018): 911–17, doi: 10.1126/science.aau3879.

5. A. G. Renehan et al., "The Prevalence and Characteristics of Colorectal Neoplasia in Acromegaly," *Journal of Clinical Endocrinology and Metabolism* 85, no. 9 (September 2000): 3417–24.

6. C. A. Sheldon et al., "Incidental Carcinoma of the Prostate: A Review of the Literature and Critical Reappraisal of Classification," *Journal of Urology* 124, no. 5 (November 1980): 626–31.

7. W. C. Hahn and R. A. Weinberg, "Mechanisms of Disease: Rules for Making Human Tumor Cells," *New England Journal of Medicine* 347 (2002): 1593–1603.

8. T. Sjoblom et al., "The Consensus Coding Sequences of Human Breast and Colorectal Cancers," *Science* 314 (2006): 268–74.

9. D. L. Stoler et al., "The Onset and Extent of Genomic Instability in Sporadic Colorectal Tumor Progression," *Proceedings of the National Academy of Sciences* 96, no. 26 (1999): 15121–26.

第九章　虚假的曙光

1. H. Bower et al., "Life Expectancy of Patients with Chronic Myeloid Leukemia Approaches the Life Expectancy of the General Population," *Journal of Clinical Oncology* 34, no. 24 (August 20, 2016): 2851–57, doi: 10.1200/JCO.2015.66.2866.

2. J. Elliott et al., "ALK Inhibitors for Non-Small Cell Lung Cancer: A Systematic Review and Network Meta-analysis," *PLoS One* 19, no. 15(February 19, 2020): e0229179, doi: 10.1371/journal.pone.0229179.

3. "Crizotinib," GoodRx.com, https://www.goodrx.com/crizotinib.

4. D. M. Hyman et al., "Implementing Genome-driven Oncology," *Cell* 168, no. 4 (2017): 584–99.

5. Charles Ornstein and Katie Thomas, "Top Cancer Researcher Fails to Disclose Corporate Financial Ties in Major Research Journals," *New York Times*, September 8, 2018, https://www.nytimes.com/2018/09/08/health/jose-baselga-cancer-memorial-sloan-kettering.html.

6. I. F. Tannock and J. A. Hickman, "Limits to Personalized Cancer Medicine," *New England Journal of Medicine* 375 (2016): 1289–94.

7. V. Prasad, "Perspective: The Precision Oncology Illusion," *Nature* 537(2016): S63.

8. F. Meric-Bernstam et al., "Feasibility of Large-Scale Genomic Testing to Facilitate Enrollment onto Genomically Matched Clinical Trials," *Journal of Clinical Oncology* 33, no. 25 (September 1, 2015): 2753–65.

9. K. T. Flaherty, et al. "NCI-Molecular Analysis for Therapy Choice. Interim Analysis Results." https://www.allianceforclinicaltrialsinoncology.org/main/cmsfile?cmsPath=/Public/Annual%20Meeting/files/CommunityOncology-NCI-Molecular%20Analysis.pdf.

10. J. Marquart, E. Y. Chen, and V. Prasad, "Estimation of the Percentage of US Patients with Cancer Who Benefit from Genome-driven Oncology," *JAMA Oncology* 4, no. 8 (2018): 1093–98.

11. D. S. Echt et al., "Mortality and Morbidity in Patients Receiving Encainide, Flecanide, or Placebo: The Cardiac Arrhythmia Suppression Trial," *New England Journal of Medicine* 324 (1991): 781–88.

12. C. M. Booth and E. A. Eisenhauer, "Progression-free Survival: Meaningful or Simply Measurable?," *Journal of Clinical Oncology* 30 (2012): 1030–33.

13. V. Prasad et al., "A Systematic Review of Trial-Level Meta-Analyses Measuring the Strength of Association between Surrogate End-Points and Overall Survival in Oncology," *European Journal of Cancer* 106 (2019): 196–211, doi: 10.1016/j.ejca.2018.11.012; Prasad et al., "The Strength of Association between Surrogate End Points and Survival in Oncology: A Systematic Review of Trial-Level Meta-analyses," *JAMA Internal Medicine* 175, no. 8 (2015): 1389–98, doi: 10.1001/jamainternmed. 2015.2829.

14. R. Kemp and V. Prasad, "Surrogate Endpoints in Oncology: When Are They Acceptable for Regulatory and Clinical Decisions, and Are They Currently Overused?," *BMC Medicine* 15, no. 1 (2017): 134.

15. J. Puthumana et al., "Clinical Trial Evidence Supporting FDA Approval of Drugs Granted Breakthrough Therapy Designation," *JAMA* 320, no. 3(2018): 301–3.

16. E. Y. Chen et al., "An Overview of Cancer Drugs Approved by the US Food and Drug Administration Based on the Surrogate End Point of Response Rate," *JAMA Internal Medicine,* doi: 10.1001/jamainternmed.2019.0583.

17. B. Gyawali et al., "Assessment of the Clinical Benefit of Cancer Drugs Receiving Accelerated Approval," *JAMA Internal Medicine*, doi: 10.1001/jamainternmed.2019.0462.

18. K. Miller et al., "Paclitaxel plus Bevacizumab versus Paclitaxel Alone for Metastatic Breast Cancer," *New England Journal of Medicine* 357 (2007):2666–76.

19. R. B. D'Agostino Sr., "Changing End Points in Breast-Cancer Drug Approval: The Avastin Story," *New England Journal of Medicine* 365, no. 2(2011): e2.

20. Roxanne Nelson, "FDA Approves Everolimus for Advanced Breast Cancer," Medscape,

July 20, 2012, https://www.medscape.com/viewarticle/767862.

21. M. Piccart et al., "Everolimus plus Exemestane for Hormone-Receptor-Positive, Human Epidermal Growth Factor Receptor-2-Negative Advanced Breast Cancer: Overall Survival Results from BOLERO-2," *Annals of Oncology* 25, no. 12 (2014): 2357–62.

22. V. Prasad et al., "The Strength of Association between Surrogate End Points and Survival in Oncology."

23. V. Prasad and S. Mailankody, "Research and Development Spending to Bring a Single Cancer Drug to Market and Revenues after Approval," *JAMA Internal Medicine* 177, no. 11 (2017): 1569–75, doi: 10.1001/jamainternmed.2017.3601.

24. E. Y. Chen et al., "Estimation of Study Time Reduction Using Surrogate End Points Rather than Overall Survival in Oncology Clinical Trials," *JAMA Internal Medicine* 179, no. 5 (2019): doi: 10.1001/jamainternmed.2018.8351.

25. T. Fojo et al., "Unintended Consequences of Expensive Cancer Therapeutics—The Pursuit of Marginal Indications and a Me-Too Mentality that Stifles Innovation and Creativity: The John Conley Lecture," *JAMA Otolaryngology Head and Neck Surgery* 140, no. 12 (2014): 1225–36, doi: 10.1001/jamaoto.2014.1570.

26. D. K. Tayapongsak et al., "Use of Word 'Unprecedented' in the Media Coverage of Cancer Drugs: Do 'Unprecedented' Drugs Live Up to the Hype?," *Journal of Cancer Policy* 14 (2017): 16–20.

27. M. V. Abola and V. Prasad, "The Use of Superlatives in Cancer Research," *JAMA Oncology* 2, no. 1 (2016): 139–41.

28. T. Rupp and D. Zuckerman, "Quality of Life, Overall Survival, and Costs of Cancer Drugs Approved Based on Surrogate Endpoints," *JAMA Internal Medicine* 177, no. 2 (2017): 276–77, doi: 10.1001/jamainternmed.2016.7761.

29. Carolyn Y. Johnson, "This Drug Is Defying a Rare Form of Leukemia—and It Keeps Getting Pricier," *Washington Post*, March 9, 2016, https://www.washingtonpost.com/business/this-drug-is-defying-a-rare-form-of-leukemia--and-it-keeps-getting-pricier/2016/03/09/4fff8102-c571-11e5-a4aa-f25866ba0dc6_story.html.

30. Prasad and Mailankody, "Research and Development Spending to Bring a Single Cancer

Drug to Market and Revenues After Approval," 1569–75.

31. N. Gordon et al., "Trajectories of Injectable Cancer Drug Costs After Launch in the United States," *Journal of Clinical Oncology* 36, no. 4 (February 1, 2018): 319–25, doi: 10.1200/JCO.2016.72.2124.

32. V. Prasad, K. De Jesus, and S. Mailankody, "The High Price of Anticancer Drugs: Origins, Implications and Barriers, Solutions," *Nature Reviews Clinical Oncology* 14, no. 6 (2017): 381–90.

33. https://www.igeahub.com/2018/05/28/10-best-selling-drugs-2018-oncology/.

34. Alex Philippidis, "The Top 15 Best-Selling Drugs of 2017," GEN, March 12, 2018, https://www.genengnews.com/the-lists/the-top-15-best-selling-drugs-of-2017/77901068.

35. S. Singhal et al., "Antitumor Activity of Thalidomide in Refractory Multiple Myeloma," *New England Journal of Medicine* 341, no. 21 (1999): 1565–71.

36. Geeta Anand, "How Drug's Rebirth as Treatment for Cancer Fueled Price Rises," *Wall Street Journal*, November 15, 2004, https://www.wsj.com/articles/SB110047032850873523.

37. Hagop Kantarjian et al., "High Cancer Drug Prices in the United States:Reasons and Proposed Solutions," *Journal of Oncology Practice* 10, no. 4(2014): e208–e211.

38. P. J. Neumann et al., "Updating Cost-effectiveness:The Curious Resilience of the $50,000-per-QALY Threshold," *New England Journal of Medicine* 371, no. 9 (August 2014): 28796–97, doi: 10.1056/NEJMp1405158.

39. Centers for Disease Control and Prevention, "Part V: Cost-Effectiveness Analysis," *Five-Part Webcast on Economic Evaluation*, April 26, 2017, https://www.cdc.gov/dhdsp/programs/spha/economic_evaluation/docs/podcast_v.pdf.

40. D. A. Goldstein, "Cost-effectiveness Analysis of Regorafenib for Metastatic Colorectal Cancer," *Journal of Clinical Oncology* 33, no. 32 (November 10, 2015): 3727–32, doi: 10.1200/JCO.2015.61.9569.

41. S. Mailankody and V. Prasad, "Five Years of Cancer Drug Approvals:Innovation, Efficacy, and Costs," *JAMA Oncology* 1, no. 4 (2015): 539–40.

42. Lorie Konish, "This Is the Real Reason Most Americans File for Bankruptcy," CNBC, February 11, 2019, https://www.cnbc.com/2019/02/11/this-is-the-real-reason-most-

americans-file-for-bankruptcy.html.

第十章 种子和土壤

1. S. Paget, "The Distribution of Secondary Growths in Cancer of the Breast," *Lancet* 1 (1889): 99–101.

2. M. Esteller "Cancer Epigenomics: DNA Methylomes and Histone-Modification Maps," *Nature Reviews Genetics* 8, no. 4 (April 2007): 286–98.

3. L. J. C. Rush et al., "Novel Methylation Targets in De Novo Acute Myeloid Leukemia with Prevalence of Chromosome 11 Loci," *Blood* 97, no. 10 (2001): 3226–33, doi: 10.1182/blood. V97.10.3226.

4. A. D. Beggs et al., "Whole-genome Methylation Analysis of Benign and Malignant Colorectal Tumours," *Journal of Pathology* 229, no. 5 (April 2013): 697–704, doi: 10.1002/path.4132.

5. I. Martincorena et al., "Somatic Mutant Clones Colonize the Human Esophagus with Age," *Science* (October 18 2018): eaau3879, doi: 10.1126/science.aau3879.

6. Alaina G. Levine, "NIH Recruits Physicists to Battle Cancer," APS Physics, March 2010, https://www.aps.org/publications/apsnews/201003/nih.cfm.

7. R. A. Weinberg, "Coming Full Circle: From Endless Complexity to Simplicity and Back Again," *Cell* 157, no. 1 (March 27, 2014): 267–71, doi: 10.1016/j.cell.2014.03.004.

8. Paula Davies, "Cancer: The Beat of an Ancient Drum?," *Guardian*, April 25, 2011, https://www.theguardian.com/commentisfree/2011/apr/25/cancer-evolution-ancient-toolkit-genes.

9. Jessica Wapner, "A New Theory on Cancer: What We Know about How It Starts Could All Be Wrong," *Newsweek*, July 17, 2017, https://www.newsweek.com/2017/07/28/cancer-evolution-cells-637632.html.

10. Wapner, "A New Theory on Cancer."

第十一章 生命的起源与癌症的起源

1. Michael Marshall, "Timeline: The Evolution of Life," *New Scientist*, July 14, 2009, https://

www.newscientist.com/article/dn17453-timeline-the-evolution-of-life.

2. Leyland Cecco, "Rising Fame: Experts Herald Canadian Woman's 120-year-old Sourdough Starter," *Guardian*, May 14, 2018, https://www.theguardian.com/world/2018/may/14/ione-christensen-canada-yukon-sourdough-starter-yeast.

3. A. H. Yona et al., "Chromosomal Duplication Is a Transient Evolutionary Solution to Stress," *Proceedings of the National Academy of Sciences USA* 109, no. 51 (2012): 21010–15.

4. L. Cisneros et al., "Ancient Genes Establish Stress-induced Mutation as a Hallmark of Cancer," *PLoS One* 12, no. 4 (2017): e0176258.

第十二章　肿瘤进化

1. G. H. Heppner, "Tumor Heterogeneity," *Cancer Research* 44 (1984):2259–65.

2. Cancer Genome Atlas Research Network, "Integrated Genomic Analyses of Ovarian Carcinoma," *Nature* 474 (2011): 609–15.

3. N. Navin et al., "Tumour Evolution Inferred by Single-cell Sequencing," *Nature* 472 (2011): 90–94.

4. S. Nik-Zainal et al., "Mutational Processes Molding the Genomes of 21 Breast Cancers," *Cell* 149 (2012): 979–93.

5. Charles Swanton, "Intratumor Heterogeneity: Evolution through Space and Time," *Cancer Research* 72, no. 19 (October 2012): 4875–82.

6. S. P. Shah et al., "Mutational Evolution in a Lobular Breast Tumour Profiled at Single Nucleotide Resolution," *Nature* 461 (2009): 809–13.

7. M. Gerlinger et al., "Intratumor Heterogeneity and Branched Evolution Revealed by Multiregion Sequencing," *New England Journal of Medicine* 366 (2012): 883–92.

8. L. Bai and W. G. Zhu, "p53: Structure, Function and Therapeutic Applications," *Journal of Molecular Cancer* 2, no. 4 (2006): 141–53.

9. A. Kamb, S. Wee, and C. Lengauer, "Why Is Cancer Drug Discovery So Difficult?," *Nature Reviews Drug Discovery* 6 (2007): 115–20.

10. L. M. Byrd et al., "Better Life Expectancy in Women with BRCA2 Compared with

BRCA1 Mutations Is Attributable to Lower Frequency and Later Onset of Ovarian Cancer," *Cancer Epidemiology, Biomarkers and Prevention* 17, no. 6 (June 2008): 1535–42, doi: 10.1158/1055-9965.EPI-07-2792.

11. Wapner, "A New Theory on Cancer."

12. Helen Roberts, "Boy Born with 'Tail' Loses 'Monkey God' Status after It's Removed so He Can Walk," *Mirror*, July 3, 2015, https://www.mirror.co.uk/news/world-news/boy-born-tail-loses-monkey-5993397.

第十三章　癌　变

1. T. Domazet-Lošo and D. Tautz, "Phylostratigraphic Tracking of Cancer Genes Suggests a Link to the Emergence of Multicellularity in Metazoa," *BMC Biology* 8, no. 66 (2010), https://doi.org/10.1186/1741-7007-8-66PMID: 20492640.

2. A. S. Trigos et al., "Altered Interactions between Unicellular and Multicellular Genes Drive Hallmarks of Transformation in a Diverse Range of Solid Tumors," *Proceedings of the National Academy of Sciences USA* 114 (2017): 6406–11.

3. "COSMIC Release v90," Sanger Institute, September 5, 2019, https://cosmic-blog. sanger. ac.uk/cosmic-release-v90/.

4. L. Cisneros et al., "Ancient Genes Establish Stress-induced Mutation as a Hallmark of Cancer," *PLoS One* 12, no. 4 (2017): e0176258, https://doi.org/10.1371/journal. pone.0176258.

5. H. Chen et al., "The Reverse Evolution from Multi-cellularity to Unicellularity During Carcinogenesis," *Nature Communications* 6 (2015): 6367.

6. Vogelstein et al., "Cancer Genome Landscapes," 1546–58.

7. Chen et al., "The Reverse Evolution from Multi-cellularity to Unicellularity During Carcinogenesis," 6367.

8. H. Chen and X. He, "The Convergent Cancer Evolution Toward a Single Cellular Destination," *Molecular Biology and Evolution* 33, no. 1 (2016):4–12, doi: 10.1093/molbev/ msv212.

9. M. Vincent, "Cancer: A De-repression of a Default Survival Program Common to All Cells?," *Bioessays* 34 (2011): 72–82.

10. H. F. Dvorak, "Tumors: Wounds that Do Not Heal—Similarities between Tumor Stroma Generation and Wound Healing," *New England Journal of Medicine* 315, no. 26 (December 25, 1986): 1650–59.

11. L. Simonato et al., "Lung Cancer and Cigarette Smoking in Europe: An Update of Risk Estimates and an Assessment of Inter-country Heterogeneity," *International Journal of Cancer* 91, no. 6 (March 15, 2001): 876–87.

12. S. Bhat et al., "Risk of Malignant Progression in Barrett's Esophagus Patients: Results from a Large Population-Based Study," *Journal of the National Cancer Institute* 103, no. 13 (July 6, 2001): 1049–57.

13. L. A. Anderson et al., "Risk Factors for Barrett's Oesophagus and Oesophageal Adenocarcinoma: Results from the FINBAR Study," *World Journal of Gastroenterology* 13, no. 10 (March 14, 2007): 1585–94.

14. N. D. Walter et al., "Wound Healing after Trauma May Predispose to Lung Cancer Metastasis," *American Journal of Respiratory Cell and Molecular Biology* 44 (2011): 591–96.

15. R. P. DerHagopian et al., "Inflammatory Oncotaxis," *JAMA* 240, no. 4 (1978): 374–75.

16. L. M. Burt et al., "Risk of Secondary Malignancies after Radiation Therapy for *Breast* Cancer: Comprehensive Results," Breast 35 (October 2017): 122–29, doi: 10.1016/j.breast.2017.07.004.

17. M. Faurschou et al., "Malignancies in Wegener's Granulomatosis: Incidence and Relation to Cyclophosphamide Therapy in a Cohort of 293 Patients," *Journal of Rheumatology* 35, no. 1 (January 2008): 100–105.

18. J. A. Baltus et al., "The Occurrence of Malignancies in Patients with Rheumatoid Arthritis Treated with Cyclophosphamide: A Controlled Retrospective Follow-up," *Annals of the Rheumatic Diseases* 42, no. 4 (August 1983): 368–73.

19. H. Welch and W. C. Black, "Using Autopsy Series to Estimate the Disease 'Reservoir' for Ductal Carcinoma In Situ of the Breast: How Much More Breast Cancer Can We Find?",

Annals of Internal Medicine 127 (1997): 1023–28.

20. "It Is Not the Strongest of the Species that Survives But the Most Adaptable," Quote Investigator, May 4, 2014, https://quoteinvestigator .com/2014/05/04/adapt/.

第十四章　营养与癌症

1. R. Doll and R. J. Peto, "The Causes of Cancer: Quantitative Estimates of Avoidable Risks of Cancer in the United States Today," *National Cancer Institute* 66, no. 6 (June 1981): 1191–308.

2. W. J. Blot and R. E. Tarone, "Doll and Peto's Quantitative Estimates of Cancer Risks: Holding Generally True for 35 Years," *Journal of the National Cancer Institute* 107, no. 4 (2015): djv044.

3. D. P. Burkitt, "Some Diseases Characteristic of Modern Western Civilization," *British Medical Journal* 1, no. 274 (1973): 274–78.

4. G. E. McKeown-Eyssen et al., "A Randomized Trial of a Low-Fat, High-Fiber Diet in the Recurrence of Colorectal Polyps," *Journal of Clinical Epidemiology* 47 (1994): 525–36.

5. R. MacLennan et al., "Randomized Trial of Intake of Fat, Fiber, and Beta Carotene to Prevent Colorectal Adenomas: The Australian Polyp Prevention Project," *Journal of the National Cancer Institute* 87 (1995): 1760–66.

6. C. S. Fuchs et al., "Dietary Fiber and the Risk of Colorectal Cancer and Adenoma in Women," *New England Journal of Medicine* 340, no. 3 (January 21, 1999): 169–76.

7. A. Schatzkin et al., "Lack of Effect of a Low-Fat, High-Fiber Diet on the Recurrence of Colorectal Adenomas," *New England Journal of Medicine* 342 (2000): 1149–55.

8. B. V. Howard et al., "Low-fat Dietary Pattern and Risk of Cardiovascular Disease: The Women's Health Initiative Randomized Controlled Dietary Modification Trial," *JAMA* 295, no. 6 (February 8, 2006): 655–66.

9. R. L. Prentice et al., "Low-Fat Dietary Pattern and Risk of Invasive Breast Cancer: The Women's Health Initiative Randomized Controlled Dietary Modification Trial," *JAMA* 295, no. 6 (February 8, 2006): 629–42.

10. S. A. A. Beresford et al., "Low-Fat Dietary Pattern and Risk of Colorectal Cancer: The Women's Health Initiative Randomized Controlled Dietary Modification Trial," *JAMA* 295, no. 6 (2006):643–54, doi: 10.1001/jama .295.6.643.

11. Alpha-Tocopherol, Beta Carotene Cancer Prevention Study Group, "The Effect of Vitamin E and Beta Carotene on the Incidence of Lung Cancer and Other Cancers in Male Smokers," *New England Journal of Medicine* 330, no. 13 (1994): 1029–35.

12. G. S. Omenn et al., "Effects of a Combination of Beta Carotene and Vitamin A on Lung Cancer and Cardiovascular Disease," *New England Journal of Medicine* 334, no. 18 (1996): 1150–55.

13. E. Lonn et al., "Heart Outcomes Prevention Evaluation (HOPE) 2 Investigators: Homocysteine Lowering with Folic Acid and B Vitamins in Vascular Disease," *New England Journal of Medicine* 354 (2006): 1567–77.

14. B. F. Cole et al., "Folic Acid for the Prevention of Colorectal Adenomas: A Randomized Clinical Trial," *JAMA* 297, no. 21 (June 6, 2007): 2351–59.

15. C. B. Ambrosone et al., "Dietary Supplement Use During Chemotherapy and Survival Outcomes of Patients with Breast Cancer Enrolled in a Cooperative Group Clinical Trial (SWOG S0221)," *Journal of Clinical Oncology* (December 19, 2019): JCO1901203, doi: 10.1200/JCO.19.01203.

16. K. H. Bønaa et al., "Homocysteine Lowering and Cardiovascular Events after Acute Myocardial Infarction," *New England Journal of Medicine* 354, no. 15 (2006): 1578–88.

17. M. Ebbing et al., "Mortality and Cardiovascular Events in Patients Treated with Homocysteine-lowering B Vitamins after Coronary Angiography: A Randomized Controlled Trial," *JAMA* 300, no. 7 (2008): 795–804.

18. M. Ebbing et al., "Cancer Incidence and Mortality after Treatment with Folic Acid and Vitamin B_{12}," *JAMA* 302, no. 19 (November 18, 2009): 2119–26, doi: 10.1001/jama.2009.1622.

19. S. Faber et al., "The Action of Pteroylglutamic Conjugates on Man," *Science* 106 (1947): 619–21.

20. E. Cameron and L. Pauling, "Ascorbic Acid and the Glycosaminoglycans: An

Orthomolecular Approach to Cancer and Other Diseases," *Oncology* 27, no. 2 (1973): 181–92.

21. B. Lee et al., "Efficacy of Vitamin C Supplements in Prevention of Cancer: A Meta-Analysis of Randomized Controlled Trials," *Korean Journal of Family Medicine* 36, no. 6 (November 2015): 278–85.

22. S. Peller and C. S. Stephenson, "Skin Irritation and Cancer in the United States Navy," *American Journal of Medical Sciences* 194 (1937): 326–33.

23. F. L. Apperly, "The Relation of Solar Radiation to Cancer Mortality in North America," *Cancer Research* 1 (1941): 191–95.

24. C. F. Garland and F. C. Garland, "Do Sunlight and Vitamin D Reduce the Likelihood of Colon Cancer?," *International Journal of Epidemiology* 9 (1980): 227–31; W. B. Grant, "An Estimate of Premature Cancer Mortality in the US Due to Inadequate Doses of Solar Ultraviolet-B Radiation," *Cancer* 94 (2002): 1867–75.

25. N. Keum and E. Giovannucci, "Vitamin D Supplements and Cancer Incidence and Mortality: A Meta-analysis," *British Journal of Cancer* 111 (2014): 976–80.

26. K. K. Deeb, D. L. Trump, and C. S. Johnson, "Vitamin D Signalling Pathways in Cancer: Potential for Anticancer Therapeutics," *Nature Reviews Cancer* 7 (2007): 684–700, doi: 10.1038/nrc2196.

27. D. Feldman et al., "The Role of Vitamin D in Reducing Cancer Risk and Progression," *Nature Reviews Cancer* 14 (2014): 342–57.

28. M. L. Melamed et al., "25-hydroxyvitamin D Levels and the Risk of Mortality in the General Population," *Archives of Internal Medicine* 168 (2008): 1629–37, doi: 10.1001/archinte.168.15.1629.

29. J. E. Manson et al., "Vitamin D Supplements and Prevention of Cancer and Cardiovascular Disease," *New England Journal of Medicine* 380, no. 1 (January 3, 2019): 33–44, doi: 10.1056/NEJMoa1809944; J. E. Manson et al., "Marine n-3 Fatty Acids and Prevention of Cardiovascular Disease and Cancer," *New England Journal of Medicine* 380, no. 1 (January 3, 2019): 23–32, doi: 10.1056/NEJMoa1811403.

30. R. Scragg et al., "Monthly High-Dose Vitamin D Supplementation and Cancer Risk:

A Post Hoc Analysis of the Vitamin D Assessment TheCancerCode_9780062894007_ Final_000825_CC19.indd 327 8/25/20 3:50 PM 328 NOTES Randomized Clinical Trial," *JAMA Oncology* 4, 11 (November 2018): e182178, doi: 10.1001/jamaoncol.2018.2178.

31. J. Ju et al., "Cancer Preventive Activities of Tocopherols and Tocotrienols. *Carcinogenesis* 31, no. 4 (April 2010): 533–42; S. Mahabir et al., "Dietary Alpha-, Beta-, Gamma-and Delta-tocopherols in Lung Cancer Risk," *International Journal of Cancer* 123 (2008): 1173–80.

32. I. M. Lee et al., "Vitamin E in the Primary Prevention of Cardiovascular Disease and Cancer: The Women's Health Study: A Randomized Controlled Trial," *JAMA* 294 (2005): 56–65.

33. D. Albanes et al., "Alpha-Tocopherol and Beta-carotene Supplements and Lung Cancer Incidence in the Alpha-tocopherol, Beta-carotene Cancer Prevention Study: Effects of Baseline Characteristics and Study Compliance," *Journal of the National Cancer Institute* 88 (1996): 1560–70.

34. J. M. Gaziano et al., "Vitamins E and C in the Prevention of Prostate and Total Cancer in Men: The Physicians' Health Study II Randomized Controlled Trial," *JAMA* 301 (2009): 52–62.

35. S. M. Lippman et al., "Effect of Selenium and Vitamin E on Risk of Prostate Cancer and Other Cancers: The Selenium and Vitamin E Cancer Prevention Trial (SELECT)," *JAMA* 301 (2009): 39–51.

36. E. A. Klein et al., "Vitamin E and the Risk of Prostate Cancer: The Selenium and Vitamin E Cancer Prevention Trial (SELECT)," *JAMA* 306 (2011): 1549–56.

37. B. Lauby-Secretan et al., "Body Fatness and Cancer: Viewpoint of the IARC Working Group," *New England Journal of Medicine* 375 (2016): 794–98.

38. E. E. Calle et al., "Overweight, Obesity, and Mortality from Cancer in a Prospectively Studied Cohort of U.S. Adults," *New England Journal of Medicine* 348, 17 (April 24, 2003): 1625–38.

39. C. Brooke Steele et al., "Vital Signs: Trends in Incidence of Cancers Associated with Overweight and Obesity—United States, 2005–2014," *Morbidity and Mortality Weekly Report* 66 (2017): 1052–58. https://www.cdc.gov/mmwr/volumes/66/wr/mm6639e1.htm.

40. Lauby-Secretan et al., "Body Fatness and Cancer," 794–98.

41. N. Keum et al., "Adult Weight Gain and Adiposity-Related Cancers: A Dose-Response Meta-Analysis of Prospective Observational Studies," *Journal of the National Cancer Institute* 107, no. 2 (March 10, 2015): ii: djv088, doi: 10.1093/jnci/djv088.

42. F. Islami et al., "Proportion and Number of Cancer Cases and Deaths Attributable to Potentially Modifiable Risk Factors in the United States," *CA: A Cancer Journal for Clinicians* 68, 1 (January 2018): 31–54, doi: 10.3322/caac.21440.

43. H. Sung et al., "Emerging Cancer Trends among Young Adults in the USA: Analysis of a Population-based Cancer Registry," *Lancet Public Health* 4, no. 3 (March 1, 2019): https://www.thelancet.com/journals/lanpub/article/PIIS2468-2667(18)30267-6/fulltext.

44. P. Rous, "The Influence of Diet of Transplanted and Spontaneous Mouse Tumors," *Journal of Experimental Medicine* 20, no. 5 (1914): 433–51.

45. A. Tannenbaum, "The Dependence of Tumor Formation on the Composition of the Calorie-Restricted Diet as Well as on the Degree of Restriction," *Cancer Research* 5, no. 11 (1945): 616–25.

46. A. H. Eliassen et al., "Adult Weight Change and Risk of Postmenopausal Breast Cancer," *JAMA* 296, no. 2 (July 12, 2006): 193–201.

第十五章　高胰岛素血症

1. M. Rabinowitch, "Clinical and Other Observations on Canadian Eskimos in the Eastern Arctic," *Canadian Medical Association Journal* 34 (1936): 487–501.

2. G. M. Brown, L. B. Cronk, and T. J. Boag, "The Occurrence of Cancer in an Eskimo," *Cancer* 5, no. 1 (January 1952): 142–43.

3. G. J. Mouratoff et al., "Diabetes Mellitus in Eskimos," *JAMA* 199, no. 13 (1967): 961–66, doi: 10.1001/jama.1967.03120130047006.

4. George J. Mouratoff et al., "Diabetes Mellitus in Eskimos after a Decade, *JAMA* 226, no. 11 (1973): 1345–46.

5. Cynthia D. Schraer et al., "Prevalence of Diabetes Mellitus in Alaskan Eskimos, Indians,

and Aleuts," *Diabetes Care* 11 (1988): 693–700.

6. K. J. Acton et al., "Trends in Diabetes Prevalence among American Indian and Alaska Native Children, Adolescents, and Young Adults," *American Journal of Public Health* 92 (2002): 1485–90.

7. Etan Orgel, "The Links between Insulin Resistance, Diabetes, and Cancer," *Current Diabetes Reports* 13, no. 2 (April 2013): 213–22, doi: 10.1007/s11892-012-0356-6.

8. P. T. Campbell et al., "Diabetes and Cause-Specific Mortality in a Prospective Cohort of One Million U.S. Adults," *Diabetes Care* 35 (2012): 1835–44.

9. S. R. Seshasai et al., "Diabetes Mellitus, Fasting Glucose, and Risk of Cause-Specific Death," *New England Journal of Medicine* 364 (2011): 829–41.

10. Y. Chan et al., "Association between Type 2 Diabetes and Risk of Cancer Mortality: A Pooled Analysis of Over 771,000 Individuals in the Asia Cohort Consortium," *Diabetologia* 60, no. 6 (June 2017): 1022–32, doi: 10.1007/s00125-017-4229-z.

11. T. Stocks et al., "Blood Glucose and Risk of Incident and Fatal Cancer in the Metabolic Syndrome and Cancer Project (Me-Can): Analysis of Six Prospective Cohorts," *PLoS Medicine* 6 (2009): e1000201.

12. E. Giovannucci et al., "Diabetes and Cancer," *Diabetes Care* 33 (2010): 1674–85; S. C. Larsson, N. Orsini, and A. Wolk, "Diabetes Mellitus and Risk of Colorectal Cancer: A Meta-analysis," *Journal of the National Cancer Institute* 97 (2005): 1679–87; S. C. Larsson, C. S. Mantzoros, and A. Wolk, "Diabetes Mellitus and Risk of Breast Cancer: A Meta-analysis," *International Journal of Cancer* 121 (2007): 856–62.

13. W. Wu et al., "Rising Trends in Pancreatic Cancer Incidence and Mortality in 2000–2014," *Clinical Epidemiology* 10 (July 9, 2018): 789–97.

14. B. E. Barker, H. Fanger, and P. Farnes, "Human Mammary Slices in Organ Culture: I. Methods of Culture and Preliminary Observations on the Effects of Insulin," *Experimental Cell Research* 35 (1964): 437–48.

15. D. LeRoith et al., "The Role of Insulin and Insulin-like Growth Factors in the Increased Risk of Cancer in Diabetes," *Rambam Maimonides Medical Journal* 2, no. 2 (2011): e0043.

16. E. J. Gallagher and D. LeRoith, "The Proliferating Role of Insulin and Insulin-like Growth

Factors in Cancer," *Trends in Endocrinology and Metabolism* 21, no. 10 (October 2010): 610–18.

17. V. Papa et al., "Elevated Insulin Receptor Content in Human Breast Cancer," *Journal of Clinical Investigations* 86 (1990): 1503–10.

18. J. Ma et al., "A Prospective Study of Plasma C-peptide and Colorectal Cancer Risk in Men," *Journal of the National Cancer Institute* 96 (2004): 546–53.

19. R. Kaaks et al., "Serum C-Peptide, Insulin-like Growth Factor (IGF) I, IGF-Binding Proteins, and Colorectal Cancer Risk in Women," *Journal of the National Cancer Institute* 92, no. 19 (October 4, 2000): 1592–600.

20. E. K. Wei et al., "A Prospective Study of C-peptide, Insulin-like Growth Factor-I, Insulin-like Growth Factor Binding Protein-1, and the Risk of Colorectal Cancer in Women," *Cancer Epidemiology, Biomarkers and Prevention* 14 (2005): 850–55.

21. T. Tsujimoto et al., "Association between Hyperinsulinemia and Increased Risk of Cancer Death in Nonobese and Obese People: A Population-based Observational Study," *International Journal of Cancer* 141 (2017): 102–11.

22. M. J. Gunter et al., "Breast Cancer Risk in Metabolically Healthy but Overweight Postmenopausal Women," *Cancer Research* 75, no. 2 (2015): 270–74.

23. "Three-fold Increase in UK Insulin Use, Study Finds," BBC News, February 6, 2014, https://www.bbc.com/news/health-26065673.

24. C. J. Currie et al., "Mortality and Other Important Diabetes-related Outcomes with Insulin vs Other Antihyperglycemic Therapies in Type 2 Diabetes," *Journal of Clinical Endocrinology and Metabolism* 98, no. 2 (February 2013): 668–77.

25. S. L. Bowker et al., "Increased Cancer-related Mortality for Patients with Type 2 Diabetes Who Use Sulfonylureas or Insulin," *Diabetes Care* 29 (2006): 254–58.

26. C. J. Currie, C. D. Poole, and E. A. M. Gale, "The Influence of Glucose-lowering Therapies on Cancer Risk in Type 2 Diabetes," *Diabetologia* 52 (2009): 1766–77, doi: 10.1007/s00125-009-1440-6.

27. Y. X. Yang, S. Hennessy, and J. D. Lewis, "Insulin Therapy and Colorectal Cancer Risk among Type 2 Diabetes Mellitus Patients," *Gastroenterology* 127 (2004): 1044–50.

第十六章 生长因子

1. K. B. Michaels and W. C. Willett, "Breast Cancer: Early Life Matters," *New England Journal of Medicine* 351 (2004): 1679–81.

2. P. A. Van den Brandt, "Pooled Analysis of Prospective Cohort Studies on Height, Weight, and Breast Cancer Risk," *American Journal of Epidemiology* 152, no. 6 (September 15, 2000): 514–27.

3. M. Ahlgren et al., "Growth Patterns and the Risk of Breast Cancer in Women," *New England Journal of Medicine* 351 (2004): 1619–26.

4. J. Green et al., "Height and Cancer Incidence in the Million Women Study: Prospective Cohort, and Meta-analysis of Prospective Studies of Height and Total Cancer Risk," *Lancet Oncology* 12, no. 8 (August 2011): 785–94, doi: 10.1016/S1470-2045(11)70154-1.

5. Michelle McDonagh, "Lifestyle Linked to Huge Increase in Short-sightedness," *Irish Times*, February 27, 2018, https://www.irishtimes.com /life-and-style/health-family/lifestyle-linked-to-huge-increase-in-short-sightedness-1.3397726.

6. Elie Dolgin, "The Myopia Boom," *Nature* 519, no. 19 (2015): 276–78.

7. L. C. Cantley, "The Phosphoinositide 3-Kinase Pathway," *Science* 296, no. 5573 (May 31, 2002): 1655–57.

8. Lewis C. Cantley, "Seeking Out the Sweet Spot in Cancer Therapeutics: An Interview with Lewis Cantley," *Disease Models and Mechanisms* 9, no. 9 (September 1, 2016): 911–16, doi: 10.1242/dmm.026856.

9. H. Tan et al., "Genome-wide Mutational Spectra Analysis Reveals Significant Cancer-specific Heterogeneity," *Scientific Reports* 5, no. 12566 (2015): doi: 10.1038/srep12566.

10. L. C. Cantley, "Cancer, Metabolism, Fructose, Artificial Sweeteners and Going Cold Turkey on Sugar," *BMC Biology* 12, no. 8 (2014).

11. M. Barbieri et al., "Insulin/IGF-I-signaling Pathway: An Evolutionarily Conserved Mechanism of Longevity from Yeast to Humans," *American Journal of Physiology-Endocrinology and Metabolism* 285 (2003): E1064–E1071.

12. D. A. Fruman et al., "The PI3K Pathway in Human Disease," *Cell* 170, no. 4 (August 10, 2017): 605–35, doi: 10.1016/j.cell.2017.07.029.

13. Pal A. et al., "PTEN Mutations as a Cause of Constitutive Insulin Sensitivity and Obesity," *New England Journal of Medicine* 367 (2012): 1002–11.

14. D. L. Riegert-Johnson et al., "Cancer and Lhermitte-Duclos Disease Are Common in Cowden Syndrome Patients," *Hereditary Cancer in Clinical Practice* 8, no. 6 (2010): https://doi.org/10.1186/1897-4287-8-6.

15. D. P. Burkitt, "Some Diseases Characteristic of Modern Western Civilization," *BMJ* 1, no. 5848 (February 3, 1973): 274–78, doi: 10.1136/bmj.1.5848.274.

16. Gary Taubes, "Rare Form of Dwarfism Protects Against Cancer," *Discover*, March 26, 2013, http://discovermagazine.com/2013/april/19-double-edged-genes.

17. A. Janecka et al., "Clinical and Molecular Features of Laron Syndrome, a Genetic Disorder Protecting from Cancer," *In Vivo* 30, no. 4 (July–August 2016): 375–81.

18. J. Guevara-Aguirre et al., "Growth Hormone Receptor Deficiency Is Associated with a Major Reduction in Pro-aging Signaling, Cancer, and Diabetes in Humans," *Science Translational Medicine* 3, no. 7 (February 16, 2011): 70ra13, doi: 10.1126/scitranslmed.3001845.

19. J. Jones and D. Clemmons, "Insulin-like Growth Factors and Their Binding Proteins: Biological Actions," *Endocrine Reviews* 16 (1995): 3–34; R. C. Baxter, J. M. Bryson, and J. R. Turtle, "Somatogenic Receptors of Rat Liver: Regulation by Insulin," *Endocrinology* 107, no. 4 (1980): 1176–81; S. J. Moschos and C. S. Mantzoros, "The Role of the IGF System in Cancer: From Basic to Clinical Studies and Clinical Applications," *Oncology* 63 (2002): 317–32; E. Giovannucci and D. Michaud, "The Role of Obesity and Related Metabolic Disturbances in Cancers of the Colon, Prostate, and Pancreas," *Gastroenterology* 132 (2007): 2208–25.

20. M. J. Gunter et al., "A Prospective Evaluation of Insulin and Insulin-like Growth Factor-I as Risk Factors for Endometrial Cancer," *Cancer Epidemiology, Biomarkers and Prevention* 17, no. 4 (2008): 921–29.

21. M. J. Gunter et al., "Insulin, Insulin-like Growth Factor-I, Endogenous Estradiol, and Risk of Colorectal Cancer in Postmenopausal Women," *Cancer Research* 68, no. 1 (2008): 329–37.

22. A. Canonici et al., "Insulin-like Growth Factor-I Receptor, E-cadherin and Alpha-V Integrin Form a Dynamic Complex Under the Control of Alpha-catenin," *International Journal of Cancer* 122 (2008): 572–82.

23. R. Palmqvist et al., "Plasma Insulin-like Growth Factor 1, Insulin-like Growth Factor Binding Protein 3, and Risk of Colorectal Cancer: A Prospective Study in Northern Sweden," *Gut* 50 (2002): 642–46.

24. J. Ma et al., "Prospective Study of Colorectal Cancer Risk in Men and Plasma Levels of Insulin-like Growth Factor (IGF)-1 and IGF-binding Protein-3," *Journal of the National Cancer Institute* 91 (1999): 620–25.

第十七章　营养传感器

1. "Did a Canadian Medical Expedition Lead to the Discovery of an Anti-aging Pill?," *Financial* Post, February 12, 2015, https://business.financialpost.com/news/did-a-canadian-medical-expedition-lead-to-the-discovery-of-an-anti-aging-pill.

2. K. Hara et al., "Amino Acid Sufficiency and mTOR Regulate p70 S6 Kinase and eIF-4E BP1 through a Common Effector Mechanism," *Journal of Biological Chemistry* 273 (1998): 14484–94.

3. B. Magnuson et al., "Regulation and Function of Ribosomal Protein S6 Kinase (S6K) within mTOR Signaling Networks," *The Biochemical Journal* 441, no. 1 (2012): 1–21.

4. "Organ Transplants and Cancer Risk," National Institutes of Health, November 21, 2011, https://www.nih.gov/news-events/nih-research-matters/organ-transplants-cancer-risk.

5. H. Populo et al., "The mTOR Signalling Pathway in Human Cancer," *International Journal of Molecular Science* 13 (2012): 1886–918, doi: 10.3390/ijms13021886.

6. S. A. Forbes et al., "COSMIC: Mining Complete Cancer Genomes in the Catalogue of Somatic Mutations in Cancer," *Nucleic Acids Research* 39 (2011): D945–D950.

7. A. G. Renehan, C. Booth, and C. S. Potten, "What Is Apoptosis, and Why Is It Important?," *British Medical Journal* 322 (2001): 1536–38.

8. Y. H. Tseng et al., "Differential Roles of Insulin Receptor Substrates in the Anti-apoptotic Function of Insulin-like Growth Factor-1 and Insulin," *Journal of Biological Chemistry* 277

(2002): 31601–11.

9. H. Zong et al., "AMP Kinase Is Required for Mitochondrial Biogenesis in Skeletal Muscle in Response to Chronic Energy Deprivation," *Proceedings of the National Academy of Sciences USA* 99 (2002): 15983–87.

10. H. J. Weir et al., "Dietary Restriction and AMPK Increase Life Span via Mitochondrial Network and Peroxisome Remodeling," *Cell Metabolism* 26 (2017): 1–13.

第十八章　瓦氏复兴

1. A. M. Otto, "Warburg Effect(s): A Biographical Sketch of Otto Warburg and His Impacts on Tumor Metabolism," *Cancer and Metabolism* 5, no. 5 (2016), doi: 10.1186/s40170-016-0145-9.

2. O. Warburg et al., "Versuche an überlebendem carcinom-gewebe," *Wiener klinische Wochenschrift* 2 (1923): 776–77.

3. O. Warburg, "On the Origin of Cancer," *Science* 123, no. 3191 (1956): 309–14.

4. F. Weinberg et al., "Mitochondrial Metabolism and ROS Generation Are Essential for Kras-mediated Tumorigenicity," *Proceedings of the National Academy of Sciences* USA 107 (2010): 8788–93; A. S. Tan et al., "Mitochondrial Genome Acquisition Restores Respiratory Function and Tumorigenic Potential of Cancer Cells Without Mitochondrial DNA," *Cell Metabolism* 21 (2015): 81–94; V. R. Fantin, J. St-Pierre, and P. Leder, "Attenuation of LDH-A Expression Uncovers a Link between Glycolysis, Mitochondrial Physiology, and Tumor Maintenance," *Cancer Cell* 9 (2006): 425.

5. C-H. Chang et al., "Posttranscriptional Control of T Cell Effector Function by Aerobic Glycolysis," Cell 153, no. 6 (2013): 1239–51.

6. X. L. Zu and M. Guppy, "Cancer Metabolism: Facts, Fantasy, and Fiction," *Biochemical and Biophysical Research Communications* 313 (2004): 459–65.

7. W. H. Koppenol et al., "Otto Warburg's Contributions to Current Concepts of Cancer Metabolism," *Nature Reviews Cancer* 11, no. 5 (May 2011): 325–37, doi: 10.1038/nrc3038.

8. M. G. Vander Heiden, "Understanding the Warburg Effect: The Metabolic Requirements of Cell Proliferation," *Science* 324, no. 5930 (May 22, 2009): 1029–33.

9. R. B. Robey and N. Hay, "Is AKT the 'Warburg Kinase'?—AKT: EnergyMetabolism Interactions and Oncogenesis," *Seminars in Cancer Biology* 19 (2009): 25–31.

10. R. C. Osthus et al., "Deregulation of Glucose Transporter 1 and Glycolytic Gene Expression by c-Myc," *Journal of Biological Chemistry* 275 (2000): 21797–800.

11. S. Venneti et al., "Glutamine-based PET Imaging Facilitates Enhanced Metabolic Evaluation of Gliomas in Vivo," *Science Translational Medicine* 7, no. 274 (February 11, 2015): 274ra17.

12. H. Eagle, "Nutrition Needs of Mammalian Cells in Tissue Culture," *Science* 122 (1955): 501–14.

13. David R. Wise and Craig B. Thompson, "Glutamine Addiction: A New Therapeutic Target in Cancer," *Trends in Biochemical Sciences* 35, no. 8 (August 2010): 427–33, doi: 10.1016/j.tibs.2010.05.003.

14. A. Carracedo, "Cancer Metabolism: Fatty Acid Oxidation in the Limelight," *Nature Reviews Cancer* 13, no. 4 (April 2013): 227–32.

15. Luana Schito and Gregg L. Semenza, "Hypoxia-inducible Factors: Master Regulators of Cancer Progression," *Trends in Cancer Research* 2, no. 12 (2016): 758–70.

16. G. L. Semenza, "Hypoxia-Inducible Factor 1 and Cancer Pathogenesis," *IUBMB Life* 60, no. 9 (2008): 591–97.

17. G. L. Semenza, "HIF-1 Mediates Metabolic Responses to Intratumoral Hypoxia and Oncogenic Mutations," *Journal of Clinical Investigations* 123 (2013): 3664–71.

18. R. A. Gatenby, "The Potential Role of Transformation-induced Metabolic Changes in Tumor-Host Interaction," *Cancer Research* 55 (1995): 4151–56.

19. V. Estrella et al., "Acidity Generated by the Tumor Microenvironment Drives Local Invasion," *Cancer Research* 73, no. 5 (March 1, 2013): 1524–35, doi: 10.1158/0008-5472. CAN-12-2796.

20. L. Schwartz et al., "Out of Warburg Effect: An Effective Cancer Treatment Targeting the Tumor Specific Metabolism and Dysregulated pH," *Seminars in Cancer Biology*, http://dx.doi.org/doi:10.1016/j.semcancer.2017.01.005.

21. O. Trabold et al., "Lactate and Oxygen Constitute a Fundamental Regulatory Mechanism

in Wound Healing," *Wound Repair and Regeneration* 11 (2003): 504–9.

第十九章　侵袭和转移

1. National Institutes of Health, s.v., "metastasis," https://www.cancer.gov/publications/ dictionaries/cancer-terms/def/metastasis.

2. C. L. Chaffer and R. A. Weinberg, "A Perspective on Cancer Cell Metastasis," *Science* 33, no. 6024 (2011): 1559–64.

3. T. I. Brandler, "Large Fibrolipoma," *British Medical Journal* 1 (1894): 574.

4. V. Estrella, T. Chen, M. Lloyd, et al., "Acidity Generated by the Tumor Microenvironment Drives Local Invasion," *Cancer Research* 73 (2013): 1524–35.

5. A. F. Chambers, A. C. Groom, and I. C. MacDonald, "Dissemination and Growth of Cancer Cells in Metastatic Sites," *Nature Reviews Cancer* 2 (2002): 563–72.

6. C. A. Klein, "Parallel Progression of Primary Tumours and Metastases," *Nature Reviews Cancer* 9 (2009): 302–12, https://doi.org/10.1038/nrc2627.7.

7. H. R. Carlson, "Carcinoma of Unknown Primary: Searching for the Origin of Metastases," *JAAPA* 22, no. 8 (2009): 18–21.

8. S. Meng et al., "Circulating Tumor Cells in Patients with Breast Cancer Dormancy," *Clinical Cancer Research* 10 (2004): 8152–62.

9. S. Nagrath et al., "Isolation of Rare Circulating Tumor Cells in Cancer Patients by Microchip Technology," *Nature* 450 (2007): 1235–39.

10. D. Tarin et al., "Mechanisms of Human Tumor Metastasis Studied in Patients with Peritoneovenous Shunts," *Cancer Research* 44 (1984): 3584–92.

11. S. Braun et al., "A Pooled Analysis of Bone Marrow Micro-Metastasis in Breast Cancer," *New England Journal of Medicine* 353 (2005): 793–802.

12. J. Massagué and A. C. Obenauf, "Metastatic Colonization," *Nature* 529, no. 7586 (January 21, 2016): 298–306, doi: 10.1038/nature17038.

13. D. P. Tabassum and K. Polyak, "Tumorigenesis: It Takes a Village," *Nature Reviews Cancer* 15 (2015): 473–83.

14. D. Hanahan and L. M. Coussens, "Accessories to the Crime: Functions of Cells Recruited to the Tumor Microenvironment," *Cancer Cell* 21 (2012): 309–22.

15. Mi-Young Kim, "Tumor Self-Seeding by Circulating Cancer Cells," *Cell* 139, no. 7 (December 24, 2009): 1315–26, doi: 10.1016/j.cell.2009.11.025.

16. P. K. Brastianos, "Genomic Characterization of Brain Metastases Reveals Branched Evolution and Potential Therapeutic Targets," *Cancer Discovery* 5, no. 11 (November 2015): 1164–77.

17. L. Ding et al., "Genome Remodelling in a Basal-like Breast Cancer Metastasis and Xenograft," *Nature* 464 (2010): 999–1005.

第二十一章　癌症的预防和筛查

1. E. S. Ford et al., "Explaining the Decrease in U.S. Deaths from Coronary Disease, 1980–2000," *New England Journal of Medicine* 356, no. 23 (2007): 2388–98.

2. H. K. Weir et al., "Heart Disease and Cancer Deaths: Trends and Projections in the United States, 1969–2020," *Preventing Chronic Disease* 13 (2016): 160211, https://doi.org/10.5888/pcd13.160211.

3. K. G. Hastings et al., "Socioeconomic Differences in the Epidemiologic Transition from Heart Disease to Cancer as the Leading Cause of Death in the United States, 2003 to 2015," *Annals of Internal Medicine* 169, no. 12 (December 18, 2018): 836–44.

4. Stacy Simon, "Facts & Figures 2019: US Cancer Death Rate Has Dropped 27% in 25 Years," American Cancer Society, January 8, 2019, https://www.cancer.org/latest-news/facts-and-figures-2019.html.

5. Anthony Komaroff, "Surgeon General's 1964 Report: Making Smoking History," *Harvard Health Blog*, January 10, 2014, https://www.health .harvard.edu/blog/surgeon-generals-1964-report-making-smoking-history-201401106970.

6. Centers for Disease Control and Prevention, "Smoking Is Down, but Almost 38 Million American Adults Still Smoke," news release, January 18, 2018, https://www.cdc.gov/media/releases/2018/p0118-smoking-rates-declining.html.

7. Islami et al., "Proportion and Number of Cancer Cases and Deaths Attributable to Potentially

Modifiable Risk Factors in the United States," 31–54.

8. M. Inoue and S. Tsugane, "Epidemiology of Gastric Cancer in Japan," *Postgraduate Medical Journal* 81 (2005): 419–24.

9. T. Tonda et al., "Detecting a Local Cohort Effect for Cancer Mortality Data Using a Varying Coefficient Model," *Journal of Epidemiology* 25, no. 10(2015): 639–46, doi: 10.2188/jea. JE20140218.

10. Y. Chen et al., "Excess Body Weight and the Risk of Primary Liver Cancer: An Updated Meta-analysis of Prospective Studies," *European Journal of Cancer* 48, no. 14 (2012): 2137–45.

11. H. C. Taylor and H. B. Guyer, "A Seven-Year History of Early Cervical Cancer," *American Journal of Obstetrics and Gynecology* 52 (1946): 451–55.

12. P. J. Shaw, "The History of Cervical Screening—I:The Pap Test," *Journal of Obstetrics and Gynaecology Canada* 22, no. 2 (2000): 110–14.

13. G. N. Papanicolaou and H. F. Traut, "The Diagnostic Value of Vaginal Smears in Carcinoma of the Uterus," *American Journal of Obstetrics and Gynecology* 42, no. 2 (1941): 193–206.

14. "History of Cancer Screening and Early Detection." American Cancer Society. https:// www.cancer.org/cancer/cancer-basics/history-of-cancer /cancer-causes-theories-throughout-history11.html.

15. J. P. Lockhart-Mummery and C. Dukes, "The Precancerous Changes in the Rectum and Colon," *Surgery, Gynecology and Obstetrics* 36 (1927): 591–96.

16. V. A. Gilbertsen and J. M. Nelms, "The Prevention of Invasive Cancer of the Rectum," *Cancer* 41 (1978): 1137–39.

17. S. J. Sinawer, "The History of Colorectal Cancer Screening: A Personal Perspective," *Digestive Diseases and Sciences*, doi: 10.1007/s10620-014-3466-y.

18. S. J. Winawer et al., "Prevention of Colorectal Cancer by Colonoscopic Polypectomy: The National Polyp Study Workgroup," *New England Journal of Medicine* 329 (1993): 1977–81.

19. A. G. Zauber et al., "Colonoscopic Polypectomy and Long-Term Prevention of Colorectal-

Cancer Deaths," *New England Journal of Medicine* 366 (2012): 687–96.

20. J. S. Mandel et al., "Reducing Mortality from Colorectal Cancer by Screening for Fecal Occult Blood: Minnesota Colon Cancer Control Study," *New England Journal of Medicine* 328 (1993): 1365–71.

21. Centers for Disease Control and Prevention, "Vital Signs: Colorectal Cancer Screening Test Use—United States, 2012," *Morbidity and Mortality Weekly Report* 62 (2012): 881–88.

22. P. C. Gøtzsche and K. J. Jørgensen. "Screening for Breast Cancer with Mammography," *Cochrane Database Systemic Reviews* 6 (2013): CD001877.

23. N. Biller-Andorno and P. Juni, "Abolishing Mammography Screening Programs? A View from the Swiss Medical Board," *New England Journal of Medicine* 370, no. 21 (May 22, 2014): 1965–67, doi: 10.1056/NEJMp1401875.

24. A. Bleyer and H. G. Welch, "Effect of Three Decades of Screening Mammography on Breast-Cancer Incidence," *New England Journal of Medicine* 367 (2012): 1998–2005.

25. Magnus Løberg et al., "Benefits and Harms of Mammography Screening," *Breast Cancer Research* 17 (2015): 63, doi: 10.1186/s13058-015-0525-z.

26. H. J. Burstein et al., "Ductal Carcinoma In Situ of the Breast," N*ew England Journal of Medicine* 350, no. 14 (2004): 1430–41, PMID: 15070793.

27. H. D. Nelson et al., "Screening for Breast Cancer: A Systematic Review to Update the 2009 U.S. Preventive Services Task Force Recommendation," Evidence Synthesis No. 124, AHRQ Publication No. 14-05201-EF-1, Agency for Healthcare Research and Quality, Rockville, MD, 2016.

28. Nelson et al., "Screening for Breast Cancer," 16.

29. G. De Angelis et al., "Twenty Years of PSA: From Prostate Antigen to Tumor Marker," *Reviews in Urology* 9, no. 3 (Summer 2007): 113–23.

30. W. J. Catalona et al., "Selection of Optimal Prostate Specific Antigen Cutoffs for Early Detection of Prostate Cancer: Receiver Operating Characteristic Curves," *Journal of Urology* 152, no. 6, part 1 (1994): 2037–42; I. M. Thompson et al., "Prevalence of Prostate Cancer among Men with a Prostate-Specific Antigen Level < or = 4.0 ng per Milliliter," *New England Journal of Medicine* 350 (2004): 2239–46.

31. G. L. Andriole et al. (PLCO Project Team), "Mortality Results from a Randomized Prostate-Cancer Screening Trial," *New England Journal of Medicine* 360, no. 13 (2009): 1310–19.

32. F. H. Schröder et al. (ERSPC Investigators), "Screening and Prostate Cancer Mortality in a Randomized European Study," *New England Journal of Medicine* 360, no. 13 (2009): 1320–28.

33. R. M. Martin et al. (CAP Trial Group), "Effect of a Low-Intensity PSA-based Screening Intervention on Prostate Cancer Mortality: The CAP Randomized Clinical Trial," *JAMA* 319, no. 9 (2018): 883–95.

34. S. Loeb et al., "Complications after Prostate Biopsy: Data from SEER-Medicare," *Journal of Urology* 186 (2011): 1830–34.

35. F. Fang et al., "Immediate Risk of Suicide and Cardiovascular Death After a Prostate Cancer Diagnosis: Cohort Study in the United States," *Journal of the National Cancer Institute* 102 (2010): 307–14.

36. J. J. Fenton et al., "Prostate-Specific Antigen–Based Screening for Prostate Cancer Evidence Report and Systematic Review for the US Preventive Services Task Force," *JAMA* 319, no. 18 (2018): 1914–31.

37. "Final Recommendation Statement. Prostate Cancer: Screening." US Preventative Services Task Force. https://www.uspreventiveservicestaskforce .org/uspstf/recommendation/ prostate-cancer-screening.

38. H. S. Ahn, "Korea's Thyroid Cancer 'Epidemic': Screening and Overdiagnosis," *New England Journal of Medicine* 371 (2014): 1765–67.

39. H. R. Harach, K. O. Franssila, and V. M. Wasenius, "Occult Papillary Carcinoma of the Thyroid: A 'Normal' Finding in Finland—A Systematic Autopsy Study," *Cancer* 56 (1985): 531–38.

第二十二章　癌症的饮食决定因素

1. P. T. Scardino, "Early Detection of Prostate Cancer," *Urologic Clinics of North America* 16, no. 4 (November 1989): 635–55.

2. E. T. Thomas et al., "Prevalence of Incidental Breast Cancer and Precursor Lesions in Autopsy Studies: A Systematic Review and Meta-analysis," *BMC Cancer* 17 (2017): 808.

3. J. M. P. Holly, "Cancer as an Endocrine Problem," *Clinical Endocrinology and Metabolism* 22, no. 4 (2008): 539–50.

4. R. Doll and R. Peto, "The Causes of Cancer: Quantitative Estimates of Avoidable Risks of Cancer in the United States Today," *Journal of the National Cancer Institute* 66, no. 6 (1981): 1191–1308.

5. Islami et al., "Proportion and Number of Cancer Cases and Deaths Attributable to Potentially Modifiable Risk Factors in the United States," 31–54; D. M. Parkin, L. Boyd, and L. C. Walker, "The Fraction of Cancer Attributable to Lifestyle and Environmental Factors in the UK in 2010," *British Journal of Cancer* 105, Suppl. 2 (2011): 77s–81s; M. C. Playdon et al., "Weight Gain After Breast Cancer Diagnosis and All-Cause Mortality: Systematic Review and Meta-Analysis," *Journal of the National Cancer Institute* 107, no. 12 (September 30, 2015): djv275, doi: 10.1093/jnci/djv275.

6. M. Arnold et al., "Global Burden of Cancer Attributable to High Body Mass Index in 2012: A Population-Based Study," *Lancet Oncology* 16, no. 1 (2015): 36–46.

7. D. F. Williamson et al., " Prospective Study of Intentional Weight Loss and Mortality in Never-Smoking Overweight US White Women Aged 40–64 Years," *American Journal of Epidemiology* 141 (1995): 1128–41.

8. N. V. Christou et al., " Bariatric Surgery Reduces Cancer Risk in Morbidly Obese Patients," *Surgery for Obesity and Related Disease* 4 (2008): 691–95.

9. L. Sjostrom et al., "Effects of Bariatric Surgery on Cancer Incidence in Obese Patients in Sweden: Swedish Obese Subjects Study," *Lancet Oncology* 10 (2009): 653–62.

10. T. D. Adams et al., "Cancer Incidence and Mortality after Gastric Bypass Surgery," *Obesity* 17 (2009): 796–802.

11. H. Mackenzie et al., "Obesity Surgery and Risk of Cancer," *British Journal of Surgery* 105, no. 12 (November 2018): 1650–57; M. Derogar et al., "Increased Risk of Colorectal Cancer After Obesity Surgery," *Annals of Surgery* 258 (2013): 983–88.

12. P. Kant and M. A. Hull, "Excess Body Weight and Obesity—The Link with Gastrointestinal

and Hepatobiliary Cancer," *Nature Reviews Gastroenterology and Hepatology* 8 (2011): 224–38.

13. C. Moreschi, "Beziehungen zwischen Ernährung und Tumorwachstum," *Z Immunitätsforsch, Orig.* 2 (1909): 651–75.

14. V. D. Longo and L. Fontana, "Calorie Restriction and Cancer Prevention: Metabolic and Molecular Mechanisms," *Trends in Pharmacological Sciences* 31, no. 2 (February 2010): 89–98.

15. M. Prisco et al., "Insulin and IGF-1 Receptors Signaling in Protection from Apoptosis," *Hormone and Metabolic Research* 31 (1999): 80–89.

16. M. Kunkel et al., "Overexpression of GLUT-1 and Increased Glucose Metabolism in Tumors Are Associated with a Poor Prognosis in Patients with Oral Squamous Cell Carcinoma," *Cancer* 97 (2003): 1015–24; R. L. Derr et al., "Association between Hyperglycemia and Survival in Patients with Newly Diagnosed Glioblastoma," *Journal of Clinical Oncology* 27 (2009): 1082–86.

17. C. Yuan et al., "Influence of Dietary Insulin Scores on Survival in Colorectal Cancer Patients," *British Journal of Cancer* 117, no. 7 (2017): 1079–87.

18. Vicente Morales-Oyarvide, "Dietary Insulin Load and Cancer Recurrence and Survival in Patients with Stage III Colon Cancer: Finding from CALGB 89803," *Journal of the National Cancer Institute* 111, no. 2 (2019): 1–10.

19. H. A. Krebs, "The Regulation of the Release of Ketone Bodies by the Liver," *Advances in Enzyme Regulation* 4 (1966): 339–54.

20. W. D. DeWys, "Weight Loss and Nutritional Abnormalities in Cancer Patients: Incidence, Severity and Significance," in K. C. Calman and K. C. H. Fearon, *Clinics in Oncology* (London: Saunders, 1986), 5:251–61.

21. M. J. Tisdale, "Biology of Cachexia," *Journal of the National Cancer Institute* 89 (1997): 1763–73.

22. C. R. Marinac et al., "Prolonged Nightly Fasting and Breast Cancer Risk: Findings from NHANES (2009–2010)," *Cancer Epidemiology, Biomarkers, and Prevention* 24, no. 5 (May 2015): 783–89.

23. C. R. Marinac et al., "Frequency and Circadian Timing of Eating May Influence Biomarkers of Inflammation and Insulin Resistance Associated with Breast Cancer Risk," *PLoS One* 10, no. 8 (2015): e0136240, doi: 10.1371/journal.pone.0136240; Marinac et al., "Prolonged Nightly Fasting and Breast Cancer Risk," 783–89.

24. S. J. Moschos, "The Role of the IGF System in Cancer: From Basic to Clinical Studies and Clinical Applications," *Oncology* 63 (2002): 317–32.

25. Catherine R. Marinac et al., "Prolonged Nightly Fasting and Breast Cancer Prognosis," *JAMA Oncology* 2, no. 8 (August 1, 2016): 1049–55, doi: 10.1001/jamaoncol.2016.0164.

26. F. M. Safdie et al., "Fasting and Cancer Treatment in Humans: A Case Series Report," *Aging* 1, no. 12 (December 31, 2009): 988–1007; T. B. Dorff et al., "Safety and Feasibility of Fasting in Combination with Platinum-based Chemotherapy," *BMC Cancer* 16, 360 (2016).

27. S. de Groot et al., "The Effects of Short-Term Fasting on Tolerance to (Neo) Adjuvant Chemotherapy in HER2-Negative Breast Cancer Patients: A Randomized Pilot Study," BMC Cancer 15, 652 (2015).

28. C. Lee et al., "Fasting Cycles Retard Growth of Tumors and Sensitize a Range of Cancer Cell Types to Chemotherapy," *Science Translational Medicine* 4, no. 124 (March 7, 2012): 124ra27.

29. J. M. Evans et al., "Metformin and Reduced Risk of Cancer in Diabetic Patients," *BMJ* 330 (2005): 1304–5; S. L. Bowker et al., "Increased Cancer-Related Mortality for Patients with Type 2 Diabetes Who Use Sulfonylureas or Insulin," *Diabetes Care* 29 (2006): 254–58; G. Libby et al., "New Users of Metformin Are at Low Risk of Incident Cancer: A Cohort Study among People with Type 2 Diabetes," *Diabetes Care* 32 (2009): 1620–25; D. Li et al., "Antidiabetic Therapies Affect Risk of Pancreatic Cancer," *Gastroenterology* 137 (2009): 482–88; G. W. Landman et al., "Metformin Associated with Lower Cancer Mortality in Type 2 Diabetes: ZODIAC-16, *Diabetes Care* 33 (2010): 322–26.

30. M. Bodmer et al., "Long-Term Metformin Use Is Associated with Decreased Risk of Breast Cancer," *Diabetes Care* 33 (2010): 1304–8.

31. P. J. Goodwin et al., "Insulin-Lowering Effects of Metformin in Women with Early Breast Cancer," *Clinical Breast Cancer* 8 (2008): 501–5.

32. S. Yoshizawa et al., "Antitumor Promoting Activity of (-)-epigallocatechin Gallate, the Main Constituent of 'Tannin' in Green Tea," *Phytotherapy Research* 1 (1987): 44–47.

33. I. J. Chen et al., "Therapeutic Effect of High-Dose Green Tea Extract on Weight Reduction: A Randomized, Double-Blind, Placebo-Controlled Clinical Trial," *Clinical Nutrition* 35, no. 3 (June 2016): 592–99, doi: 10.1016/j.clnu.2015.05.003; A. G. Dulloo et al., "Efficacy of a Green Tea Extract Rich in Catechin Polyphenols and Caffeine in Increasing 24-h Energy Expenditure and Fat Oxidation in Humans," *American Journal of Clinical Nutrition* 70, no. 6 (December 1999): 1040–45; S. Rudelle et al., "Effect of a Thermogenic Beverage on 24-Hour Energy Metabolism in Humans," *Obesity* 15 (2007): 349–55.

34. T. Nagao et al., "A Catechin-Rich Beverage Improves Obesity and Blood Glucose Control in Patients with Type 2 Diabetes," *Obesity* 17, no. 2 (February 2009): 310–17, doi: 10.1038/oby.2008.505.

35. P. Bogdanski et al., "Green Tea Extract Reduces Blood Pressure, Inflammatory Biomarkers, and Oxidative Stress and Improves Parameters Associated with Insulin Resistance in Obese, Hypertensive Patients," *Nutrition Research* 32, no. 6 (June 2012): 421–27, doi: 10.1016/j.nutres.2012.05.007.

36. H. Iso et al., "The Relationship between Green Tea and Total Caffeine Intake and Risk for Self-Reported Type 2 Diabetes among Japanese Adults," *Annals of Internal Medicine* 144, no. 8 (April 18, 2006): 554–62.

37. K. Nakachi et al., "Preventive Effects of Drinking Green Tea on Cancer and Cardiovascular Disease: Epidemiological Evidence for Multiple Targeting Prevention," *Biofactors* 13, nos. 1–4 (2000): 49–54.

38. H. Fujiki et al., "Cancer Prevention with Green Tea and Its Principal Constituent, EGCG: From Early Investigations to Current Focus on Human Cancer Stem Cells," *Molecules and Cells* 41, no. 2 (2018): 73–82.

39. M. Shimizu et al., "Green Tea Extracts for the Prevention of Metachronous Colorectal Adenomas: A Pilot Study," *Cancer Epidemiology, Biomarkers, and Prevention* 17 (2008): 3020–25.

40. S. Bettuzzi et al., "Chemoprevention of Human Prostate Cancer by Oral Administration of Green Tea Catechins in Volunteers with High-Grade Prostate Intraepithelial Neoplasia: A

Preliminary Report from a One-Year Proof-of-Principle Study," *Cancer Research* 66 (2006): 1234–40.

第二十三章　免疫疗法

1. S. A. Hoption Cann, J. P. van Netten, and C. van Netten, "Acute Infections as a Means of Cancer Prevention: Opposing Effects to Chronic Infections? *Cancer Detection and Prevention* 30 (2006): 83–93.

2. S. J. Oiseth et al., "Cancer Immunotherapy: A Brief Review of the History, Possibilities, and Challenges Ahead," *Journal of Cancer Metastasis and Treatment* 3 (2017): 250–61.

3. P. Kucerova and M. Cervinkova, "Spontaneous Regression of Tumour and the Role of Microbial Infection: Possibilities for Cancer Treatment," *Anti-Cancer Drugs* 27 (2016): 269–77.

4. Hoption Cann, van Netten, and van Netten, "Acute Infections as a Means of Cancer Prevention," 83–93.

5. Jerome Groopman, "The T-Cell Army," *New Yorker*, April 16, 2012, https://www.newyorker.com/magazine/2012/04/23/the-t-cell-army.

6. W. B. Coley, "The Treatment of Malignant Tumors by Repeated Inoculations of Erysipelas: With a Report of Ten Original Cases," *American Journal of the Medical Sciences* 105, no. 5 (May 1893): 3–11.

7. P. Ehrlich, "Über den jetzigen Stand der Karzinomforschung," *Ned Tijdschr Geneeskd* 5 (1909): 273–90.

8. F. M. Burnet, "The Concept of Immunological Surveillance," *Progress in Experimental Tumor Research* 13 (1970): 1–27.

9. D. Ribatti, "The Concept of Immune Surveillance Against Tumors: The First Theories," *Oncotarget* 8, no. 4 (2017): 7175–80.

10. L. A. Loeb, "Human Cancers Express Mutator Phenotypes: Origin, Consequences and Targeting," *Nature Reviews Cancer* 11 (2011): 450–57.

11. N. S. Bajaj et al., "Donor Transmission of Malignant Melanoma in a Lung Transplant

Recipient 32 Years after Curative Resection," *Transplant Immunology* 23, no. 7 (2010): e26–e31, doi: 10.1111/j.1432 -2277.2010.01090.x.

12. R. Pearl, "Cancer and Tuberculosis" *American Journal of Hygiene* 9 (1929): 97–159.

13. A. Morales, D. Eidinger, and A. W. Bruce, "Intercavitary Bacillus Calmette-Guerin in the Treatment of Superficial Bladder Tumors," *Journal of Urology* 116, no. 2 (August 1976): 180–83.

14. A. Morales, "Treatment of Carcinoma In Situ of the Bladder with BCG: A Phase II Trial," *Cancer Immunology, Immunotherapy* 9, nos. 1–2 (1980): 69–72.

15. G. Redelman-Sidi, M. S. Glickman, and B. H. Bochner, "The Mechanism of Action of BCG Therapy for Bladder Cancer: A Current Perspective," *Nature Reviews Urology* 11, no. 3 (March 2014): 153–62.

16. Heidi Ledford, "The Killer Within," *Nature* 508 (2014): 24–26.

17. Charles, Graeber, "Meet the Carousing, Harmonica-Playing Texan Who Won a Nobel for his Cancer Breakthrough," *Wired*, October 22, 2018, https://www.wired.com/story/meet-jim-allison-the-texan-who-just-won-a-nobel-cancer-breakthrough/.

18. D. R. Leach, M. F. Krummel, and J. P. Allison, "Enhancement of Antitumor Immunity by CTLA-4 Blockade," *Science* 271 (1996): 1734–36.

19. D. Schadendorf et al., "Pooled Analysis of Long-Term Survival Data from Phase II and Phase III Trials of Ipilimumab in Unresectable or Metastatic Melanoma," *Journal of Clinical Oncology* 33 (2015): 1889–94.

20. Nobel Assembly at Karolinska Institutet, press release, October 2018, https://www.nobelprize.org/uploads/2018/10/press-medicine2018. pdf.

21. J. D. Wolchok et al., "Overall Survival with Combined Nivolumab and Ipilimumab in Advanced Melanoma," *New England Journal of Medicine* 377 (2017): 1345–56, doi: 10.1056/NEJMoa1709684.

22. "FDA D.I.S.C.O.: First FDA Approval of a CAR T-cell Immunotherapy," Food and Drug Administration, February 23, 2018, https://www.fda.gov/drugs/resources-information-approved-drugs/fda-disco-first-fda-approval-car-t-cell-immunotherapy.

23. M. A. Postow et al., "Immunologic Correlates of the Abscopal Effect in a Patient with

Melanoma," *New England Journal of Medicine* 366 (2012): 925–31.

24. R. H. Mole, "Whole Body Irradiation: Radiobiology or Medicine?," *British Journal of Radiology* 26, no. 305 (May 1953): 234–41.

25. G. Ehlers et al., "Abscopal Effect of Radiation in Papillary Adenocarcinoma," *British Journal of Radiology* 46 (1973): 222–24.

26. N. Dagoglu et al., "Abscopal Effect of Radiotherapy in the Immunotherapy Era: Systematic Review of Reported Cases," *Cureus* 11, no. 2 (February 2019): e4103.

27. E. B. Golden et al., "Local Radiotherapy and Granulocyte-Macrophage Colony-Stimulating Factor to Generate Abscopal Responses in Patients with Metastatic Solid Tumours: A Proof-of-Principle Trial," *Lancet Oncology* 16 (2015): 795–803.

28. M. T. Yilmaz et al., "Abscopal Effect, from Myth to Reality: From Radiation Oncologists' Perspective," *Cureus* 11, no. 1 (January 2019): e3860, doi: 10.7759/cureus.3860.

29. C. Vanpouille-Box et al., "DNA Exonuclease Trex1 Regulates Radiotherapy-induced Tumour Immunogenicity," *Nature Communications* 8 (June 9, 2017): 915618, doi: 10.1038/ncomms15618.

30. W. S. M. E. Theelen et al., "Effect of Pembrolizumab After Stereotactic Body Radiotherapy vs Pembrolizumab Alone on Tumor Response in Patients with Advanced Non-Small Cell Lung Cancer: Results of the PEMBRO-RT Phase 2 Randomized Clinical Trial," *JAMA Oncology* 5, no. 9 (July 11, 2019): 1276–82: doi: 10.1001/jamaoncol.2019.1478.

31. R. A. Gatenby, "Population Ecology Issues in Tumor Growth," *Cancer Research* 51, no. 10 (May 15, 1991): 2542–47.

32. Roxanne Khamsi, "A Clever New Strategy for Treating Cancer, Thanks to Darwin," *Wired*, March 25, 2019, https://www.wired.com/story/cancer -treatment-darwin-evolution/.

33. J. Zhang et al., "Integrating Evolutionary Dynamics into Treatment of Metastatic Castrate-Resistant Prostate Cancer," *Nature Communications* 8, no. 1 (November 28, 2017): 1816, doi: 10.1038/s41467-017-01968-5.

34. T. Fojo et al., "Unintended Consequences of Expensive Cancer Therapeutics: The Pursuit of Marginal Indications and a Me-Too Mentality that Stifles Innovation and Creativity," *JAMA Otolaryngology—Head and Neck Surgery* 140, no. 12 (2014): 1225–36.

译后记

　　当我初次看到这本书的原作时，一下就被书名吸引。The Cancer Code，是翻译成"癌症编码"，还是"癌症密码"呢？都说得通。反复考虑后，还是觉得"密码"更合适，因为癌症至今还是医学上最大的未解之谜。"密码"也更能吸引读者的阅读兴趣，不是还有一本《达·芬奇密码》吗？"癌症编码"貌似是讲基因编程的，那并不是这本书的内容。

　　说到癌症，可以说人人皆知，谁的周围没有得过癌症的家人、朋友、同学或同事呢？青少年时期，我家住在北京日坛肿瘤医院附近，有时在街上看到患者脸上或者脖子上画着紫红色的粗线，标记着放疗的部位，心里感到很恐惧，知道那是绝症，大多可能活不了几个月。当我进入中老年，亲友中出现了不止一位癌症患者。就在我翻译此书的过程中，一位大学时的同窗好友正在经受癌症的折磨，我能切身地体验到她的痛苦和求生的渴望与坚强。这成为我抓紧时间努力翻译好本书的动力，也盼望本书中文版的问世，能给她和像她一样与癌症抗争的人们带来更多的希望和力量。

　　现在，癌症似乎成了老年人的常见病。好像除了心脏、肝、肺、乳腺、肠、脑、淋巴、血液、骨髓……五脏六腑，四体七窍，都可能终结在这个难看而可怕的"癌"字上。无论什么癌症，大都遵循一个治疗程序：手术、放疗、化疗。每一步都足够艰难，却并不一定有效。治疗效果因人而异，甚至是听天由命。有人可以生存数年乃至更长时间，也有些人短短几个月便告别世间。虽然说现在得了癌症并不等于被判了死刑，也不至于谈癌色变，但大多数人对癌症还是充满恐惧和担心。癌症是怎样产生的，为什么有那么多种癌症，为什么越来越多的人死于癌症，怎样对抗癌症，有没有可能战而胜之？如果你像我一样，想知道这些问题的答案，那么这本书可能会对你有帮助。

本书作者杰森·冯毕业于多伦多大学医学院，在多伦多行医多年。他的主职是肾科医生，治疗糖尿病、肥胖症和饮食营养失调等。他已经写过 3 本这方面的科普性书籍，《癌症密码》是他的第 4 本书。在网上搜寻，可以找到他的视频和网站。你可能会说，癌症不是他的专业领域啊。不错，但是当你读完这本书，就会明白其中的内在联系了。

这本书不是癌症患者的治疗指南，而是关于癌症的综合叙述。本书涉及癌症的起源，癌症到底是什么，癌症有哪些共同特征，癌症是由什么引起的，癌症是怎样形成、发展和转移的，治疗癌症的各种方法是怎样发展而来的，癌症的筛查和预防，饮食习惯对癌症的影响，糖尿病、肥胖症和癌症的联系，等等。作者并没有按顺序一一回答这些问题，而是用癌症科学研究史上发展出来的三大范式，把以上这些问题有机地统筹在了一起。

癌症范式 1.0 认为，癌症是一种过度生长的疾病。之后的癌症范式 2.0 认为，癌症是由随机积累的基因突变导致的过度生长的疾病。这两种范式都促进了我们对癌症的认识，也创造出一些革命性的治疗方法，但它们都存在严重的不足之处。通过探索癌症起源的奥秘，癌症范式 3.0 对癌症有了全新的见解，即进化理论。这一范式把癌症的转化、发展和转移三大过程统合在一起，它重视环境在癌症的发展中所起的关键作用。这一全新的视角对癌症预防和治疗具有重大意义。

因此，这本书不仅是癌症知识的科普，还是癌症科学研究的发展史。当你读完这本书，不仅会对以上问题有所认识理解，对癌症研究的历史也会有一个大概的了解：从古埃及医生记载4000多年前的乳腺癌病例，到达尔文的鸟喙研究进化理论；从尼克松总统向癌症宣战，到抗癌方法和药物使用的误区；从伟大抗癌科学家们的不懈钻研，到癌症各分支学科的创立；从走进死胡同的失败，到出其不意的发现和鼓舞人心的曙光。

本书有如下几个特点：第一，知识信息丰富，包括指导理论、专业常识、历史事件和研究病例。作者引用了大量的文献资料，在有限的篇幅中，把知识信息组织安排得井然有序，易于我们跟随学习。第二，本书的论述建立在大量的研究实例和数据的基础上，使作者的观点持之有故，具有可信性和说服力。第三，这是面向大众的科普读物，语言通俗易懂。尽管不可避免地要谈论生化医学方面的专业知识和术语，但为了便于读者理解，作者花了很多心思运用生动的比喻，寻找生活中的例子来讲解说明，使这本书不但不枯燥晦涩，反而有趣可读。

在本书的翻译过程中，得到了李彤、白芳、冯岩等亲友的帮助，谨表衷心的感谢！

杨诚

2021 年 3 月 8 日国际妇女节于加拿大多伦多

5 月修改校正

图书在版编目（CIP）数据

癌症密码 /（加）杰森·冯著；杨诚译 . -- 北京：
北京联合出版公司，2023.1（2024.5 重印）
　ISBN 978-7-5596-6372-6

Ⅰ . ①癌… Ⅱ . ①杰… ②杨… Ⅲ . ①癌－防治－普
及读物 Ⅳ . ① R73-49

中国版本图书馆 CIP 数据核字 (2022) 第 127041 号

北京市版权局著作权合同登记 图字： 01-2022-3994

癌症密码

作　　者：［加拿大］杰森·冯
译　　者：杨　诚
出 品 人：赵红仕
责任编辑：夏应鹏
出版统筹：慕云五　马海宽
项目监制：慧　木
策划编辑：王　鑫
封面设计：王左左　代　静

北京联合出版公司出版
（北京市西城区德外大街 83 号楼 9 层　100088）
北京联合天畅文化传播公司发行
北京中科印刷有限公司印刷　新华书店经销
字数 258 千字　880 毫米 × 1230 毫米 1/32　11.5 印张
2023 年 1 月第 1 版　2024 年 5 月第 11 次印刷
ISBN 978-7-5596-6372-6
定价：68.00 元